张存悌　辛喜艳　主编

# 火神派示范案例点评

·下·

（第2版）

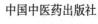

中国中医药出版社

·北京·

**图书在版编目（CIP）数据**

火神派示范案例点评 . 下 / 张存悌，辛喜艳主编 .—2 版 .—北京：中国中医药出版社，2020.3

ISBN 978 – 7 – 5132 – 5952 – 1

Ⅰ . ①火… Ⅱ . ①张… ②辛… Ⅲ . ①中医流派—医案—中国 Ⅳ . ① R249.1

中国版本图书馆 CIP 数据核字（2019）第 279567 号

---

中国中医药出版社出版

北京经济技术开发区科创十三街 31 号院二区 8 号楼

邮政编码 100176

传真 010-64405750

河北品睿印刷有限公司印刷

各地新华书店经销

开本 880 × 1230 1/32 印张 14.25 字数 331 千字

2020 年 3 月第 2 版 2020 年 3 月第 1 次印刷

书号 ISBN 978 – 7 – 5132 – 5952 – 1

定价 69.00 元

网址 www.cptcm.com

**社 长 热 线 010-64405720**

**购 书 热 线 010-89535836**

**维 权 打 假 010-64405753**

微信服务号 zgzyycbs

微商城网址 https://kdt.im/LIdUGr

官 方 微 博 http://e.weibo.com/cptcm

天猫旗舰店网址 https://zgzyycbs.tmall.com

如有印装质量问题请与本社出版部联系（010-64405510）

版权专有 侵权必究

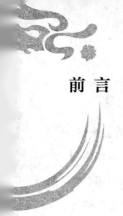

# 前 言

本书初版自 2014 年出版后颇受欢迎，上市 5 年来已经加印多次。从市场角度看，本书能够修订再版，起码提示其价值所在，同时表明作者精益求精的追求。

作为一个学派的开山宗师，郑钦安最大的缺憾是没有留下专门的医案集，这一点令人十分不解。各家流派的代表人物几乎都有医案，如叶天士甚至以《临证指南医案》著称。由此我们无法领略郑氏用药风范，散见于著作中的几个案例，究竟不敷研习。事实上，火神派诸家在理论上推崇扶阳是相当一致的，但在用药上则风格各异，显示出丰富多彩的临床经验。这不仅需要学习其理论，更重要的是研讨其临床实践，而这一点非医案莫属。

清代医家周学海谓："宋以后医书，唯医案最好看，不似注释古书之多穿凿也。每部医案中，必有一生最得力处，潜心研究，最能汲取众家之所长。"张山雷也说："多读医案，绝胜于随侍名师而相与晤对一堂，上下议论，何快如之。"近贤章太炎先生指出："中医之成绩，医案最著。欲求前人之经验心得，医案最有线索可寻，循此钻研，事半功倍。"这些言论都说明了学习医案的重要性。

编者也有切身体会，先前研究郑钦安著作没少下工夫，由于没见到郑氏医案，对其用药风格始终若明若暗。后来看了吴佩衡、范中林两位经典火神派名家的医案集，方觉"最有线索可寻，循此钻研"，对火神派的方药特色恍然大悟，由此踏入火神派门径。因此，深感前贤所说"读医不如读案"，确含至理也。

为了弥补这种缺憾，编者选取了火神派名家为主的治验案例，或者虽非火神派医家，但其案例能彰显火神派风格，有示范作用与启发作用，也予收入，令读者加深对火神派理论的理解和运用。从一定意义上说，本书与《火神郑钦安》一书互为补充，可称为姊妹篇。为提高本书质量，编者在编排方面做了一些尝试。

## 一、示范内涵

示范案例主要着眼于以下几条标准：

1. 扶阳理路，彰显火神派学说。

2. 方药精炼，体现经典火神派风格。

3. 析理精当，有助于理解火神派内涵。

4. 启发思路，辨证或方药独到，另出法门。

当然，疗效确切是最基本的要求。同时，为体现火神派丰富各异的临床经验，编者对不同风格的医案兼收并蓄，荟萃众家之长，以期开阔眼界。

## 二、编排特点

本书在编排上突出以下几点：

### 1. 以病症为纲，方便检索

这一点的好处在于实用，便于检索，目前有关火神派的医案集尚未见到此类编排方法。根据编者经验，从学习和研究角度来讲，以病症为纲的编排方式最便于检索，这是本书最突出的特点。

### 2. 分门别类，纲目清晰

为使纲目清楚，本书所有病例按现行惯例编排，以内、外、妇、儿、五官科……予以分类，便于检索。各科以病症为纲，以主治方为目，表示该案所用主方，医案结尾处用（某治案）标示，提示该案主治者。就横向而言，同一主方的案例编排在一起，有利于对比不同医家的选方用药特点。

### 3. 统一体例，认真编改

由于时代差异和记述习惯的不同，各家医案风格各异，有的记录颇详，有的过于简略，有的不无冗词。编者尽量统一体例，在忠于原著的基础上，对原案做了一些技术性编改，如对冗赘的文字予以压缩，使之精练，尽量让读者节省时间和精力。

### 三、精心点评，以助理解

编者对多数案例根据自己的认识添加了评议文字，立为"点评"一栏。点者，点明该案要义；评者，评出高明所在，以期对读者起到启迪作用。编者聊以自慰的是，这些点评凝聚了颇多心血。原案中已有按语或体会者，酌情立为"原按"一栏保留。

### 四、第 2 版的变化

第 2 版增加了新收集的佳案，包括一些三阳证的验案，以期展示火神派的整体面貌，尤其是治疗阳热证的案例，表明火神派不仅善于治疗阴证，对三阳证的治疗，对大黄、石膏等寒药的运用也颇有经验，借以回应某些对火神派的片面认识。诚然扶阳法案是本书重点，但毕竟不是单纯扶阳一法的医案集。另外，书中还增加了门人弟子的医案，展示团队的新收获。这部分案例在医案结尾处用（编者某治案）标示。增订版增加的案例总计约 500 个，无疑比初版更丰富、更厚重。同时删掉初版中有欠缺的案例，这是增订版的题中应有之义。

需要说明的是，本书虽然说是示范案例，但临床病况千变万化，因此务要知常达变，切忌胶柱鼓瑟。教条式的模仿是"不善学者"

也。前贤谓："学医犹学弈也，医书犹弈谱也。世之善弈者，未有不专心致志于弈谱，而后有得心应手之一候。然对局之际，检谱以应敌则胶柱鼓瑟，必败之道也。医何独不然？执死方以治活病，强题就我，人命其何堪哉？"（《弄丸心法》）值得汲取。

还要提请注意，书中所用附子、乌头类药物多处超过《药典》剂量，此为火神派独特经验，读者请在专家指导下谨慎应用，不要盲目照搬。凡用附子、川乌等药一定要单独先煎，用至30g以上先煎2小时、60g以上先煎3小时。本书所录医案均宜照此先煎，不另标示，提请注意。

本书资料大多数来源于书末"主要参考书目"中所列，其中杨乘六、袁桂山等人的资料可以参见《新编清代名医医话精华》《近代名医医话精华》两书，其他零散资料则在案后括号内随文注明，特此向原作者表示衷心感谢。

《火神派示范案例点评（下）》（第2版）编委会
2019年8月

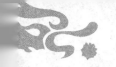

# 目 录

# 第一章　内科杂病示范案例

# 第一节 消　渴

## 一、理中汤治案

1.陈某，46岁。始患伤寒未瘥，旋又伤食吐泻，自恃体健未曾医治。迨剧乃延邹君诊治，服葛根桂枝汤加神曲、楂肉之类，表虽解而吐泻未已。又处不换金正气散温中止呕，宽胀消食，而吐泻得止。又转口渴尿多，次数频仍，改进人参白虎汤、甘露饮、六味地黄汤等，半月无进步，渐次面削肌瘦，神疲纳少，偃卧床第。患者枯瘦脱形，目炯炯有神光，面唇无华，舌胖润白，脉微无力，渴尿无次，已至饮一溲一，小便清长。

盖病始由伤寒吐泻而起，营卫已损，阴液复亏，吐泻伤脾，中焦失运，循至肺气不能下降，制约关门，肾火不能上升，蒸发津液，阴阳阻隔，上下失交，故消渴之证成矣。本证虽先属湿热，但因病已日久，正气渐衰，又一变而为虚寒。本证如宜凉而不宜温，何以服白虎汤、甘露饮等而病至剧变，其误显然。陈修园执中央运四旁之说，亦即理中之旨也。于是书与理中汤：党参18g，白术15g，干姜6g，炙草6g。

首剂效不显，五剂病始好转，口略知味，精神微振，可能缓步。又进五剂，渴尿大减，接近正常。终因病过虚损，尚须大补，改与

养荣汤培补气血，历时兼旬始健。夫消渴而用肾气丸者屡矣，至治以理中汤则属伊始，因知辨证论治之亟当讲求也。（赵守真治案）

**原按：**陈修园曰："水不自生，一由气化，黄芪六一汤取气化为水之义也；崔氏肾气丸取火能致水之义也；七味白术散方中有藿香之辛燥，而《金匮翼》谓其能大生津液；理中汤方中有干姜之辛热，而《侣山堂》谓其能上升水液，若以滋润甘寒为生津养液之源而速其死也。"由此可知气化传变与药宜温不宜凉之精义。今据前说用理中汤温脾止泻，证以程郊倩理论："参、术、炙草所以固中州，干姜守中，必假之釜焰而腾阳气，是以谷入于阴，长气于阳，上输华盖，下摄州都，五脏六腑皆以受气矣，此理中之旨也。"此因中焦之运，而使上下升降得宜，肺布津液，肾司蒸发，何至上渴下消。

**【点评】**如此"渴尿无次，已至饮一溲一"之消渴重症，竟以轻剂理中汤取得显效，令人惊叹。无怪乎此老亦颇自诩："消渴而用肾气丸者屡矣，至治以理中汤则属伊始"，足以证明"辨证论治之亟当讲求也"。

所引古人气化升津之论及用"药宜温不宜凉"之精义，皆予人启迪。

2. 朱某之妹，年甫及笄，患消渴引饮，粒米不入口者已达两旬，且恶闻食臭，形容消瘦，终日伏案，声微气短，脉象沉细而数。前医或用生津养阴之品数十剂，如石投水，延朱氏诊治，用附子理中汤加天花粉：人参 6g，白术 15g，干姜 9g，附子 18g，炙甘草 9g，天花粉 30g，嘱其放胆服之。服 4 剂后立效。（朱卓夫治案）

**【点评】**此亦理中汤治消渴验案，所加附子、天花粉颇为得当，前者温阳以助气化，后者生津止渴以治标热。山药亦为常备之品。

## 二、金匮肾气丸治案

1. 癸亥年五月，邻也兄之弟媳，年三十余。常微发热，胸膈胀闷，不进饮食，口渴之极，喜饮冷水。迎余诊之，脉沉缓无力。余曰："虚极，当用参。"其家惊骇云："如此有火，喜吃冷水，如何用得人参？"余曰："岂但用参，还要用附子。"彼不信，邻里群相劝之云，必须往见名医，不可儿戏。病人乃脱簪质资（以金簪换取购药银两），往见名医。药用花粉、黑参、麦冬、丹皮、地骨皮、贝母、百合、鳖甲、香附、旋覆花，服二剂，燥渴愈甚，腹益胀满，并薄粥亦咽不下，更加倦卧，不能坐立。

复来迎余，谓其家曰："须俟邻也兄归，相商用药，庶几有济，否则尔家必不信用。"病者曰："事急矣，不能待也，听用何药，自当遵信，前番误听人言，悔无及矣。"余用八味地黄汤去肉桂，只用附子八分，用生地三钱，加人参一钱，白术一钱，黄芪一钱五分。预告之曰，但服一剂可不思吃冷水，服二剂口不作渴，服四剂，不但食粥亦可吃饭矣。连服四剂，果一一如余所言，仍服十余剂而调复如初。（吴天士治案）

**原按：**一日赴席，有人问及此证如何反用此种药？可谓奇矣。余曰："无奇也。昔贤云：治虚人喉干，八味丸为圣药。盖譬之釜底加薪，则釜中津气上腾，理固然也。今人但不读书，不博求义理，又不能审脉，临证周辨。是以一见口渴，便云是火，而以寒凉清之，清之不愈，则重清之。致胃气受伤，元气侵削而不可救，诚可哀也。

**【点评】**吴氏学养深厚，析理透彻，辨阳虚口渴，喻为"釜底加薪，则釜中津气上腾"，口渴自解。今人不读书，"一见口渴，便云是火，而以寒凉清之，清之不愈，则重清之。致胃气受伤，元气侵削而不可救，诚可哀也"。实警世之语。去肉桂者，似嫌其燥也。

2. 周继富，商人。禀赋羸弱，喜肥甘，耽酒色，握筹持算，劳心经营。偶感风寒，发生咳嗽，短气动悸，心烦不眠，久治依然。遂致口渴尿多，肌肉不得精液之养，日形消瘦。虽屡更医，皆未究其病源，仍以温肾为事，病情转剧，其内兄恳往治之。

伊蜷卧斗室中，见余至，起而执手相泣曰："吾病数月，服药百剂，病且益增，渴喜冷不辍，小便清长，每小时七八次，尿愈多，渴愈加，夜烦不能卧，腰至踝尤感清冷，常喜厚被温复，口虽能食，何故清瘦若是？望先生有以治之。"按脉细微而数，舌红苔厚腻，声低息短，大便二日一行。统观全证，因知其热渴引饮，当属上焦郁热。纵欲竭精，则不免阴亏于下而阳浮于上，以致肺欠宣发，高原之水不能敷布，乃建瓴下注也，故饮多尿多，所谓"阳强无制，阴不为守也"。至其下肢清冷，则不仅肾阴亏而肾阳亦衰，已成上盛下虚之局。本证乃肾阳衰于下、心火炎于上虚实错综之候，宗寒者温之、热者凉之、虚者补之之治法化裁为用。用八味地黄汤滋阴益阳，人参白虎汤生津泻火：附子钱半，肉桂八分（磨冲），生地、熟地各六钱，枣皮四钱，山药五钱，茯苓、泽泻、丹皮各一钱，石膏八钱，知母二钱，甘草、粳米各三钱，洋参三钱（另蒸兑）。

连服三剂，尿渴均减而肢冷如故，仍于原方加附子为四钱，肉桂为二钱，大温下元，减石膏为五钱，去知母不用。又六剂，口不渴，尿已少，下肢亦转温，是上焦之热已清，下焦之阳亦回，前方宜加变易，改进八味地黄汤加玄参、麦冬，一以温补肾阳，一以滋养肺阴，调理一月健复。

诸亲友庆其勿药有喜，各以肥美相遗，不禁于口，因又食少乏

味，胸腹饱胀，嗳腐吞酸，所谓食复也。用平胃散（苍术易山药）加神曲、麦芽、楂肉、内金之属，数日寻愈。（赵守真治案）

**原按：**此病上盛下虚，寒热错杂，故附子与石膏并用，针对证情，覆杯即效，一有偏胜，鲜不偾事者，吾人辨证可不慎诸。

## 三、潜阳封髓丹治案

中消：某患，女，40岁。自诉饥饿无度，每日四餐尚有饿意。时有口苦，呃逆反酸，大便秘结，乏力，口不渴，胃凉，睡眠欠佳。舌淡润胖大，脉沉弦无力。查血糖、生化均正常，多方求治无效。辨为阳气不足，不摄阴气，虚火上浮之中消之证。治宜温扶元阳，引火归原，纳阳入肾，方用潜阳封髓丹加味：附子15g，干姜10g，肉桂10g，黄柏25g，砂仁20g，龟板15g，生白术60g，柴胡15g，黄芩15g，炙甘草15g，加生姜10片，大枣10枚。7剂，水煎服。

二诊：服药后口苦、反酸明显缓解，乏力、胃凉、便秘等有所改善，呃逆消失，饥饿感仍在，舌质仍淡润胖大，脉沉无力。上方去柴胡、黄芩，黑附子加至20g，另加肉苁蓉30g，再进5剂。

三诊：诸症好转，饥饿感基本消失，唯乏力稍存。嘱适寒温，节饮食，调情志，金匮肾气丸常服善后。（编者王波治案）

**原按：**中消证多辨为实，胃郁有热，消谷善饥；或阴虚火旺，虚热内扰。此案属虚火上浮所致中消，极易误为实火。论其饥饿多食、口苦、反酸、大便秘结，似属胃经有热。然从整体看，尚有胃凉、乏力之症，与前症不符；又舌淡润胖大，脉沉弦无力。综合判断，属于里阳受损，阳气不足，虚火上浮，故判为阴火，即假火。方中以潜阳封髓丹治阴火之本，以柴胡、黄芩治胆经郁热之标，生白术60g专为通便而设。

# 第二节 糖尿病

## 一、真武汤治案

1. 王某，男，36岁。曾因口渴多饮在某医院查空腹血糖 10.32mmol/L，尿糖（+++），诊断为糖尿病。口服各种降糖药，时好时坏，1983年10月求治。面色㿠白，精神不振，头晕目眩。口渴欲饮，饮而不解，夜间尤甚，尿频，腰膝冷痛，阳痿，气短懒言，脉沉细无力，舌苔白腻质淡。空腹血糖 15.26mmol/L，尿糖（+++）。此属气虚肾亏之证，治宜益气温阳，方用真武汤：附子20g，干姜20g，茯苓50g，白芍50g，白术30g。

守方10剂，诸症渐消，空腹血糖 4.44mmol/L，尿糖正常，脉沉缓，舌淡苔白。嘱服用金匮肾气丸2个月以巩固疗效。（桑景武治案）

**原按：**本例患者口渴欲饮，夜间尤甚，乃肾气不足，命门火衰，气不化津，津不上潮所致，故用温肾益气壮阳之法。如不加洞察，沿用常法，妄用寒凉则谬之千里，正如《医门法律》所言："凡治消渴病，用寒凉太过，乃至水胜火湮，犹不知反，渐成肿满不效，医之罪也。"

**【点评】**桑氏认为许多糖尿病病人并无阴虚表现，而属肾阳式微，倡用真武汤治疗，每收佳效。很多糖尿病病人，久施养阴清燥之品罔效。细审其证，确无阴虚之明证，虽口渴而无舌红少津，反多舌淡齿痕、苔滑之象。且每多阳衰诸症，其口渴者乃因肾阳虚衰，气化失职，气不化津，津不上达所致；有降无升，故小便清长；脾不散精，精微不布，随小便排出，故多食善饥。对此，《金匮要略》有明文："男子消渴，小便反多。以饮一斗，小便一斗，肾气丸主之。"以药测证，显系肾阳虚衰，不能蒸腾津液，气虚不能化气摄水。

桑氏认为救治肾阳虚衰未过真武汤，温肾阳以化气，利水湿以止渴。体会用量过小则杯水车薪，无济于事。附子用量多在20g以上，最多用到50g方可奏效。茯苓、白术亦多在50g至100g之间。无须大的增减，对于阳虚而阴竭者，需配人参气阴双补。凡消渴无明显热证，舌不红者，皆以真武汤治之，以下两案可证。

2. 于某，女，23岁。1979年患糖尿病，曾用D860、降糖灵及中药治疗1个月，空腹血糖10.55mmol/L，尿糖（++）。因未能控制饮食，过于劳累，病情逐渐加重，消瘦，盗汗。胸片诊断：浸润型肺结核。于1981年4月来诊：面色苍白，两颧发红，精神疲惫，气短乏力，动则尤甚，心悸头晕，口渴多饮，纳差，大便稀薄，下肢微肿。舌淡红苔薄白，脉细数。空腹血糖8.88mmol/L，尿糖（+++）。此属肾气虚衰，命门之火不足。治宜温肾壮阳，化气益肺。方选真武汤加减：附子20g，茯苓50g，白芍50g，桂枝50g，干姜20g，当归50g，细辛5g，甘草10g，木通10g。15剂。

二诊：其余诸症皆消，仍咳嗽胸闷，心悸气短。空腹血糖4.44mmol/L，尿糖正常，脉沉细，此宜疏肝健脾，温肺养阴以善其后，取逍遥散加味：柴胡15g，白芍40g，当归15g，白术15g，黄芪 50g，五味子 15g，山茱萸 20g，枸杞子 20g，附子 20g，龙骨 20g，牡蛎 20g，玄参 30g。

守方 20 余剂，血糖、尿糖均正常。胸片：肺部阴影缩小。自觉一切正常，嘱停服上药，改服金匮肾气丸 1 个月巩固疗效。（桑景武治案）

**原按：**患者口渴多饮，纳差，大便稀溏，下肢浮肿为肾气虚弱，命门火衰；两颧发红，咳嗽盗汗为虚火上浮。若见渴止渴，实为南辕北辙，故治以温肾益气壮阳之品，选用黄芪、附子益气壮阳，化气生津；茯苓、白芍健脾益阴；桂枝、细辛通阳化气，引药入肾。逍遥散加味疏肝健脾、调肺益气，龙骨、牡蛎沉潜固阴，以使阴平阳秘，三焦通利，病体痊愈。

**【点评】**此案初诊用方显然有当归四逆汤合四逆汤之意，但去掉了大枣。本案为糖尿病合并肺结核，若不辨阴阳，仅以西医指标和诊断为依据，势必滋阴犹恐不及，不效则加重剂量，把人治死犹不自省，此辈不知几何。

3. 宗某，女，47 岁。患糖尿病 13 年，曾 2 次住院治疗，症状有所改善。1983 年 3 月求诊：面色萎黄，全身乏力，善饥多食，口渴多饮，尿频口甜，四肢逆冷，脉沉无力，舌苔白腻，舌质淡。空腹血糖 17.54mmol/L，尿糖（+++）。辨为脾肾阳虚，急救其阳。真武汤合四逆汤加减：附子 20g，茯苓 50g，白芍 100g，白术 50g，干姜 20g，桂枝 50g，麻黄 20g。

2 剂后口渴大减，四肢得温，诸症改善，效不更方，连服 4 剂，空腹血糖 4.44mmol/L，尿糖正常。后以金匮肾气丸口服 1 个月，随访 3 年来未见病情反复。（桑景武治案）

**原按：**仲景在太阳篇用真武汤治疗太阳病误汗转入少阴，乃为救误而设；少阴篇则用于治疗肾阳衰微，水气不化，阳衰而不用四逆汤，缘于阳虚挟水，水盛而重用温阳，本于肾中阳微，故用真武汤温阳利水而收功。本例病人久病体衰，肾气亏馁，气不化津，津凝液敛，而表现为一派津液不布之症。方用大辛大热之附子温肾助阳、化气布津，茯苓、白术健脾运湿，白芍敛阴和阳，干姜味辛入气分，可协附子温肾化气。由此可见，消渴非皆燥热，每属饮证。

4. 患者男性，65岁，2型糖尿病病史18年。2005年7月25日初诊：于3月始出现一过性视力下降，行走时有头重脚轻之感。刻下：口渴喜热饮，夜间尤甚，尿频、色白如米汤、容易凝集成团，纳欠佳。伴见面色㿠白，精神萎靡，头晕，少气懒言，喜睡，畏寒，四肢肘膝关节以下发凉，阳痿。舌暗淡胖伴齿痕，苔白腻，脉沉细无力。空腹血糖14.5mmol/L，尿糖（+++）。辨证为脾肾虚寒，治则温肾健脾阳，方药用真武汤：炒白术60g，茯苓30g，熟附子20g，白芍30g，干姜25g。7剂，日1剂，夜11时至12时服用。

二诊：服完1剂后，精神好转，畏寒减轻，小便次数明显减少。3剂后解出大量黑色黏冻状大便，食欲大增，面色转红，小便转清。7剂后出现水样腹泻，量多，10余次，但腹泻后反觉轻松，纳食转馨。原方3剂继续服用。

三诊：面色红润，精神可，小便次数正常，色清，已无畏寒，四肢温暖。舌淡暗苔稍白腻，少许齿痕，脉沉细但应指有力。空腹血糖7.8mmol/L，尿糖（-）。辨证为太阴病脾虚夹瘀，以温阳化瘀为法，方用附子理中汤加减：炒白术30g，熟附子15g，干姜15g，苍术10g，红花5g。5剂。夜11时至12时服用。

四诊：5剂后，自觉无明显不适。舌淡红，苔稍白腻，无齿痕，脉沉缓有力。复查空腹血糖5.8mmol/L，尿糖（-）。予金匮肾气丸

善后。随访4月余，已停用降糖药物治疗，血糖及尿糖均未见异常。（《扶阳名家医案评析》）

**【点评】**本例初诊时见尿白、肢冷，与少阴病相符："若小便色白者，少阴病形悉俱。小便白者，以下焦虚有寒，不能制水，故令色白也。遂投真武汤，重用白术为君是用其健脾燥湿之功，并借助附子、干姜之温化，使寒湿之邪从大便而解，所谓邪去正安。

三诊时针对舌暗苔腻，主瘀，主湿。辨为虚寒夹瘀湿，用附子理中汤去炙甘草之滋腻，加苍术之健脾燥湿，红花活血化瘀，瘀去生新，气化正常，津能上承，不治渴而渴自愈，不降糖而糖自降。

服药时间选择23点至0点，循《伤寒论》之理：少阴病欲解时，从子至寅上（23点至5点）。《经》云：子时一阳生。天人相应，子时为阴尽阳生之时，也是肾中真阳发动之时，助真武汤温肾助阳，阳旺阴消，药物起到事半功倍作用。

5. 唐某，女，71岁。患糖尿病12年，未进行正规治疗，病情时轻时重。查空腹血糖14.4mmol/L，2小时餐后血糖17.8mmol/L，尿糖（+++），尿蛋白（+）。常觉头晕耳鸣，心悸乏力，腰膝酸软，四肢不温，健忘，恶心，纳差，口干苦，渴不多饮。便溏，小便频数量多、色白如米泔。舌质淡胖边有齿痕，苔薄白，脉沉迟无力。

辨证：肾阳虚衰，气化失职，脾失健运，不能散精。治则：温肾健脾，助阳益气，真武汤加味：附子10g，桂枝6g，白术15g，茯苓15g，白芍15g，黄芪30g，泽泻15g，山药15g，枸杞子15g，生姜6g。5剂，水煎服。

二诊：症状减轻，续服上方20剂。

三诊：诸症渐除，查空腹血糖8.2mmol/L，2小时餐后血糖12.4mmol/L，尿糖（-）。

先后加减共服药 4 个月，辅以饮食控制和体育锻炼。随访 1 年，血糖控制在理想范围。(《扶阳名家医案评析》)

【点评】本例患者以阳虚为本，烦渴为标。肾阳虚则气化失职，气不化津，津不能上达，故口干渴而不多饮；水失气化，则小便频且量多；脾虚运化无力，精微疏布失常，随小便而出，故尿浊如米泔。方中附子仅用 10g，另配枸杞子养阴，为用药奇巧之处。

6. 白某，男，35 岁。2017 年 10 月 26 日初诊：糖尿病，多饮、多尿 3 年，头晕，口微干，乏力，眠可，纳差，便溏，尿夹沫，平日空腹血糖在 7 ～ 10.8mmol/L 之间，体型微胖。舌胖润，脉左沉滑尺弱，右弦滑寸弱。曾服前医凉药加重。处以真武汤加味治之：附子 30g，白术 30g，云苓 30g，白芍 15g，生麦芽 30g，红参 10g，炙甘草 15g，炮姜 30g，生姜 10g。7 剂。

11 月 7 日二诊：头晕消失，腹部略胀，便黏。空腹血糖 6.6mmol/L。舌同前。前方加丁香 10g。7 剂。

三诊：便已不黏。入冬后大腿外侧感到寒凉，腹部亦凉，轻微咳嗽。舌胖润，脉沉滑寸弱。空腹血糖 6.1mmol/L，上方去炮姜加干姜 15g，麻黄 10g。7 剂。

四诊：身体已不再感到寒凉，空腹血糖 5.7mmol/L。稍咳，咽部略有堵塞感，痰黏。舌胖润，脉沉滑。前方白术增至 45g，去干姜加山药 30g，炮姜 30g。7 剂。

12 月 7 日五诊：诸症显减或消失，唯仍有痰，背略痛。空腹血糖 4.7mmol/L，上方去麻黄加羌活 10g。7 剂。(编者张存悌治案)

原按：患者血糖虽高，但一直坚持不服西药，纯以中医药治疗，不仅症状缓解，且血糖逐渐下降至正常。

## 二、金匮肾气丸治案

1. 王某，女，55 岁。患糖尿病多年，尿化验：蛋白（+++），尿糖（+）。虽是夏季，患者仍用头巾包裹头部，遇风则头痛。面色晦暗，腰痛耳鸣，四肢乏力，夜间口干而渴饮，多饮多尿，饮一溲二，夜寐不安，舌淡胖润苔白，脉细弱。证属肾阳不足，气阴两虚。治宜温肾壮阳，固肾涩精，方用金匮肾气丸加减：附片 50g，肉桂 10g，熟地黄 10g，山茱萸 10g，山药 30g，益智仁 10g，桑螵蛸 6g，黄芪 30g，麦冬 15g，泽泻 10g，沙苑子 15g。

复诊：服药 2 剂，夜尿减少为 1～2 次，服 10 余剂，尿量基本正常，化验尿蛋白（+）。连服上方 15 剂，尿蛋白、尿糖均呈阴性。（《著名中医学家吴佩衡诞辰一百周年纪念专集》：刘云珠医案）

**原按：**《金匮要略·消渴小便不利淋病脉证并治》谓："消渴，小便反多，以饮一斗，小便一斗，肾气丸主之。"患者肾阳虚不能化气行水故小便多；阳虚不能化津，津不上承故口干渴。头痛、恶寒皆属阳虚之证，故用大剂附子温肾壮阳，佐以肉桂共补命门之火。张景岳曰："善补阳者，必于阴中求阳，阳得阴助而生化无穷。"故用六味地黄汤益阴，加黄芪、麦冬等益气生津。阴阳双补，肾阳振奋，气化复常，诸症皆减，药到收功。

2. 陈女士，年 47 岁，1957 年春由澳大利亚到中国香港疗病。其患糖尿病已有四五年，每食糖后检测则有尿糖，停食则无。切脉细微，尺寸均弱。间有心动过速、气喘、头痛、难寐、腰背酸楚诸症。

夫人体凭五行之气而运化，阴阳之和而互卫，阳盛足以消阴，阴盛亦可以消阳。若阴邪偏盛，阳不帅阴而水不化气，便成下消。

能增其阳气以抵消偏盛之阴邪，水能气化则溲便自清，糖分亦随而消失。故仿金匮肾气法，以附桂八味投之。又因其有心动过速、气喘、头痛、难寐、腰背酸楚等杂症，乃佐以高丽参、黄芪、龙齿、远志、枣仁、杜仲等，酌情增减，共服30余剂，尿糖消失，诸杂症亦随之而愈。（谭述渠治案）

【点评】以下各案均系谭述渠先生治案，认为"仲景肾气丸一方，世认为治下消之圣方"。

3. 甄某，男，56岁，求治于吉隆坡。患糖尿病已五六载，数年来遍治无效。切脉浮迟，尺不应指。面色鬈黑，枯槁无光，腰酸足软，食欲不振，皮肤瘙痒，干涩灰白，精疲力倦，两目无神，睡不安宁，气不相接，腰围瘦减，双足日肿。乃以金匮肾气丸投之，三剂后精神较好，食欲稍振，梦寐已酣。复以黄芪、党参、巴戟、枸杞等或调其气，或益其阳，酌情增减，炮附子增至六两。十剂后精神大振，已能持续八小时工作。鬈黑之面色渐脱，干涩之皮肤渐润。再十剂，除尿糖尚有少许外，一切难病悉除，容光焕发，体重日增，判若两人。

嘱其每周服药二剂，并用八片附子炖肉以调辅，一月后减为每周一贴，肉类如常炖食。至是则腰围日增，裳见其狭；足肿渐消，履觉其宽也。一别二月再见则两颊丰益，神采胜常人。（谭述渠治案）

【点评】案中所称"八片附子"系名医陈伯坛先生遵古法炮治附子，选用四川产附子，先将附子以姜汤洗净，每个用泥封煨，后切为八片，再用姜汤浸过焙干，拔去毒性，多用无碍。至于倡导附子炖肉以调辅，自有其意义，读者当分析判处。

4. 梁某，男，56岁。患糖尿病已七八年，不断服食糖尿药丸，虽无糖分排泄，但体日羸弱，精神日衰，面浮足肿，腰酸胃败，步履亦失常态矣。脉来微弱，以资生肾气丸投之，服数剂后，精神略振，浮肿已减，足稍有力。但胃纳未旺，改以香砂六君子汤一二剂投之。此后则改用金匮肾气丸，或加黄芪、党参、巴戟、枸杞等，酌情增减，间投香砂六君子汤一二剂。于是胃纳渐旺，体力日强，精神大振，步履渐复常态，先后共服二十余剂而愈。（谭述渠治案）

【点评】此例糖尿病呈脾肾两亏之象，视脾肾虚弱轻重，而相机投以肾气丸或香砂六君子汤，突出治疗重点。

5. 李某，男，63岁。患糖尿病已十年，近则双足痛痹无力，右食指不能屈，常烦渴，阳不举，夜溺达七八次，睡不酣。自患糖尿病以来，体重日减，今昔相较差达30磅。近更足软无力，昔日叱咤江湖力能伏虎，今则黄口小儿可欺，言下大有英雄暮年之感。脉迟无力，尺不应指，元阳久虚矣。投以金匮肾气丸，炮附子重用六两，肉桂一钱。2剂后痛痹减，烦渴除，夜溺减半，睡较酣。再3剂，阳能举，夜溺大减，睡已安。

又告谓近月来睡后体虽觉热，但双足冰冷如水，非被褥所能温。此厥也，阳虚阴盛，元阳久虚之故，改以四逆急救其阳。5剂双足已温，痹痛大减。乃嘱其此后间服肾气丸，并助以8片附子炖肉类调辅，使肾气逐渐恢复，则糖尿亦将渐减而渐愈。（谭述渠治案）

【点评】此案虚衰明显，"昔日叱咤江湖力能伏虎，今则黄口小儿可欺，大有英雄暮年之感"，文采斐然。以金匮肾气丸，炮附子重用六两（180g），肾气逐渐恢复，痛痹大减，烦渴已除，阳能举，疗效颇佳。

## 三、理中汤治案

程某，女，11 岁，小学生。初诊（2011 年 1 月 13 日）：咳嗽 2 个月不愈，咽痒，鼻塞，咳嗽，无痰，但流清涕。在某中医院住院，服养阴清肺汤迄今不效。昨日验空腹血糖 16.2mmol/L，餐后血糖 19mmol/L。便纳均可，无汗，不乏力，足凉，形胖。舌淡胖润，苔薄黄，脉沉滑。诊为寒饮咳嗽，处方小青龙汤加附子等：麻黄 10g，细辛 10g，炮姜 25g，桂枝 20g，白芍 15g，附子 25g，法半夏 25g，五味子 10g，紫苏 10g，防风 10g，甘草 10g。7 剂。

二诊：咳嗽显减，鼻涕黄而多，空腹血糖 9.8mmol/L，足凉消失。上方适当调整，再进。

三诊：咳嗽已止，黄涕显减，时鼻塞，空腹血糖 8.8mmol/L，舌淡胖润，苔薄，脉沉滑。调方，附子理中汤加味：红参 10g，附子 25g，苍术 20g，茯苓 30g，姜半夏 20g，陈皮 10g，炮姜 20g，天花粉 30g，炙甘草 10g，生姜 10 片。

四诊（4 月 25 日）：诸症消失，空腹血糖 5.8mmol/L，上方调整，再进 7 剂。（编者张存悌治案）

**原按：**有四类西医常见病容易误判阴阳，认阴证为阳证，分别为高血压、糖尿病、肿瘤、各种慢性炎症（如慢性肝炎、慢性前列腺炎、慢性肾炎等），其源概出于中医西化。诚然不是说这些病都是阳虚使然，只不过强调要用阴阳辨诀来判定，辨证只求其与脉证相合，不必受制于检验指标；治疗只求其与阴阳相合，不必拘泥于病名。

# 第三节　内伤发热

## 一、茯苓四逆汤治案

1.许蔚南兄令眷，暑月因食瓜果得夹阴伤寒，至第七日，迎余往真州。时当酷暑，诊其脉数大无伦，重取无力，乃虚阳伏阴之脉。烦躁席地而卧者五日，身发赤斑，目赤畏亮，口渴频欲冷饮，复不能饮。前医不识夹阴，误为中暑，投以香薷，以致阴极似阳。余因其怀孕六月，姜附未敢即投，初用温中平剂，又属女病不能亲视病容唇舌，脉大而虚亦似暑证。恐热药伤胎，先以井底泥敷脐，以试其里之寒热，便投温剂。甫以泥沾腹皮，即叫冰冷入腹而痛，急令拭去。余曰：此真病状也。遂用茯苓四逆汤：茯苓三钱，附子二钱，干姜、人参各一钱五分，甘草五分，令煎成冷饮。

余方撮药，病家惊畏而哭，谓人参、附子尽剂也，倘不效奈何？有孕在怀，即药效，胎将奈何？余曰："经云：有故无殒，有病则病受，不伤胎也。"正在迟疑，吴中璧兄曰："此吾女也，年少可再孕。"接药加参，煎成立令服下。五日未寐之病人，得药便睡，醒则登床。再剂斑消热退，熟寐半夜。次日余辞曰："药效矣，病未除也，尚须药六日，倘畏热，予告去矣。"病家云："药虽效，而附子、干姜必致堕胎，汝去谁为先生任过耶？"因留七日，每日人参五钱，附

子四钱，干姜、白术三钱，甘草一钱，服六日，胎不堕。而病回后足月产一女，今成育。（郑素圃治案）

**【点评】**此案阳证阴脉，疑惑难分，令先以井底泥敷脐，以试其里之寒热，甫泥沾腹，即叫冰冷腹痛，因得"真病状也"，是为巧法。

2.师某，女，47岁。2013年7月15日初诊：发热已5天，体温38～39℃之间，医院予抗生素消炎处理。昨天进食西瓜后泻利，逐渐神识昏昧，心烦不安，手足躁扰，言语错乱。体温38.3℃，无汗，尿量尚可，医院已向家属下病危通知。患者系当年我下乡时的乡亲，其女儿来沈求救，遂驱车急赴乡镇医院。查病情如上，舌淡紫润，右边有紫疱如绿豆大一个，脉滑软寸弱，此虚阳欲脱急症，处茯苓四逆汤加味：茯神30g，附子30g，炮姜30g，红参20g，砂仁10g，龙骨、牡蛎各30g，香薷10g，炙甘草15g，生姜10片，大枣10个。3剂，嘱冷服，每次兑入童尿50mL。当时病人的外孙在场，就地取材，用了他的尿。

次日电话告知：服药3次，见汗，神识已清，热退，烦躁亦安，病入坦途。唯感腹胀，嘱余药热服，停用童尿。药尽恢复常态，继续电话沟通调理出院。（编者张存悌治案）

**原按：**中医治疗急症自有传统，但多年来接手的急症不多，因为大多数人都找西医去了，不知中医治疗急症自有一套方法，疗效不比西医差。不知道多少人守着西医，被治死而不觉，不相信中医也能治好急症。

3.夏某，女，73岁。2010年6月30日初诊：周身燥热如冒火，午后尤甚，坐卧不安，严重影响睡眠，有汗阵发，已半月。2个月前因高烧住院，滴注左氧氟沙星10天，体温已正常。伴心悸，纳差，口和，便艰屡服泻药 1 年，畏冷，冬季足凉。心电图示 V$_{5\sim6}$、ST 段下移，在某部队医院住院 2 次，按心脏病治疗，花几万元未效。舌赤胖润苔根黄，脉左沉滑数软、右滑数软寸弱。此本高年正虚，复以凉药重伤其阳，阳失其守，浮越于外而见燥热不安，拟茯苓四逆汤加味回阳潜纳：附子 30g，干姜 30g，红参 10g，砂仁 10g，肉桂 10g，茯苓 30g，炙甘草 60g，3 剂。

次日电告：昨晚安睡一夜，燥热未发。5 天后迄未发作，原方再予 3 剂巩固。（编者张存悌治案）

**原按：**此案颇有意味，病人主症乃浑身燥热、坐卧不安。虽见心悸，但并非其主要困苦之处。西医只因心电图异常，即按心脏病治疗，未免隔靴搔痒，故而无效。中医治疗这种奇怪发热效果很好，原因在于中医对各种发热有着丰富的认识和经验。

4. 李某，女，40 岁，农民。低热年余，每天上午 7 点开始发热，体温 37.1℃左右，下午 2 点以后达 37.3～37.4℃，活动劳累后加剧，休息后减轻，曾做全身系统检查无异常。现症见气短懒言，体困乏力，不耐劳作，畏寒肢冷，喜热恶寒，口渴而饮水不多，大便偏干，舌淡水滑，脉沉细无力。证属虚阳上浮，治宜温阳益气，方用四逆汤加味：附子 30g，干姜 30g，炙甘草 10g，红参 10g。3 剂，水煎服，每天 1 剂。

服药效果较佳，体温恢复正常，困乏明显改善，又服 3 剂，巩固疗效。随访月余，病情无反复。（傅文录治案）

【点评】《经》云："阳气者，烦劳则张。"女性有经、带、胎、产之累，加之操劳过度，以致阳气耗损，阳虚外浮，而致发热。此系阴火，绝非阳热，病人一派阳虚阴盛表现可证。治用四逆汤加人参汤温阳益气，以补耗损之阳气。傅氏应用本方治疗妇女长期发热者已有数十例，均收良效。

5. 刘某，男，30岁，农民。2007年11月29日就诊。发热月余，体温37.6℃左右，白天高，夜晚低或正常，白细胞增多，怀疑"败血症"。经用抗生素、激素治疗，体温不降，白细胞反而增高。进行细菌培养及药敏试验，应用试敏抗生素，体温没有恢复，白细胞也持续不降。无奈求治于中医。

症见：发热多在37.6℃左右，一般上午开始升高，下午3时最高，然后下降，夜晚可恢复正常，活动、劳累之后发热加剧。身体困倦，气短懒言，无精打采，畏寒肢冷，不耐劳作，食纳不香，二便尚可，舌淡胖大边有齿痕，苔白腻滑，脉沉细无力。证属虚阳外越，治宜回阳收纳，方用四逆汤加味：附子30g，炮姜30g，炙甘草10g，红参10g，肉桂10g，三七10g，砂仁30g。水煎服，每天1剂。6剂。

服药之后，体温慢慢控制在37.2℃左右，精神转佳，食纳增进，白细胞降至正常，大为高兴。原方有效，再进6剂。

三诊：体温恢复正常，劳作之后，感觉又要发热，体温37℃，畏寒肢冷减轻，体力增加，原想休息后再吃中药，现要求巩固治疗，前方再进6剂。（傅文录治案）

【点评】长期发热，西医多在病原微生物上找原因，然后针对性用药，这是对抗疗法。问题是细菌培养虽然发现了致病菌，应用敏感抗生素后，体温及白细胞仍然不降，原因何在？关键在人体的抵抗力上，正气不足，驱邪能力下降，故而白细胞不降反升，中医对此着眼于调整正气，以人为本，这正是其优势所在。本例患者每因劳累加重，符合"阳气者，烦劳则张"之旨，且舌脉一派阴寒表现，皆提示此热为阴证发热，故用回阳收纳法，以四逆加人参汤治之，正气足而邪自退，白细胞恢复正常。

## 二、四逆汤治案

1.20 世纪 70 年代，广西中医学院的一个会诊病例。患者是一名老干部，发烧 40 多天不退。用过各种抗生素，服过不少中药，体温始终不降，于是请全院名医会诊。就在大家聚精会神讨论病情的时候，林沛湘老中医注意到一个细节：病人从暖瓶中倒了一杯水，马上就喝下去了。当时天气很热，喝些水是正常的。林老悄悄用手触摸了一下杯子，发现还在烫手。热天喝这样烫的水，说明体内大寒，仅此一点，病情就明白了。于是，林老力排众议，以少阴病阴寒内盛，格阳于外论治，处以四逆汤加味。药用附子、干姜、肉桂等热药，一剂而体温大降，几剂后体温恢复正常。(《思考中医》)

【点评】本案中，林沛湘老中医正是注意到病人虽然发烧却"喜饮热水"这一细节，才断定此乃"阴寒内盛，格阳于外"引起，透过现象看到真寒假热的本质，用四逆汤本属的对证之方，故而应手取效。

2.俞某，女，51 岁。因咽喉不适、异物感就治于某院中医科，服玄参、连翘、青果等滋阴清热中药 2 剂，遂觉体内灼热之气向外直冒，大汗成颗，心里难受，心慌，仓促间电话求治。素知为阳虚之体，服清热滋阴之品而致阳气外越，估计为药误。先予补阳固脱敛汗处之：附子 80g，龙骨 30g，牡蛎 30g，炙甘草 30g，山茱萸 40g，肉桂 3g（后下）。1 剂。2 小时服 1 次。

药后汗、热稍减，显属虚阳浮越之证。急予回阳救逆佐以敛阴治之：附子 200g，干姜 120g，炙甘草 50g，炮姜 40g，红参 30g，山茱萸 30g。2 剂。3 小时服 1 次，每次 200mL。兼服鹿茸、紫河车各 8g，研粉装入胶囊，每次服 5 粒，每日 4 次。

然后改下方：附子 180g，干姜 80g，炮姜 40g，桂枝 80g，山茱萸 30g，红参 20g，炙甘草 60g，肉桂 5g（后下），鹿茸 8g（冲服），河车粉 8g（冲服）。5 剂。

此方续用，随证变化。但固守温阳回阳之法，仅以苦甘之炮姜、甘草之剂顾阴。经治半年方解，此当属不辨证，误用苦寒滋阴之害也！（曾辅民治案）

【点评】咽喉各症属阴证为多，俗医不知，视为阳热、阴虚不少，此等误辨，临床常见。不知仅 2 剂滋阴清热之剂，即可导致虚阳浮越甚至阳脱，如本例之严重后果。以曾氏善于扶阳而论，犹以大剂四逆汤调理"半年方解"，可知苦寒伤阳之害，能不慎哉！曾氏本案用四逆加人参汤的同时，又遣以鹿茸、紫河车等血肉有情之品，是为特殊之处。

3. 刘某，女，43 岁。足心发热 7 年，日夜不休，日轻夜重。自觉涌泉穴处呼呼往外冒火。不论冬夏，夜卧必将脚伸出被外，多次服滋阴降火补肾之剂不效。诊见面色嫩红，艳若桃李，此阳浮于上显然。脉细数，小便清长，饮一溲一。脘腹冷感，胃纳不佳，稍进凉食则觉酸腐不适，双膝独冷。

此症乃阴阳衰盛之变引起，阳气一衰，火不生土，胃中水谷便无由蒸化，故见纳少化艰；人身津液赖此火之温煦，始能蒸腾于上，敷布上下，此火一衰，气化便弱，津液不能升腾，故口干；涌泉为足少阴肾经井穴，为肾气之所出，今下焦阳衰，不能统摄肾阴，而致阴火沸腾，足心热如火焚。宜补火之源，真火一旺，阴火自安。处方：炙甘草 60g，干姜、附子各 30g，冷水 1500mL，文火煮取

500mL，2 次分服，3 剂。药后热势顿减，双膝冷感消失。（李可治案）

**【点评】**此证临床颇不少见，然识得"阴火沸腾，例同浮阳外越"不多，李氏此案足资借鉴。此症郑钦安早有认识，并治好多人："夫足心发热如焚，人皆谓阴之虚也。夫阴虚由于火旺，火旺之人，尿必短赤，口必饮冷，理势然也。今则不渴而尿多，明是下焦无阳，不能统束肾气，以致阴火沸腾，故见足心发热如焚也。四逆汤力能补火，火旺即能统束群阴，故治之而愈。"李氏论证、用方悉本郑氏，收效在情理之中。

4.袁某，男，80 岁。2010 年 1 月 29 日初诊：足心发热如焚，午后加重，已经半年。耳聋，脉右浮滑尺弱、左弦浮寸弱，舌淡赤胖润有痕。高年阳虚，阴火从肾经下泄，处方：炙甘草 60g，干姜 30g，附子 30g，砂仁 10g，黄柏 15g，龟板 10g。7 剂。

复诊：服药第 3 天，足热即消失。再服 7 剂巩固。（编者张存悌治案）

5.史某，女，85 岁。2010 年 9 月 13 日初诊：足热如焚半年。眩晕，乏力，嗜困，纳差，畏冷，9 月份已着衣 4 件，无汗。舌淡胖润苔薄，脉浮滑寸弱。结肠癌改道术后 14 个月，糖尿病 8 年。辨为虚阳下泄，兼夹表邪，处以四逆汤加味治之：干姜 30g，附子 30g，炙甘草 60g，麻黄 10g，细辛 10g，砂仁 10g。5 剂。

服药即效，足热迄未反复。（编者张存悌治案）

**原按：**以上两例皆八旬老者，俗医但以阴虚目之，没个治好。余统以四逆汤主治，史案因见畏冷着衣，脉浮，认作夹带表邪，因加麻黄、细辛解表。

## 三、白通汤治案

**1. 阴盛格阳：** 患儿张某，9岁。高热39℃以上，注射针药已4日，高热不退。哭闹不宁，似将转为抽风。请唐氏诊治：以手抚小儿头部、上身，热可烫手，但腿部以下渐凉，至脚冰冷。此为阴盛格阳，上下不通，虽发高热，却非凉药可治。白通汤能宣通上下之阳，但须加猪胆汁或童尿为引，处方如下：

附子30g，干姜20g，葱白30g，童尿为引。服后1剂减轻，2剂痊愈。以后凡治此类高热，久治不愈者，即以此方轻重上斟酌治之而愈，其例不下十数。（唐步祺治案）

**【点评】** 此案未见舌脉记述，仅凭上热下寒就判为阴盛格阳，似乎不够缜密。但"1剂减轻，2剂痊愈"的疗效证明了辨证的准确性。且"以后凡治此类高热，久治不愈者，即以此方轻重上斟酌治之而愈，其例不下十数。"说明经得起验证。《医经密旨》指出："治病必求其本。本者，下为本，内为本。故上热下寒，但温其寒而热自降；表寒里热，但清其热而寒自已，然须加以反佐之药。"可称对唐案的诠释。

**2. 阴极似阳：** 杨某，男，32岁。始因风寒，身热头痛，某医连进苦寒凉下方药十余剂，且重加犀角、羚羊角、黄连等，愈进愈剧。病发已20日，危在旦夕，延吴氏诊视：目赤，唇肿而焦，赤足露身，烦躁不眠，神昏谵语，身热似火，渴喜滚烫水饮。小便短赤，大便已数日不解，食物不进，脉浮虚欲散。辨为风寒之证误服苦寒，真阳逼越于外而成阴极似阳之症。外虽现一派热象，是为假热；而内则寒凉已极，是为真寒。如确系阳证，内热熏蒸，应见大渴饮冷，岂有尚喜滚饮乎？况脉来虚浮欲散，是为阳气将脱之兆。治之急宜回阳收纳，拟白通汤加上肉桂为方：附片60g，干姜26g，上肉桂10g（研末，泡水兑入），葱白4茎。

　　方子开好，病家称家中无人主持，未敢服药，实则犹疑不定。次日又延吴氏诊视，"仍执前方不变"。并告以先用肉桂泡水试服，若能耐受，则照方煎服。病家如法试之，服后即吐出涎痰碗许，人事稍清，内心爽快，遂进上方。病情即减，身热退一二，出现恶寒肢冷之象，已无烦躁谵语之状，且得熟睡片刻。乃以四逆汤加上肉桂续服：附片100g，干姜36g，甘草12g，上肉桂10g（研末，泡水兑入）。服药一剂，身热退去四五，脉稍有神。尿赤而长，略进稀饭。再剂则热退七八，大便已通。

　　唯咳嗽痰多夹血，病家另请数医诊视，皆云热证，出方不离苦寒凉下之法，鉴于前医之误，未敢轻试。其时病人吃梨一个，当晚忽发狂打人，身热大作，有如前状。又急邀吴氏诊视，见舌白而滑，仍喜滚饮，判为阳神尚虚，阴寒未净。仍主以大剂回阳祛寒之法，照第二方剂量加倍，另加茯苓30g，半夏16g，北细辛4g，早晚各1剂，即日进2剂。连服6剂，身热已退，咳嗽渐愈，饮食增加，小便淡黄而长，大便转黄而溏。前方去半夏、细辛，加砂仁、白术、黄芪善后，连进十余剂，诸症俱愈。（吴佩衡治案）

　　**【点评】** 火神派认证只分阴阳，"功夫全在阴阳上打算"，最能体现其水平之处在于对寒热真假的辨识上。此案既显出吴氏辨证准确，独具胆识，又示其火神派用药风格。在一派热象之中，以"舌白而滑，渴喜滚烫水饮，脉浮虚欲散"为辨识阴证眼目。另外，从其服苦寒之药而病"愈进愈剧"，亦可推知绝非阳证。最可奇者，病人吃一梨后，"忽发狂打人，身热大作，有如前状"，此系阴证食凉加重，阳气欲脱之象，吴氏加倍重用附子，不夹任何凉药，挽回此等重症，确有超人见识。

姜附之剂偏于峻热，人所共知。当病家对投用大剂姜附犹疑不决时，吴氏有试服一招，即先让患者服用肉桂研末泡水试之，果系阴证，患者必能耐受；反之，可知辨证之误，但亦不致酿成恶果，显出圆机活法之妙，此乃吴氏独到经验。

3. **假热：**熊君，晚年举子。甫及半周，体肥面白，先患吐泻，医以二陈、藿香、扁豆之属继加烦渴，更医进七味白术散，入口即吐，人事甚为困倦，请余视之。时静时扰，静时气急目闭，动时角弓反张，遍身如火，四肢独厥，唇红舌光，干燥之极，囟沉睛白，头项青筋累累，此乃阴阳虚竭，本属不治。

熊君素知医理，曰虽有灵丹，奈胃不能受何？余曰：吾虑亦在此耳。因思此症外显假热，内本真寒，四肢发厥，元阳亦败；舌燥无津，元阴亦损。但救阴无速功，回阳宜急治，今格药不入，可见中寒已极，必得反佐之法，庶克有济。遂将人参白通加猪胆汁，徐徐与服，入口不吐，乳食亦受，四肢渐和。余即回寓，嘱是夜再进一剂。熊君虑其胆汁苦寒，遂减胆汁，仍然吐出，因加日间所剩胆汁数滴，下咽即受。次早邀视，身体温和，舌已生苔，尚有微泻未除，连服八味地黄汤加花椒而愈。（谢映庐治案）

【点评】此案内本真寒，外显假热，因年幼且中寒已极而格药不入。谢氏认为"必得反佐之法，庶克有济"，日用人参白通汤再加猪胆汁，取反佐向导之意，果然"入口不吐"。病家因"虑其胆汁苦寒，遂减胆汁"，结果再次吐出。正反两方面的事实，都说明此际用猪胆汁反佐的重要性。

4. 罗某，女，31岁，云南人。1959年1月30日初诊：患糖尿病多年，临产住某医院。剖腹产后 20 余日，一直高热不退，服西药、注射抗生素，体温未退，人弱已极。寒入少阴，格阳于外，下午体温 39.8℃，小腹冷痛，食欲不振，大便溏泻色绿，脉沉而紧，舌苔白滑而厚腻，此乃少阴寒化之证，急宜扶阳收纳主之，否则阳脱危殆费治，以白通汤加肉桂主之：附片 150g，筠姜 80g，上肉桂（研末，泡水兑入）10g，葱白 6 茎。

二诊：服前方 2 剂后，六脉均已和缓，发热已退，脉静身凉，舌苔已退七八，唯里寒未净，小腹作痛，稍能食，人无神，以四逆汤加味治之：附片 100g，吴茱萸 8g，筠姜 30g，茯苓 20g，北细辛 8g，生草 8g。

服此方 4 剂后，诸症悉退，食增神健，痊愈出院。（吴佩衡治案）

## 四、麻黄附子细辛汤加味治案

1. **潮热：** 史某，女，85 岁。直肠癌改道术后 14 个月，糖尿病 8 年。血糖一高则发烧十余天，此次已扎滴流 8 天未效。午后 5 点开始发热，体温 38℃左右，早晨则退。口渴嗜凉，有汗，尿清，便似干，畏冷，着衣 4 件，乏力，身懒，嗜困，舌略赤胖润，苔白垢，脉浮滑数软尺弱。白细胞 $15.3×10^9/L$，红细胞 $2.8×10^{12}/L$，血小板 $85×10^9/L$。此阳虚之体，复感寒凉，处以麻黄附子细辛汤加味：麻黄 10g，细辛 10g，附子 30g，炮姜 30g，桂枝 25g，红参 10g，姜半夏 25g，陈皮 10g，肉桂 10g，砂仁 10g，炙草 60g，大枣 10 枚，生姜 10 片。

服药次日发热即退。出小汗，便已不干，仍口渴、乏力，着衣 3

件，仍困，舌淡胖润尖略赤，苔白垢，脉浮滑数软尺弱。调方巩固，去掉麻、辛：附子45g，炮姜30g，红参15g，白术30g，茯苓30g，砂仁10g，白蔻10g，菖蒲20g，山楂25g，炙甘草15g。（编者张存悌治案）

**原按：** 潮热本指发热如潮而有定时之证，一般多指午后或夜间发热而言，方书均认为阴虚所致，郑钦安认为是阴盛所致："世人以为午后发热为阴虚，是未识阴阳消长之道也。""人身真气从子时一阳发动，历丑寅卯辰巳，阳气旺极，至午未申酉戌亥，阳衰而下潜藏。"也就是说，午后至夜间子时这一时段是阴气当令，此时发病或病情加重者，是阳虚逢到阴令，雪地加霜，故而发病或病情加重。

"一见午后、夜间发热，便云阴虚，便去滋水。推其意，以为午后属阴，即为阴虚，就不知午后、夜间正阴盛之时，并非阴虚之候。即有发热，多属阴盛格阳于外，阳气不得潜藏，阳浮于外，故见身热。""予于此证，无论夜间、午后发热，或面赤，或唇赤，脉空，饮滚，无神，即以白通汤治之，屡治屡效。"他还举一个验案加以证明："予治一易姓妇，每日午初即面赤，发热，口渴，喜热汤，至半夜即愈，诸医概以补阴不效，予以白通汤，一服而愈。"可以看出，对于潮热的认识，无论从理论还是从临床上看，郑氏所言都是言之有据，持之有故。

2. 程某，女，41岁。低热反复发作2年。低热，体温37℃，热时头胀而痛，乏力，小腹坠胀，口和，无汗，畏寒，关节酸痛，足凉，宿有子宫肌瘤、卵巢囊肿。纳食尚可，素有便溏，月经过多。血象：白细胞 $5.0×10^9$/L。抗生素反复用遍，排除结核、风湿病。舌淡润，脉沉滑。此风寒表实而阳气亏虚，虚阳外越。治以温阳解表，拟麻黄附子细辛汤加味：附子15g，麻黄10g，桂枝10g，干姜

10g，细辛 5g，炮姜 15g，血余炭 20g，砂仁 10g，大枣 10 枚，生姜 10 片。

3 剂后，汗出，自觉气力增加，呼吸顺畅，减去麻黄，加黄芪 30g，白芍 15g，继续调理，汗止，便调，低热仍未退。前方附子增至 20g，另加枣仁 30g，磁石 30g，吴茱萸 10g，前后调理 2 月余，低热终于消退，余症若失，随访年余未发。（编者张存悌治案）

**原按：**此案发热、畏寒、关节酸痛，提示太阳表寒；足凉、舌淡、脉沉，提示阳气衰微。合而论之，乃太少两感之证。《伤寒论》301 条："少阴病，始得之，反发热，脉沉者，麻黄附子细辛汤主之。"本例虽发热 2 年，但表证仍在，不必拘于原文"始得之"之句。

3.刘某，女，55 岁。2010 年 12 月 10 日初诊：自 2009 年八九月起，两三个月发热一次，体温 38～39℃，检查白细胞 17.49×10⁹/L，至今已发作 5 次，有汗，服药则欲吐，乏力，无神，浑身难受，发时畏冷，平日手足凉，耳鸣。舌淡胖苔略黄，右脉沉弦数尺弱、左脉滑数尺弱。考无神、手足凉为阳虚的症，浑身难受、畏冷则为太阳表证，治宜太少双解，麻黄附子细辛汤加味主之：麻黄 10g，细辛 10g，附子 30g，苍术 30g，薏苡仁 30g，桂枝 25g，干姜 20g，生半夏 25g，麦芽 30g，砂仁 10g，茯神 30g，炙甘草 15g。7 剂。

服药后发热未作，乏力、浑身难受改善，余症尚可。上方附子加至 60g，另加红参 10g，再予 7 剂终收全功。（编者张存悌治案）

**原按：**此案发热 38～39℃，白细胞 17.49×10⁹/L，若跟着化验指标跑，势必按实热论治，投以寒凉之品，病必难治，皆由中医西化之过也。

## 五、桂枝汤加味治案

**1. 恶性淋巴瘤：** 张某，男，44 岁。2008 年 4 月 16 日初诊：腹腔后壁淋巴瘤 3 个月。化疗 3 次，末次时间为 3 月 26 日。4 月 6 日起发热，早晨体温 37℃，下午体温 38.8℃，汗出，微喘。午后畏冷，盖以厚被。便溏，尿清，口干，纳差，舌淡赤胖润，脉弦数软寸弱。白细胞 $10.16 \times 10^9$/L，用尽各种消炎药，迄未控制。证系营卫失和，阳气已虚，桂枝加厚朴杏子汤主之：桂枝 25g，白芍 25g，炙甘草 15g，杏仁 10g，川朴 10g，附子 25g，茯苓 30g，生姜 10g，大枣 10 枚。5 剂。

服药后热退，余症轻减。上方加红参 10g 续服以巩固。（编者张存悌治案）

**原按：** 如此发烧已 10 天，白细胞达 $10.16 \times 10^9$/L，各种消炎药未能控制的证情，用桂枝加厚朴杏子汤即收捷效，经方疗效之可信可见一斑。

**2.** 秦氏，女，88 岁。中风卧床已 5 年，吞咽无力，不能进食，靠食管插管维持。2010 年 9 月 16 日初诊：发热半月，体温 38℃ 上下。先挂 7 天滴流，烧退，旋又复热，用"双黄连"3 天仍发热，气喘，有汗不解，便干如矢，精神不振。舌淡胖润，脉浮滑数软。此属太阳表虚证，因兼气喘，处桂枝加厚朴杏子汤：桂枝 20g，白芍 20g，炙甘草 10g，杏仁 20g，川朴 15g，生姜 10 片，大枣 10 枚。3 剂。

服药后热退未复。（编者张存悌治案）

**原按：** 患者为邻居，卧床 5 年，靠鼻饲喂食，儿子孝顺，精心守侍，得以延寿多年。期间多次发热，先挂滴流，不效则找余用中药，无非麻黄附子细辛汤、桂枝汤之类，三五剂均能获效，儿子因此成为中医"票友"。

3. 陈某，男，69 岁。2010 年 11 月 5 日赴北京某医院就诊：5 年前因肺气肿肺大泡破裂致发气胸，导致呼吸衰竭，经抢救后反复感染发热，常年插管鼻饲，已卧床 5 年。此次 20 天前开始发热，体温 37.3 ～ 38.3℃，白细胞 13.9×10$^9$/L，遍用抗生素而无效。刻诊：精神萎靡，慢性病容。发热，体温 38.1℃，汗多，痰多夹沫，便溏，手足不温，时有幻觉。舌淡胖润，脉浮软尺弱。辨证为久病正衰，营卫失和，虚阳外浮，治拟扶阳固本、调和营卫，桂枝加附子汤加味主之：桂枝 25g，白芍 25g，附子 25g，生半夏 25g，茯苓 30g，龙骨 30g，牡蛎 30g，生姜 10 片，大枣 10 枚，炙甘草 25g。7 剂。

二诊：服药 3 剂发热渐退，痰量显减，幻觉消失。原方稍作调整：桂枝 30g，白芍 30g，附子 30g，生半夏 25g，茯苓 30g，龙骨 30g，牡蛎 30g，红参 15g，肉桂 10g，生姜 10 片，大枣 10 枚，炙甘草 30g。7 剂。

12 月 17 日再诊：已连续 32 天未发热，精神振作，各方面均感良好。（编者张存悌治案）

**原按:**《伤寒论》谓："病人脏无他病，时发热，自汗出而不愈者，此卫气不和也。先其时发汗则愈，宜桂枝汤。"本案即宗此经文而治。患者时发热，自汗出而不愈，正是卫气不和之兆，因选桂枝汤。久病精神萎靡，便溏，手足不温，则是阳虚之征，发热、时有幻觉亦系虚阳外越的表现，故加附子、龙骨、牡蛎，潜镇浮阳。如此一个西医用尽抗生素而无效的顽固性发热，一个寻常的桂枝加附子汤即获佳绩。

患者系一师职退休军官，长期发热不退，对中医并无兴趣，因老友相劝，方同意试用中药。其实传统上中医很擅长治疗发热，无论是急性发热如感冒，还是慢性长期发热（中医称之为内伤发热），包括西医所谓的各类急慢性炎症，都有很好的疗效，本人治过很多发热病症，基本上药到病除。遗憾的是，现在人们一见发热，都急着去找西医打滴流，对中医不屑一顾。长期、反复应用抗生素，即使降下体温，免疫力也要受到摧残。至于滥用抗生素的危害，则已尽人皆知。

## 六、附子理中汤加味治案

1. 皇某，女，24岁。经常低烧，体温37～38℃，慢性泄泻1年，日行四五次，肠鸣，腹痛即泻，泻后痛减，手足不温，尿时黄，颜面有痤疮，舌淡胖润，脉滑软尺沉。证属脾肾阳虚，湿气偏盛，其低烧、颜面痤疮乃三阴上逆外越之兆，附子理中汤加味：附子15g，炮姜20g，党参20g，白术25g，茯苓30g，陈皮10g，防风10g，桂枝15g，白芍15g，木香10g，砂仁15g，白蔻10g，补骨脂20g，麦芽30g，炙甘草10g，大枣10枚，生姜10片。

6剂后，低烧及腹痛消失，大便已近正常，仍有肠鸣，手足不温，前方去白芍、陈皮，加薏苡仁50g，蜂房10g，当归10g，龟板10g，细辛10g。续服12剂，大便正常，手足不温及痤疮均显著改善。（编者张存悌治案）

2. **潮热腹痛：** 吴元初室人，产后三日，潮热腹痛，八珍、五积之属辄投不效，反致潮热愈盛，腹痛愈增。至第七日口疮唇烂，有以为实火者，投芩连不纳；有以为虚火者，用附桂亦呕。遂至呃哕神昏，人事大危，诸医袖手。余谓此症唇口虽烂，然喜饮热汤；脐腹虽痛而手可重按，显系内寒外热。第寒热拒格，药当偷关而过，所谓求其属也。宜与理中先调其胃，法取小丸二两半，拌青黛为衣，石膏为衣，或呷或吞，任其缓进，盖仿长沙白通加人尿、猪胆之遗意也。药下果得胃安不呕。随选八味地黄汤以导阴火，热收痛止而安。（谢映庐治案）

**【点评】**此证内寒外热，法宜理中调其胃。然寒热拒格，药当偷关而过，法取小丸拌青黛为衣，石膏为衣，乃仿长沙白通加人尿、猪胆之遗意也，颇具巧意。

## 七、当归四逆汤治案

1.方伦远兄族弟，年未二十。自歙到扬，秋杪伤寒，先为扬城某医所治，至八日迎余。诊得脉弦而细，身微热，足冷呕逆，胸满咳嗽喉痛而吐血水，腹痛下利，阴茎内痛而尿血，夜则谵语。此证阴阳错杂，寒热混淆，乃厥阴经病也。检前医之药，乃柴苓汤也，辞不治。病人泣曰：我孤子也，家有老母，乞怜而救之。予曰："此厥阴经病，宜表里兼温，使邪外解，前医不识邪气内搏，故呕哕下利，厥阴主血，邪搏血，故上下皆出。用药与前医天渊，必须桂附，如不效必归怨于热药矣。"伦远答以大数决不归怨。遂用桂枝、细辛、当归、赤芍、干姜、附子、木通、桔梗、甘草、姜、枣为引，解肌温里，以治身热喉痛，腹疼下利，另用乌梅丸以治呕哕、吐血、尿血而祛寒热混淆之邪。（郑素圃治案）

**原按：**余以一念矜怜，遂忘旁议，不意竟以汤丸二药，坚治半月而获痊。病起方初冬，而病者日已围炉烘足，设以吐血、尿血为热证，岂不殆哉！

2.巴绣天主政，隆冬檐际脱裘易近体之衣，觉受寒尚不为困，本夜又梦遗，次日即寒战头疼，发热腰痛，脉反细紧。病属阳证阴脉，幸脉但细而不沉，犹有头痛身热，乃厥阴表证，用当归四逆汤温里散寒：以桂枝、细辛、赤芍、附子、干姜、半夏、茯苓、甘草，姜、枣为引。因有急务，遂昼夜四剂，三更得汗，五更即乘舆远出，自为无恙。

次日即饮酒茹荤，三日回家，午后又寒战发热，更增呕吐痰涎，仍用前剂，夜半得汗，热退而解。次日又复乘船远出，于路寒战发热，吐泻腹痛而归，自称疟疾。余曰：非也。疟之为病，必受邪于半表，蓄久而发。此证先日受寒，次日即病，脉不浮弦，断非疟疾，乃厥阴表证而兼里病也。仍用前剂，因增腹痛下利，脉变细紧无力，加人参以固里，则寒轻汗少。四剂寒热下利皆减。如斯三四日，寒热顿止，呕泻皆宁。姜附药服至十二日，退用当归四逆汤本方，去细辛而加参术，温补匝月而康。（郑素圃治案）

【点评】此案寒战头疼，发热腰痛，"因有急务"，昼夜连服4剂，五更即能乘舆远出。乃是平剂频进式重用附子，即附子以常规用量如10g、15g，似乎并不算大，但是危重症时日进2～3剂，本案则连进4剂，频频服用，则其一天的总量也达到60g，堪称重剂。此法优势在于虽系重用附子，但每次进服药量并不算大，安全性高。

3.吴景何翁，素有痰饮吐证，每发不能纳药，例以吐尽自止，即医用药，亦置不煎。某年秋凉，夜饮受寒，归家呕吐，继即发寒热，相招诊视。余曰：非凤疾，乃新感寒也。但本体虚冷，不同常人。治法用调中汤，桂枝、白芷、苍术、干姜、半夏、陈皮、甘草等药，温经散寒，虽日相招，竟不服药。

延至五日，余激曰："今日再不服药，寒不外解，内搏于里，必下利不止矣。"犹然不信。迨至初更，腹大痛，遂下痢脓血，方以余言不谬，连夜再招，急请治痢。余曰："非痢疾，乃寒邪五日不外解，传入厥阴肝经，肝藏血，寒搏血而下痢，若以痢疾治则误甚矣。"因其身热未退，邪犹在半表，未全入里，以桂枝、细辛、生姜解在表之邪；以干姜、附子、吴茱萸温里之冷；以当归、赤芍、红枣和厥阴之血。日投三剂，至第三日壮热半日，得通身大汗，随即热退而痢止。若误作痢治，岂不殆哉。（郑素圃治案）

**【点评】**以上三例俱用当归四逆汤温里散寒，素圃均加干姜、附子，显示扶阳风范。

## 八、回阳救急汤治案

**1. 慢惊风：**棠友弟之子，甫二岁，禀质弱极。癸亥年七月间，向幼科处讨末药予服。服后每日必泻五六回，弟媳辈甚喜，谓是痰滞皆去，归功于末药。泻至第七日，夜发大热，至天明不退。更加吐泻，一日吐泻各三十余次。下午接幼科视之，云一块火，药用清解，加黄连二分。服一剂，是夜吐泻不休，发热更甚。

余次早闻之，急令一看：唇白面青，瘦脱人形，喉间喘急之甚。强抱竖起，眼略开即闭下，如欲睡状，此慢惊将成也。余且恨且惧，急命倾去前药勿服。用人参、白术、茯苓、炙甘草、陈皮、半夏、附子、肉桂、炮姜、黄芪、丁香，速令煎服。服下吐遂止，大睡一二时。醒来喘觉稍定，热亦温和，泻只一次。午后仍照前再予一剂，热退喘定。至夜深又复发热，次日仍照前药服一剂，泻全止，热全退。夜又服前药一剂，热退尽，夜不复发。次日去附子，只用六君子汤加姜、桂，仍用参八分。服四剂而神采始旺，吐去痰涎若干，始不复嗽。乃予人参五钱，服六君子十日而后复元。（吴天士治案）

**【点评】** 所用药物吴天士称为附子理中汤加味，仔细揣摩，当系回阳救急汤方意，此案另加黄芪、丁香。

2. **中寒：** 辛巳夏日，潜口汪玉宸兄，发热头痛，服表药6剂，汗多，热不退。余视为劳倦内伤，服八珍汤，用参二钱，热立退，再剂痊愈矣。

越十余日，复来余馆就诊，云大发热，胸前胀，腰痛作呕，脉浮大、按之无根，舌色灰黑。余惊曰："此中寒证也。" 即予理中汤二剂，用附子一钱，肉桂一钱，白术一钱半，陈皮、茯苓、半夏、炮姜各八分，甘草三分，泽泻八分。初起故轻用，服二剂，热减，膈稍宽。复视之，将前药各加半倍，加人参二钱，服之更效。嗣是六七日，不复赐教。（吴天士治案）

**【点评】** 此案发热，以脉浮大、按之无根，舌色灰黑，判为"中寒证也"。

3. **中寒：** 乙丑夏日，本县父母靳公一管家病大发寒热，迎余至署。见其人魄汗淋漓，诊其脉浮数虚大，按之绝无。其时正将服药，余问："此药从何来？" 云是城中专治伤寒者。余问："据此专治伤寒医人，认是何病？" 答云："彼认是疟疾。" 余曰："危矣！危矣！彼认是疟，必用小柴胡汤，内必有黄芩，若服此一剂，神仙不能救矣。" 索方视之，果是小柴胡汤。急令将药倾去，另为立方。用附子、肉桂、炮姜各二钱，白术一钱半，陈皮、半夏各八分，茯苓、泽泻各一钱，人参四钱。靳公见方惊骇，问："如此大热天，奈何用此大热药？" 余答曰："治病只论证，不论天气。若云大热天气，不当用大热药，则大热天气便不当害大寒病。此乃中阴、中寒之证，即俗所谓阴证伤寒也。不用热药，便不可救，不用大剂热药亦不能救。"力为剖析，始信服。服后大热遂退，二便俱利，汗少安神，始信无疑。（吴天士治案）

【点评】此案发热，以脉浮数虚大，按之绝无，判为"中阴、中寒之证"。此老用回阳救急汤时，多加泽泻，值得注意。

4. **肺炎**：任某，男，71 岁，家属。发热咳嗽半月，用青、链霉素治疗 2 周无效，于 1979 年 12 月 1 日来我院门诊就医。体温白天在 38℃以上，1：00～3：00 体温高达 40℃。咳嗽，吐黄痰，口苦，喜热饮，喜重衣厚被，食少便溏，血象：白细胞 $1.83×10^9$/L，中性粒细胞 88%。经 X 线透视，诊为"左下肺炎"。患者面色晦暗，形瘦神疲，舌质淡蓝，苔黄腻，脉细数而有间歇。按中医辨证，面色晦暗，形瘦神疲，畏寒喜暖，为阳虚阴盛；口苦，吐痰黄浊，苔腻多津，为虚阳上浮所致；子夜后阴虚更甚，逼阳外越，故体温升高；舌质淡蓝，脉细数无力而间歇，亦为阴盛阳浮之象。治宜温肾健脾，化痰止嗽。处方：附子 25g，干姜 10g，党参 25g，白术 15g，陈皮 10g，半夏 10g，油桂 3g（冲），杏仁 12g，款冬花 15g，紫菀 12g，百部 15g，补骨脂 15g，菟丝子 15g，甘草 3g。服药 3 剂，体温降至 38℃以下，咳嗽减轻，精神好转，饮食稍增，大便仍溏。继服 3 剂，体温恢复正常。胸透：左下肺仍稍有阴影。再服 3 剂，肺部阴影消失，食纳好转。上方去杏仁、款冬花、百部，加焦三仙、藿香、草蔻各 12g，调理而安。（《河南中医》，1982 年第 4 期）

【点评】本案李氏坚持"按中医辨证，面色晦暗，形瘦神疲，畏寒喜暖，为阳虚阴盛；口苦，吐痰黄浊，苔腻多津，为虚阳上浮所致；子夜后阴虚更甚，逼阳外越，故体温升高；舌质淡蓝，脉细数无力而间歇，亦为阴盛阳浮之象"。方用四逆汤合六君子汤加减，不但症状消失，肺部阴影亦消失，完全治愈。

**5. 肺气肿：** 吴某，男，54岁。1978年12月28日来诊。咳喘8年，此次发作月余，自觉口鼻冒火，口苦口干，渴喜冷饮，剧咳多痰，痰浊色黄，每日吐痰百口以上，稍动则张口抬肩，夜晚咳喘不得卧，肌肤发热，自汗淋漓，手足心烙，舌质淡，苔薄白而润，脉象细弱。西医诊断为慢性支气管炎合并肺气肿。

此证颇似肺肾阴虚，而舌脉均为阳虚之证。盖咳喘日久，肺病累肾，肾阳已衰，虚阳上浮，故自觉口鼻冒火，口苦咽干；虚火浮游于胃，故得冷饮则舒；阳虚水泛，上渍于肺，虚火灼津，故痰量多而色黄；痰阻气管，肺失宣肃，肾失摄纳，故咳喘气逆；阴盛阳浮，故肌肤发热，手足心烙，阳虚则卫气不固，故自汗淋漓。治宜健脾化痰，温肾纳气。处方：附子25g，干姜10g，党参15g，苍术15g，白术15g，云苓15g，陈皮10g，半夏10g，补骨脂15g，菟丝子15g，牙皂10g，椒目10g，白芥子10g，甘草3g。

服药3剂，喘咳吐痰基本消失，余症悉愈。按上方去牙皂、椒目、白芥子、苍术，加杞果12g，沙苑子12g，杏仁12g，款冬花15g，紫菀15g，调理而安（《河南中医》，1982年第4期）。

**【点评】** 此案咳喘8年，由舌脉断为阳虚之证。其他热象"颇似肺肾阴虚"，实则皆由阴盛阳浮引起，李氏条分缕析，启发阴火之辨析："虚阳上浮，故自觉口鼻冒火，口苦咽干；虚火浮游于胃，故得冷饮则舒；阳虚水泛，上渍于肺，虚火灼津，故痰量多而色黄……阴盛阳浮，故肌肤发热，手足心烙。"

## 九、潜阳丹治案

1.宋某，女，30岁，农民。1个月前患带状疱疹，经用抗生素、激素等药物而治愈，但病人出现低热37.5℃不退，伴白细胞增高，曾达到20.9×10⁹/L，经大剂量抗生素治疗后，白细胞下降到正常范围。停药不出3天，白细胞再次上升，随之感觉身体日益低落，消瘦明显，伴失眠逐渐加重，不敢再用抗生素，要求中药调治。查：白细胞11.9×10⁹/L，低热，下午为重，最高可达37.5℃，气短懒言，身体倦怠，畏寒肢冷，神不守舍，情绪不稳，精神抑郁，失眠多梦，喜长叹，自感体力不支，身体消瘦，纳呆腹胀，舌淡胖大边有齿痕，脉沉细弱而无力。证属肾阳虚衰，治宜回阳健脾，方用潜阳丹加味：附子30g，炮姜30g，龟板10g，砂仁10g，炙甘草10g，红参10g。3剂，水煎服，每天1剂。

二诊：服药后症状大减，低热消除，白细胞恢复到10.9×10⁹/L。现胃胀明显，要求加重剂量服用。调整处方：附子50g，炮姜30g，砂仁30g，炙甘草10g，红参10g。3剂，水煎服，每天1剂。

三诊：病情减轻大半，白细胞9.0×10⁹/L，恢复正常。精神明显好转，失眠也好转，但情绪仍然不稳定，要求长期服用。处方调整：附子60g，炮姜50g，砂仁30g，炙甘草10g，红参10g。10剂，每天1剂。服用40余剂，停药观察，病情稳定。（傅文录治案）

【点评】反复低热、白细胞增高，按西医观点是感染，应用抗生素是正常的。但病人在白细胞下降的同时，免疫功能也在下降，身体日渐虚弱，乃至不敢再用。停用抗生素后，白细胞又再度升高，顾此失彼，这是抗生素的一大弊端。此证此情求之于中医最为适宜，病人虽然是低热，但按阴阳辨诀衡量，反映的是一派阳虚之象，既然阳虚，扶阳自是治本，用四逆汤加味而治，不仅发热可退，连白细胞也降至正常，充分体现了中医治病以人为本的优势。

所谓炎症非皆属火。此证若由俗辈经治，从白细胞升高着眼，势必大剂清热滋阴，不效则加大剂量，将人治死尚不觉悟，皆中医西化之咎也。"做中医的始终要跟着脉证走，不要跟着西医的指标走。"

2. 栾某，女，56岁。2010年10月14日初诊：膀胱癌术后42天。烘热汗出，颈部以上尤多，着急上火则加重，尿亦发热，便秘20年，大便先硬后溏，足凉如冰，夜里需另加盖被子。脏躁，眠纳尚可。舌淡赤胖润苔薄黄，脉沉滑数尺弱。分析为癌症术后正气受损，足凉如冰乃阳虚确凿之征，烘热汗出则系虚阳上浮所致，治宜温阳潜纳浮火，处方潜阳丹加味：砂仁20g，龟板10g，附子25g，炙甘草50g，干姜25g，肉桂10g，茯苓30g。5剂。

复诊：各症均有减轻，时感头晕或痛，上方附子加至45g，另加泽泻20g，龙骨30g，牡蛎30g。守方调理2周，自觉良好。（编者张存悌治案）

**原按：**《医经密旨》云："治病必求其本。本者，下为本，内为本。故上热下寒，但温其寒而热自降；表寒里热，但清其热而寒自已，然须加以反佐之药，以免格决。"本案即上热下寒，但温其寒而热自降。方中龟板即是反佐之药，且有介类潜纳浮阳用意。

喻嘉言谓："畜鱼千头者，必置介类于池中。不则其鱼乘雷雨而冉冉腾散，盖鱼虽潜物而性乐于动。以介类沉重下伏之物，而引鱼之潜伏不动，同气相求，理通玄奥也。故治真阳之飞腾霄越，不以龟鳖之类引之下伏不能也。"（《寓意草》）指明以牡蛎、鳖甲、海蛤粉等为代表的介类药物，善治真阳外越之证。

3. 王某，男，43岁。2011年1月19日初诊：换肾手术1年，半年前自觉火从腹部上冲至心下，呈阵发性，上半身燥热，午后加重，并发低热。咽部与牙龈时发肿痛，腰膝酸软，手足发凉，乏力，眠差，便溏，尿时黄。舌淡胖润，苔垢有纹，脉沉滑寸弱。此情类似上案，亦是虚阳上越、上热下寒之证，主以潜阳封髓丹加味：附子60g，砂仁25g，龟板15g，黄柏15g，干姜30g，炙甘草60g，骨碎补25g，山茱萸45g，茯神30g，怀牛膝15g，龙骨30g，牡蛎30g。10剂。

服药后，燥热减轻，手足凉转温，余症轻减，上方山茱萸改为75g，原方调整再服10剂，随访疗效巩固。（编者张存悌治案）

**原按**：此案虚阳上越，上热下寒，重用附子温阳治本，另外选药引火归原俱有章法：镇潜以龙骨、牡蛎；引下选牛膝，泽泻亦可；酸敛用山萸肉且予重剂，乌梅、白芍亦可；纳归以砂仁为代表；补土伏火主要以大剂量炙甘草60g为代表，一可使阳气守于下焦而不过于升腾，二可助药力持久释放。

4. 王某，女，75岁。每当着急上火则两胁肋肋发热，病已2年，此次病已3天。常觉鼻干如冒火，手足心热，便溏。慢性咽炎多年。舌淡胖润，脉弦似数而软。此证从舌脉及便溏而论，当属阴证。病在两胁属肝经部位，又与情绪相关，故从厥阴着眼。但从鼻干冒火而论，又有阴火上犯之象，拟疏肝温纳兼顾，选用潜阳封髓丹合四逆散试之：

附子25g，龟板15g，黄柏15g，砂仁25g，柴胡15g，枳实10g，白芍15g，麦芽30g，僵蚕10g，炙甘草15g，大枣10枚。

7剂后诸症皆减，药已中的，前方加肉桂10g，牡蛎30g，5剂

后告愈。（编者张存悌治案）

## 十、再造散治案

赵某，男，40岁，农民。2007年9月12日就诊。发热月余，初为感冒风寒，化验白细胞升高，反复应用抗生素月余，白细胞不降反升，达到15.7×10⁹/L，体温37.7℃，白天高而夜晚恢复正常。现症见：畏寒肢冷，恶寒发热，气短懒言，纳呆腹胀，体温在过度活动后也可升高。舌淡苔白，脉浮弱重按无力，右脉为甚。证属阳虚感寒，治宜温阳解表，方用再造散加味：党参30g，附子10g，黄芪30g，桂枝10g，炙甘草10g，羌活10g，防风10g，川芎10g，白芍10g，细辛10g，苍术30g，白术30g，香薷10g，藿香10g，佩兰10g。水煎服，每天1剂，共3剂。嘱停用其他中西药物。

二诊：服药2剂，发热已退。自感身困乏力昏昏睡上一觉，起来后精神大振，畏寒肢冷明显减轻，恶寒发热消失，偶有头晕。白细胞7.5×10⁹/L，恢复正常。此为1个月来未有的好现象，上方去藿香、佩兰，加石菖蒲、天麻，再进3剂。

三诊：服药后舌脉如常，恢复如常。（傅文录治案）

【点评】高年体虚，阳气不固，外感风寒，难以祛除，故呈一派阳虚感寒之象。虽然白细胞达到15.7×10⁹/L，傅氏不为所惑，治以温阳解表，方用再造散，重用益气温阳之品，扶正达邪，方药对证，三剂而症减，心率已近正常，再进原方巩固，病得痊愈。再造散方中有生姜、大枣为引。

# 第四节　戴　阳

## 一、白通汤治案

1.施某，女，17岁。因发热持续不退，曾用葛根芩连汤、银翘散和白虎汤等方，而发热日增，求诊于戴氏。症见：高热，全身冷汗不止，声低息短，四肢逆冷，面赤如朱，身重难以转侧，二便如常，不思饮，舌青滑，右脉沉细，左脉浮大无根。证属阴寒过盛，虚阳上越之假热证。治宜交通阴阳，收纳元气，方用白通汤：附片60g，干姜12g，葱白3茎。附片先煎煨透，舌尝无麻味后，再下余药。2剂。

上方服药1剂，发热及病情如故。认为药已对证，疗效不显，是由于阴寒格拒过盛，药不能直达病所。应从阴引阳，本着"甚者从之""热因寒用"的治则，于原方加猪胆汁数滴，童便一杯。服后热竟全退，冷汗亦止，面赤身热大为减轻，唯四肢尚冷。继以干姜附子汤峻扶元阳，交通上下：附片60g，干姜15g。服后诸症悉愈。（戴丽三治案）

【点评】戴阳证之高热、面赤之象最易与实热混淆，若不加审究，极易误治。患者虽高热不退，但全身冷汗不止，声低息短，肢冷，脉浮大无根，皆系内寒之所在，已显阳脱之象。发热、面赤则为戴阳之症。结合前服寒凉不效，认定为真寒假热之戴阳证，急用白通汤回阳收纳。但因阴寒格拒，初不显效，后于方中加猪胆汁、童便反佐，服之方验。可知此证反佐之道不可忽也。

**2. 病毒性心肌炎：**李某，女，39岁，友人妻。因病毒性心肌炎住院治疗月余，医院已下4次病危通知书，邀我诊治：平卧在床，两眼微闭，面红，已输液红霉素20余天仍高烧不退，面红，无力答话，睁眼或稍偏头则眩晕大作，饮食不下，脉沉微细数无力，舌淡苔白边尖有齿痕，四肢厥冷。辨为阳虚欲脱，已成戴阳证，拟白通汤回阳收纳，以挽一线生机：附片100g，干姜24g，葱头3茎。2剂。

药尽发热渐退，面红已消，能起坐食粥，欲脱之阳已渐复，仍短气乏力，心悸时眩晕作，更以真武汤温肾扶阳，镇水宁心：附片100g，生姜3片，白术15g，杭芍10g，茯苓30g。服药2剂后，大有好转，已能起床自理，露出笑容，心悸、眩晕未作。续投以大回阳饮强心固肾：附片100g，干姜24g，上肉桂10g，甘草10g。服药1周出院，调理月余恢复工作。（顾树祥治案）

**【点评】**本例阳脱于上危在旦夕，不可误认高烧、面红而为阳证。生死之间，差以毫厘，谬之千里，全在神情萎靡、四肢厥冷处着眼为是。急用白通汤回阳固脱，继以真武汤温肾扶阳，后用大回阳饮挽回生机。皆以原方投用，药简剂重，体现乃祖吴佩衡风格。

**3.** 倪某，女，34岁。1983年冬不慎煤气中毒住院抢救，又食生冷而致腹泻，输液3日而下利不止，邀顾氏诊治：日下利十数次，便中带血，干呕，烦躁不安，食不下，饮水即吐，面赤肢冷，舌苔淡白，脉微欲绝。治以白通加猪胆汁汤扶阳育阴：附片100g，干姜24g，葱头3茎，猪胆1个，嘱其每服药一次，针刺十余滴兑服。服药1剂，面赤已退，干呕渐平，心烦大减。2剂尽，脉缓有神而诸症

渐愈，继以四逆汤、附桂理中汤调理而愈。（顾树祥治案）

【点评】与上案相比，本案除厥逆、脉微、面赤等戴阳证表现外，多了"干呕，烦躁不安"之症，恐阳药格拒不纳，因加猪胆汁之苦寒反佐，此系不同之处。

4. 赵某，女，29岁。因头面无故阵阵发热，服升阳散火汤1剂，变为心悸、气喘、自汗，头面烘热不止，面色嫩红，烦躁欲寐，足膝冰冷，多尿失禁，脉微细而急，120次/分。辨为阴盛格阳，误作上焦郁火而投升散之剂致有此变。予白通加人尿猪胆汁汤，破阴通阳为治：附子、干姜各30g，葱白3节，童便、猪胆汁各1杯兑入，2剂。服1剂，心悸、喘汗均止，足膝已热，持续月余之烘热症亦罢止。（李可治案）

【点评】本病为下焦阴寒独盛，误服升散之剂，更加伤阳，虚阳不能回归而浮越于上，故见种种上热假象；而"足膝冰冷，多尿失禁"，则显露阳衰真形，所谓"上为标，下为本"是也。以白通汤破阴通阳，因有假热在上，以人尿、猪胆汁之苦咸寒为反佐，热因寒用，宣通上下，消除格拒，引浮越之阳归于本原而愈。

5. 李某，女，51岁。身面发热，颜面潮红，倦怠神差，面㿠白，脉沉微，舌淡痕显。此阳虚阴盛之证，白通汤主之：附子80g，干姜60g，葱头6个。2剂，3小时服1次。

服药3次后阵热消失，精神明显好转，前3次每服之后即腹泻，越泻身越感轻松。现胃胀不思食，亦感肢软，胸骨柄处不适。予以砂半理中加附子治之。（曾辅民治案）

【点评】戴阳应系重症，服药不得不急，故3小时服1次。服药后腹泻，为排除阴邪反应，故越泻越轻松。

## 二、附子理中汤治案

1.己卯三月,舍弟希鲁,初病寒热,不头痛,面赤,医用发散药一剂,大汗不止,发热更甚,左腿上红肿一块,痛极,昼夜烦躁不安。

第四日邀余视之:脉浮数无伦,按之如丝,面赤如朱,身如燔炭,口唇焦紫,舌色却灰白。余曰:"此中寒证也。汗多,阳气尽发越在外,故大热面赤,乃假火也;两手脉重按如丝,轻按浮数洪大,乃假阳脉也;腿上红肿处,乃阴寒欲寻出路,若不急急攻之,一溃便成流注。"用附子理中汤,每剂用桂、附各二钱,参三钱,因有肿痛处,加当归、五加皮、牛膝各一钱,秦艽八分。服一剂,汗止,面赤全退,身热退轻,腿上红肿处走至脚下。前方加参一钱,连服二剂,脚上红痛全消。再除去当归、秦艽、牛膝、五加皮,加熟地、山萸,渐减桂、附,服半月而愈。(吴天士治案)

【点评】此案戴阳"两手脉重按如丝,轻按浮数洪大,乃假阳脉也;腿上红肿处,乃阴寒欲寻出路",皆为见地之论。"因有肿痛处,加当归、五加皮、牛膝各一钱,秦艽八分",则系经验之法。

2.辛未春,家子默患病数日矣。初系族叔祖圣臣为其调治。因其胸膈胀闷,遂认食滞,服消导药四剂,愈胀塞,且大热不退,圣翁邀余同往视之。见其面有红光,即疑其为阴证矣。诊其脉果浮大而数,按之无力,唇裂出血,而其舌却灰黑色。遂定方用:附子二钱,人参二钱,炮姜一钱,白术一钱五分,陈皮八分,甘草三分,茯苓一钱,泽泻八分,木香三分,肉桂一钱五分。此剂药力犹轻,服之觉平平。

圣翁又来邀余视之，且告余曰："吾观此面色，似是一团火邪，且看其口唇红紫焦燥，且裂出血，结为血痂，小便短而赤，脉又洪大，得非火乎？吾见先生用此药，甚畏之，请再为彼细细酌之。"余对曰："子默向从吾游，今待余情意又甚厚，吾何恨于彼，而故以反药害之乎？"圣翁曰："非此之谓也，恐或有错耳。"余答曰："吾治伤寒，从来不错，此证若用一厘凉药便错矣。大概此种证，皆人所错认为火而以寒凉杀之者，我认为寒而以热药生之。人既错认为火，必以我之不错而错矣，此人所以议余好用桂、附也。彼绝不知此证之当用桂、附，见余独断然用之而无疑，故以余为好用。我明告子，子所治者，皮毛也；我所治者，脏腑也。如脉洪大，身有热，面红，唇紫裂，皆火也，皆皮毛也；脉虽洪大而按之无力，身虽有热而畏寒喜近衣，面虽红，唇虽紫且裂出血，而舌苔却灰黑滑润，则皆寒也，皆脏腑也。子治皮毛，故见热药而畏；我治脏腑，故热药多多益善。昨剂犹轻，故未见效，今再加重，连服三日，面赤必变黄，唇紫必退白，连服七日，小便必多而清。"因将参、附各加一钱，服之果如期而效，再略加减，服二十余日而痊愈。圣翁始叹服如神，自悔其用药几误，可谓虚心之至矣。今之明者，固不多见得，求如此之虚心者，尤不多得也。（吴天士治案）

【点评】郑钦安反复告诫："若虚火上冲（指阴火），后学懵然无据，滋阴降火，杀人无算，真千古流弊，医门大憾也。"千万不要误辨误治阴火。吴氏对此议论恢宏，充满真知灼见。

3.嘉定秦介帆之子，年约十三四岁，感受阴暑症，医用白虎汤治之，顿然神昏不省，谵语发狂，将门帐、衣衫尽行扯碎，与茶饮，将茶壶嘴咬去。

予诊之，见其身热面赤，扬手掷足，且不识人，其脉浮散且数。

知系阴寒证误服大寒凉药，是速其真阳之亡也。仲景云：亡阳者必惊狂，起卧不安者，即其证也。以误治而速其真阳之亡，则心火代君之位，君无所主则十二官危。其所受之苦楚，如摧肝裂胆，剜去心肺一般，故现至忿至怒之状态，亦即表示阳气欲脱离躯壳之征象也。此症危险已极，非用大热大补以厚土埋阳，树帜招阳之法，断无挽救之术。

即用附子理中汤加入补血宁神、收敛阳气之品：别直参、於术各一两，炮姜、制附子、半夏、炙甘草各三钱，杞子、归身、龙骨、牡蛎各六钱，茯苓、茯神各四钱。嘱其冰冷服之，一剂而身热退，神志清。转方将参、术、姜、附各减半，又二剂而瘳。（王雨三治案）

**原按：**如经时医续治，必遭枉死。此子适招予诊而获痊可，亦云幸矣。

### 三、八味地黄汤治案

1. 戊辰夏月，岩镇方翁，年五十余，患伤寒四五日矣。初起名医予羌活、防风等发散药，汗出，发热更甚。以为表散未透，如前药更连服二剂，大汗不止，身热如燔灼，彻昼夜不寐，狂躁非常，谵言妄语，脸若涂朱，口唇焦紫，群以为是大热之证，议欲用石膏竹叶汤。迎余视之。

余诊其脉，浮大无伦，按之豁如，唇虽焦紫干燥，舌是灰黑之色。余曰："此中阴证也。经云：误发少阴汗，必亡阳。凡中阴之证，必先入少阴，一用表散则孤阳飞越，乘汗而出，是以烦躁不宁，妄见妄闻，谵言乱语。若误认为火证而加以寒凉，立刻毙矣。若听其汗出不休，元阳不返窟宅，则阳气腾散，亦将毙矣。"急宜用驱阴回阳之法，又宜用敛阳归根之法。用八味地黄汤，内用大熟地五钱，附子三钱，肉桂二钱，加人参五钱。服后熟睡半日，身热渐凉，汗微敛，醒来人事顿清。

次日，仍照前方再进一剂，面赤俱退。再换理中汤，用白术、附子、肉桂各二钱，茯苓、泽泻各一钱，半夏、炮姜、陈皮各八分，炙甘草三分，人参四钱。服七八日再去半夏，加熟地、山萸、当归、黄芪，用参三钱，桂、附仍各二钱，服二十余日而起。（吴天士治案）

**原按：**设余不至，竟用竹叶石膏汤一剂，岂不立刻杀命哉。

2. 丙申三月中，吴长人家染疫症。其父死于是，其叔死于是，其弟妇亦死于是，一家之中至长人而将四矣。其症身大热，口大渴，唇皮焦裂，两目赤色，两颧娇红，语言谬妄，神思昏沉，手冷过肘，足冷过膝。其舌黑滑而胖，其脉洪大而空。

诊毕，伊邻问曰："此病尚有可救否？"予曰："病非无可救，但非参附不救耳。"曰："昨医欲用白虎，今日乃用参附，一炭一冰，何其大相悬绝乎？"予曰："此症与白虎症相似而实相反，乃真假之所由分，即生死之所由判，辨之不可不晰也。盖此症外虽热而内则寒，其名曰格阳。格阳者，阴盛于内而阳格于外也。上虽热而下则寒，又名曰戴阳症。戴阳症者，阴盛于下而阳戴于上也。所以其身虽壮热如烙，而不离覆盖；其口虽大渴引饮，而不耐寒凉；其面色虽红，却娇嫩而游移不定；其舌苔虽黑，却浮胖而滋润不枯。如果属白虎，则更不当有四肢厥冷而上过乎肘，下过乎膝，六脉洪大而浮取无伦，沉取无根者也。昨幸不用白虎耳，一用白虎立毙矣。"遂以大剂八味饮加人参，浓煎数碗，探冷与饮，诸症乃退。继以理中加附子、六

君加归芍，各数剂调理而愈。（杨乘六治案）

【点评】此案戴阳亦具诸多假热之象，杨氏对比辨析，十分精当。

3.上柏朱湘波母，病热症。痰盛喘急，烦躁口渴，喉中如烟火上攻，两唇焦裂，足心如烙，小便频数。西塘董子安拟用十全大补煎送八味丸子。湘波以时方盛暑，又是火证，不敢服，乃招予商之。

切其脉洪大而数无伦，按之虚软，面色游红，舌上生刺，且敛缩如荔枝。予曰："此肾虚火不归经，脉从而病反者也，当舍时舍症从脉以治之。"方用八味饮合生脉散，倍加参、地、附子。湘波见予方与子安合，送出子安所拟方示予，予曰："天热证热而用辛热，非有灼见，不敢出此，何以疑惧为也？"乃取药浓煎探冷与饮，前症悉退。（杨乘六治案）

【点评】此案似乎一派燥热之象："烦躁口渴，喉中如烟火上攻，两唇焦裂，足心如烙"，"舌上生刺，且敛缩如荔枝"，且又逢盛暑之际，确实易辨为热盛阴伤之证。然而杨氏凭"脉洪大而数无伦，按之虚软"，认定"肾虚火不归经"，当指阴阳俱虚。因此阴阳并补，方用八味饮合生脉散，"浓煎探冷与饮，前症悉退"，疗效明确。如此"舍时舍症从脉以治之"，非有学识者难以为之。

4.新墅沈龙干，病感症，身热自汗，忽时作寒，嗜卧体倦，出言懒怯，口不知味，手足心热，阳分稍安，阴分更甚。医用发散，热甚不解，渐至口渴谵语，烦躁便秘。更医杂用凉膈、解毒等剂，病势垂危。

其姨丈邱南苕延予往视，诊其脉洪大而数，按之不鼓。面色浅红，游移不定，舌黑而润，手足厥冷。予曰："此假热证也。"以八味饮加人参与之。诸医以火症悉具，力争人参、桂附不可服。予曰：

"公等以为阳明实火证乎？非也。盖此症虽似外感，实本内伤，初起即忌发散，发散则津枯液涸，而口渴便秘、谵妄烦躁等变症猬集矣。然外虽似实热，而内本甚虚寒也。乃复用寒凉，重阴下逼，以致龙雷之火不安其宅而狂越于外，则非人参、桂附八味何以返飞越之孤阳，而纳之复归于宅哉？公等如其不信，且以附子作饼，热贴脐间时许，便觉少安矣。"病家试之果然，乃煎与饮，不及一时面上娇红立退，而谵妄烦渴等症悉除。次用生金滋水、补中益气等剂，调理而愈。（杨乘六治案）

【点评】由于不识假热证，诸医以火证悉具，力争人参、桂附不可服。杨氏"以附子作饼，热贴脐间时许，便觉少安矣"。试之果然，此法别具一格。

5. 刘河汪祉繁夫人，黄颂声先生之胞姊也。夏秋之交患发热证，医作暑热治则热尤剧，甚至神志昏昧，时时昏晕，至晚则尤甚。颂声先生邀予诊之，见其面赤唇裂，舌短音微。其脉左不至，右微细。因是拟大剂附桂八味汤，掺和生脉散。无如其家人均不信任，以为热证而在此天气炎热之时，用此滋腻大热大补之药，绝无此理，置之不服。后身热昏晕尤甚，经颂声先生再三申辩，始试服予方，果身热渐退，昏晕亦定。复诊左脉虽复而犹沉微。仍照原方加杞子，又四剂而愈。（王雨三治案）

原按：此系下元虚寒，元海无根，龙不藏窟，浮阳飞越于外之候也。若不大补其金水而用引火归原之法，此火终不能息。况真阴真阳并竭，危在旦夕矣。

# 第五节　头　痛

## 一、麻黄附子细辛汤治案

1.李某，男，48岁。1957年12月患剧烈头痛，夜间尤甚。痛时自觉头部紧缩似鸡蛋大小，如铁箍紧束，不能入睡。住院8个多月，按神经官能症治疗，每日服安眠药控制，被迫全休。每日剧痛发作一至数次，严重时舌强目呆，手不能抬，脚不能移，说不出话。1965年来诊：头痛剧烈，连及肩背，每日发作数次。神衰气短，四肢无力，手足不温，经常下利。面色萎黄，舌质暗淡，苔黄夹白，根部厚腻。辨为太阳少阴证，多年陈寒凝聚已深，表里之邪交织难解，法宜扶阳解表，峻逐阴寒，以麻黄细辛附子汤加味主之：麻黄10g，制附片60g（久煎），辽细辛6g，桂枝12g，干姜60g，生姜120g，甘草30g。

上方连服十余剂，头痛减轻，余症同前。病重药轻，熟附子久煎，难奏其功。遂令将上方加倍重用附子，改久煎制附片为略煎（煮沸后20分钟下群药）。嘱其尽量多服，若身麻甚则失去知觉，不必惊骇，任其自行恢复。处方：麻黄10g，制附片120g（略煎），辽细辛6g，桂枝12g，干姜60g，生姜120g，甘草30g。

服药半小时后，信步庭院，忽然倒下。家人抬进卧室，很快清醒。除全身发麻外，无明显不适。起身后又倒在地上，口中流出不少清泫黏液。数小时后，逐渐恢复常态。间隔数日，依上法又重复一次。从此，多年剧痛明显减轻，头、肩、背如紧箍重压之苦皆如释。令将初诊方附片久煎，又连续服用2月，病遂基本治愈。十余年来未再复发。（范中林治案）

**原按：**此例头部剧痛，如绳索捆绑，头戴紧箍之状，乃寒湿之邪久聚，循太阳经入里，日积月深而不解。此所谓"寒中少阴之经，而复外连太阳"。以麻黄细辛附子汤加味，峻逐表里寒湿之凝滞。钱潢称此方为"温经散寒之神剂"，实经验之谈。

【点评】"略煎"之法，显示了范氏对附子药性的熟谙应用。所谓"略煎"，就是改久煎为轻煎，即先煎20分钟后（而不是久煎一个半小时以上）即下其他药物，此举是为了保持附子的峻烈药性，应对阴寒重证。"嘱其尽量多服，若身麻，甚则失去知觉，不必惊骇，任其自行恢复"。药后果"忽然倒下"，但"多年剧痛明显减轻，头、肩、背如紧箍重压之苦皆如释"。《伤寒论》中谈到服用附子会有一些反应，如白术附子汤方后即云："三服都尽，其人如冒状，勿怪。"这个"冒状"就是眩晕或者一过性失去知觉。《尚书·说命》指出，"药弗瞑眩，厥疾勿瘳"。本例达到"瞑眩"状态，疗效却出乎意料，可知"药弗瞑眩，厥疾勿瘳"之语不虚。

2. 邓某，男，成年。初以受寒发病，误服辛凉，病经十几天，头痛如斧劈，势不可忍。午后恶寒身痛，脉沉弱无力，舌苔白滑而不渴饮。辨为寒客少阴，阻碍清阳不升，复因辛凉耗其真阳，正虚阳弱，阴寒遏滞经脉。头为诸阳之会，今为阴邪上攻，阳不足以运行，邪正相争，遂致是症。治以辅正除邪之法，麻黄附子细辛汤加味主之：附片100g，干姜36g，麻黄10g，细辛5g，羌活10g。

1剂痛减其半，再剂霍然而愈。（吴佩衡治案）

【点评】此案"头痛如斧劈"，据其"午后恶寒身痛，脉沉弱无力，舌苔白滑而不渴饮"，辨为寒客少阴，治以麻黄附子细辛汤加羌活，用药简练，彰显经典火神派风范。

3. 田某，女，64岁。头痛反复发40余年，以后头部明显，呈灼热感，夜里二三点钟多发，屡服止痛药及虫类药乏效。平素畏冷，足凉，化艰，胃中胀饱，便秘如矢，眠差。舌淡胖润，苔黄垢，脉左浮滑尺弱、右沉滑寸浮。辨为太阳风寒在表，脾肾阳气皆虚。拟温阳开表，兼顾运中。麻黄附子细辛汤加味：麻黄10g，附子25g，细辛10g，吴茱萸10g，川芎30g，白芷15g，羌活10g，茯神30g，砂仁15g，麦芽30g，炙甘草10g。7剂。

3剂后头痛显减，便秘、足凉亦减，但眠差依旧，前方加枣仁30g、磁石30g，白芷减为10g，再进7剂，头痛已止，余症亦减，继续调理脾胃。（编者张存悌治案）

原按：凡阳虚兼有表证者，如发热、痹痛、五官科、皮肤科等多种病症，皆可用麻黄附子细辛汤治之，钱潢称其为"温经散寒之神剂"，确有广泛应用价值，是火神派囊中的一个要方。就本人而言，可以说一日不可或离。

4. 刘某，男，80岁。偏头痛40年，右侧为主，每天都痛，颈椎僵硬，眩晕，尿频夹沫，夜二三次，鼻塞，口和，有情志郁闷史，手足凉，眠可。舌淡紫胖润有痕，左脉弦缓寸弱、右沉缓寸弱。血压高。证属风寒夹郁，处以验方散偏汤：葛根30g，白芍20g，白芷10g，香附10g，川芎25g，柴胡15g，黑芥穗10g，肉桂10g，泽泻20g，蔓荆子10g，细辛5g，补骨脂25g。7剂，水煎服。

复诊：手足凉稍温，头痛未减，鼻塞。考虑阳虚夹表，改弦易辙，调方麻黄附子细辛汤加味：麻黄 15g，细辛 30g，附子 60g，干姜 30g，肉桂 10g，葛根 30g，白芷 10g，川芎 25g，蔓荆子 10g，苍耳子 15g，苍术 25g，茯苓 30g。7 剂。

服药后获效，头痛已止，唯仍鼻塞。上方出入再予 7 剂。（编者张存悌治案）

**原按：** 本案偏头痛出手用散偏汤，是囿于对验方的偏执。好在及时调整思路，回归于阳虚夹表的认识，调方而收效。"偏方治大病"，偏方虽然有效，但并非每投必效。切忌死守一方拘执不变，一条道走到黑。中医诊疗的最高方式还是辨证论治，说白了即具体问题具体分析。因此，使用偏方时一定要有辨证的观点，否则可能误事。

其实抑或神医初诊也难保百发百中，关键是复诊时要思考问题出在哪里，重新辨识病症，如本案即使是 40 年头痛也可治愈。从正反两方面的成败而积累的经验往往是最深刻的。

## 二、吴茱萸汤治案

1. 黄某，女，34 岁。1970 年以来，经常患头痛、眩晕、干呕，甚则晕倒，经数家医院皆诊断为"梅尼埃病"，1972 年 1 月来诊：头顶痛甚，干呕，吐涎沫；眩晕时，天旋地转，如坐舟中；四肢无力，手足清凉；面色萎白无华；舌淡润少苔，脉微细。辨为肝胃虚寒，浊阴上逆，病属厥阴寒逆头痛眩晕。法宜暖肝温胃，通阳降浊，以吴茱萸汤主之：吴茱萸 10g，潞党参 20g，生姜 30g，红枣 30g。

上方服 4 剂，呕吐止。头痛、眩晕明显减轻。但仍眩晕，其所以眩晕者，因其病在肝，而其根在肾。继进温补脾肾之剂，以理中汤加味缓缓服之：潞党参 20g，炒白术 18g，炙甘草 15g，干姜 30g，制附片 30g（久煎），茯苓 15g，上肉桂 10g（研末冲服）。服 20 余剂，诸恙悉安。1979 年追访，再未重犯，始终坚持全勤。（范中林治案）

【点评】本例厥阴干呕吐涎沫，还有头痛一证，乃厥阴经之特征。投以吴茱萸汤、理中汤加味，燠土、暖肝、温肾，晕痛皆止。

2. 任某，女，67 岁。心烦、头痛 3 个月。头痛则呕吐，CT、脑血流检查均正常，每夜寒热往来，大汗，舌淡，脉沉细。形气稍倦，夜间难眠，食少。处方：盐附片 50g，红参 20g，吴茱萸 30g，生姜 30g，大枣 20g，山萸肉 50g，龙骨 30g，磁石 30g，白芷 20g。2 剂，嘱 3 小时服一次。开始服仍呕吐，第二次服开始好转。次日寒热消失，头痛减，守服 6 剂后痊愈。（曾辅民治案）

【点评】曾氏认为，此症属肝寒日久伤及肝阴（血），寒热之解决靠大剂量之山萸肉。心烦一症亦提示有厥阴证因素。

3. 余某，女，30 岁。头痛 3 年。平时常冷，头顶发冷，痛时加重，心烦，恶心。足趾有水泡，瘙痒。舌淡，脉沉细。处方：红参 20g，生姜 30g，吴茱萸 25g，大枣 20g，麻黄 10g，苍术 10g。3 剂。

药后诸症消失。（曾辅民治案）

【点评】此案从舌脉看症属虚寒，头顶为肝经循行之处，故断为肝寒。肝寒则疏机不利，水湿疏泄不畅渗于皮成水泡，故用吴茱萸汤解肝寒，用麻黄、苍术辛散水湿而效。

4. 余在辽宁中医附属三院时，有护士长唐某 40 多岁，某日找我看病。言及患头痛十余年，每当发作时头痛剧烈，甚至要到撞墙的地步，痛甚则干呕，自觉昏沉。一年发作几次，近日发作已 3 天。曾求治于许多名医专家，皆不见效，心情郁闷。大便不实，舌淡胖润，脉沉弦，余无异常。分析属肝胃虚寒，处吴茱萸汤治之：吴茱萸 15g，红参 15g，苍术 25g，羌活 10g，大枣 10 枚，生姜 15 片。

接方看后，她觉得才这几味药能有效吗？以前名医用药都比这多尚不见效，何况这点药呢！我说："药方对，一口汤；方不对，一水缸。你吃吃看。"没想到，她服了 5 剂药，头痛解除，再未发作。（编者张存悌治案）

**原按：** 本案头痛虽然久治不愈，但其表现符合厥阴头痛的经文："干呕，吐涎沫，头痛者，吴茱萸汤主之。"真所谓"药方对，一口汤"是也。前医屡治不效，乃伤寒功夫不足也。

衡量一个医家的水平，有个简单而可靠的办法，不用看他药开得如何，只看他的方子药味多少。药味少者水平高，药味越多水平越低。《洛医汇讲》有一句话说得很精彩："用方简者，其术日精；用方繁者，其术日粗。世医动辄以简为粗，以繁为精，衰矣哉。"用方繁简，即用药味数多少，确可作为衡量医家水平高低的标准。我现在追求一种经典火神派的风格，用药精纯、简练，用药十味左右。一个方子若是开出二三十味来，肯定不足观。那是"大包围"，根本就不清楚病机要害在哪里。

### 三、白通汤治案

1.彭某，患头痛 5 年，凡疏散补泻之药尝之殆遍，均鲜疗效。迄今头隐作痛，乍止乍作，恒畏寒，喜戴帽，或厚带缠结，略觉宽解一时。人日渐清瘦而饮食如常，未尝急治。其脉细数无力，两尺尤虚。头痛喜热敷，肢寒身冷，舌白润无苔，尿清长，大便溏薄。脉证参合，乃系阴寒之气逆冲脑海，成为阳虚头痛。唯阳虚头痛较之真头痛为轻，其来势也缓。若真头痛则不然，其来势暴，头脑尽痛，手足寒至节。两证虽有彼轻此重攸分，而治法则皆以抑阴扶阳为主，不过用药尚有等差耳。本证不特阳虚而脾土亦弱，拟用：黄芪18g，白术12g，附子9g，肉桂6g，细辛3g。

4剂病未衰减，仅痛时较前减短，畏寒如故。揆思证属虚寒，理应温补而效，其不效者，或因通阳药中参有补剂，反掣其肘而不能发挥回阳威力，不如专力侧重扶阳之为愈。因改拟白通汤，重用生附子以启下焦之阳，倍干姜大温中焦之气，葱白引阳气上通于脑以驱阴寒，浊降清升，病当自愈。服药后即觉一缕热气由下而上，达心胸则豁然开朗，通头脑则痛止神清，药效之神验若是非臆所及。连进3剂，5年沉疴顿即霍然。（赵守真治案）

【点评】此案颇耐玩味。辨为阳虚头痛当无疑义，但用了初诊方"病未衰减"。因思"其不效者，或因通阳药中参有补剂，反掣其肘而不能发挥回阳威力，不如专力侧重扶阳之为愈"。于是摒弃黄芪、白术类补药，改拟白通汤，"专力侧重扶阳"，"五年沉疴顿即霍然"，"药效之神验若是，非臆所及"。

郑钦安用附子讲究专用，"今人亦有知得此方（四逆汤）者，信之不真，认之不定，即用四逆汤，而又加以参、归、熟地，羁绊附子回阳之力，亦不见效。病家等毙，医生束手，自以为用药无差，不知用药之未当甚矣"（《医理真传卷四》）。本案即是明证。

2.张某，男，36岁。头痛已6年，逐渐加重。看书写字时，头痛目胀尤甚。初诊：头暴痛如裂，不敢睁眼。心烦，气短，四肢厥冷，面色青暗萎白，舌淡而乌暗边缘有齿痕，苔灰白薄润，脉沉微。辨为少阴阳衰阴盛，阴阳格拒之证。其面色青暗，四肢厥冷，全身乏力，舌淡乌暗，苔白灰滑，脉沉微即是阴盛明证；而心烦气短则属阳为阴困，阴盛于内，格阳于外之象。法宜回阳通脉，白通汤主之：制附片 60g（久煎），干姜 30g，葱白头 60g。

连进 4 剂，头痛与精神好转，阴盛日久，须温补少阴兼顾太阴，以四逆汤合理中丸加味，配为丸药长服：制附片 60g，干姜 30g，炙甘草 20g，生晒参 30g，炒白术 30g，茯苓 30g，上肉桂 15g，枸杞 20g，菟丝子 30g。10 剂，水打为丸，缓服。随访 3 年来，虽经常加夜班，头痛始终未犯。（范中林治案）

**【点评】**如此暴痛如裂之头痛，未用一味芎、芷、蝎、蜈之类套方套药而能治愈，仗的是治病求本，从阴寒内盛，逼阳欲脱着眼，以大剂附子、干姜取效，绝非"头痛医头，脚痛医脚"俗辈所及。郑钦安对此早有论述："因阳虚日久，不能镇纳浊阴，阴气上腾，有头痛如裂如劈，如泰山压顶，有欲绳索紧捆者，其人定见气喘唇舌青黑，渴饮滚汤，此属阳脱于上，乃属危候，法宜回阳收纳为要，如大剂白通四汤之类，缓则不救。"范氏此案正本于此。

3. 邓某，女，36 岁。平素体弱，前夜受寒突然出现头痛紧缩感，头昏，自觉透心样发冷，前额、背心风吹透凉感，足抽搐。既往受寒则足抽搐，舌淡白，白润苔，脉沉紧。此阳虚头痛，处方：附子 80g，干姜 60g，葱头 5 个，生姜 80g（去皮）。3 剂。

药后头痛明显减轻，精神好转，吹风感减轻，已无足抽搐症。舌淡白，略夹瘀点，白润苔，脉沉。附子 80g，炮姜 20g，干姜 30g，炙甘草 20g，砂仁 20g，杭巴戟 20g，淫羊藿 20g，龙骨 30g，牡蛎 30g。5 剂。

后访，诸症皆愈。（曾辅民治案）

**原按：**患者平素体弱怕冷，显属阳虚体质。今暴感寒邪而头紧痛，身怕冷明显。曾师直以重剂白通汤加生姜，温阳破寒而止痛。二诊头痛显著减轻，改以四逆温肾固阳之法。先后两诊，均以扶阳为重，确是经典火神派理法。

4.李某，女，50岁。2019年5月14日初诊：头痛，痛在颠顶，呈隐痛，痛时微呕。寐差易醒，休息不好则头痛加重，畏寒肢冷（已是春季，仍穿加厚冲锋衣），大便溏，日4次。舌质淡，苔薄白润，舌边齿痕，脉寸关沉细、尺脉细弱无力。

观其一片阴盛阳虚之象，头痛乃肝寒上犯之厥阴头痛，按"干呕，吐涎沫，头痛者，吴茱萸汤主之"。因虑吴茱萸价格略高，患者经济难以承受，故拟四逆白通汤加丁香、淫羊藿、川芎治之。处方：黑顺片30g，丁香9g，炙甘草6g，生姜30，淫羊藿15g，川芎10g，全葱7根（烫服）。7剂。

服药1剂后大便日行一次，当夜醒3次。第二剂后当夜醒2次，头痛已止。至今夜寐可，头痛无发作。（编者蒋博文治案）

【点评】此案颠顶头痛，且微呕，寐差，均是吴茱萸汤证。然医者父母心，难得博文为患者考虑购药省钱。因改予四逆白通汤，有道是以三阴方治三阴证，虽失不远。由于方向对头，亦收捷报。主治者参加火神派培训班方才半年，就能有如此心胸，将来或成大器。

5.王某，男，36岁。2018年11月8日初诊：头痛，痛在两侧，呈阵发性疼痛16年，靠吃止痛药物控制，多方治疗均未收到良效。现症见：头痛，恶寒，纳差，二便自利，舌质红，苔薄白润，左脉沉细无力、右脉沉细紧。其脉、舌症均为阳虚证候，头痛乃阴邪上犯所致，处以四逆白通汤治疗，阳气升而阴霾自散。处方：黑顺片30g，炙甘草6g，生姜30g，全葱3根（烫服）。3剂。

复诊：服药后微微出汗，进食量增，但头痛仍频繁发作。为求速效，上方加入川芎、防风、升麻等头痛套药以求治标，但是服后未效，故转回四逆白通汤治之：黑顺片60g，炙甘草6g，生姜60g，全葱3根（烫服）。3剂。

三诊：服药3天，头痛只发作1次。守方3剂。

四诊：头痛已无，但半夜易醒。调方：黑顺片60g，炙甘草6g，淫羊藿20g，生姜60g，全葱3根（烫服）。3剂。

服药后，上述症状皆无，唯有纳差。黑顺片加至75g，3剂后头痛未再发作。（编者蒋博文治案）

【点评】此案有意思。先以四逆白通汤治疗，头痛仍然发作。为求速效，上方加入川芎、防风等头痛套药治标，结果服后不效。因而转回四逆白通汤，黑顺片、生姜皆由30g增至60g，这次"头痛已无"。再次证明"治之但扶其真元"理念的效应。一个医家由治病反复之过程中得到的教益，胜过出手即顺利取效的案例，前提是用心思考。

## 四、桂枝汤加味治案

1. 王某，男，43岁。体弱之躯，劳累后常眠差而头痛。今日24小时内开车到重庆办事返来，头痛明显。原属肾阳虚损之体，正服药中，要求解决劳后之苦。因舌淡，脉沉弱，予以桂枝新加汤处之：桂枝50g，白芍50g，红参30g，生姜20g，炙甘草30g，大枣12枚，肉桂3g（冲服），淫羊藿30g。1剂。

药后头痛霍然而愈。（曾辅民治案）

原按：《伤寒论》62条："发汗后，身疼痛，脉沉迟者，桂枝加芍药生姜各一两人参三两新加汤主之。"学者认为此病机系营卫不调，气血不足，以里虚为主。此方曾用以治脾肾亏损，游劳身痛者。跳舞身痛及咳嗽胁腹痛之人皆效而录之，供学者试之。

2. 张某，男，50岁。反复头晕沉，偏头痛3年，加重2个月。缘三十年前驾三轮摩托车意外冲入河中，致头部左侧颞区外伤，此后每逢阴雨天必作。近3年因工作繁忙紧张，发作频率增多。近2个月天气变化无常，室外炎热，室内冷气，且工作压力骤增，几乎每天头痛发作，忧心忡忡，痛苦不堪。症见：神疲体倦乏力，身材略胖，肤白，时有汗出，下肢略浮肿。述头晕脑涨，左颞部隐痛，痛有定处，压之痛甚，颈酸不适，咽中有痰，大便软溏，日二三行，口略干渴。舌暗红，苔薄白，双脉沉。拟桂枝加葛根汤合乌头桂枝汤加味：葛根60g，白芍20g，桂枝15g，炙甘草20g，大枣20g，炮姜20g，制川乌30g（先煎），细辛10g，半夏20g，茯苓30g。5剂。配合针灸：头颞部取阿是穴加艾灸，远取双侧太冲、三阴交。

复诊：诸症已去八九，头颞部痛处由55cm缩小至黄豆大小，原方加龟板20g调理而愈。（编者张泽梁治案）

**原按：** 此证为太阳、少阴、太阴受病。既有久疾阳虚为患，又有新感外寒，故见头晕、痰多、便溏、脚肿，又见颈酸、汗出诸症，故用乌头桂枝汤，用生姜易炮姜，以增温脏之力；加半夏、茯苓以祛湿化痰、利水消肿；加细辛从少阴之里引邪出表，用桂枝加葛根汤解太阳之表，故而收效。

## 五、附子理中汤治案

高某，女，36岁。反复头痛十余年，与经期呈相关性，但平时亦犯，精神紧张时多发。疼痛偏于两侧，头沉，连及太阳穴和目眶，上眼皮亦发沉。足凉，渴喜热饮，时有胃痛（十二指肠球部溃疡5年）。舌淡赤胖润，脉缓弦。辨为脾肾阳气不足，湿气偏盛，上犯清阳之处。治以扶阳利湿，附子理中汤加味：附子 15g，炮姜 15g，党参 15g，苍术 15g，砂仁 15g，石决明 30g，川芎 15g，茯苓 30g，炙甘草 15g，生姜 10 片。

3 剂后头痛消失，迄今未复发。（编者张存悌治案）

**原按：**郑钦安有"万病一元论"的观点，强调万病皆因元阳受损引起："外感内伤，皆本此一元有损耳。""病有万端，亦非数十条可尽，学者即在这点元气上探求盈虚出入消息，虽千万病情，亦不能出其范围。""总而言之，元阳为本，诸阴阳为标。能知诸阴阳皆为元阳所化，元阳变而为诸阴阳。"

此案除主症头痛外，见有足凉、渴喜热饮、胃痛等症，皆显阳气不足之象，因而径予附子理中汤，"治之但扶其真元"，十年头痛，竟然 3 剂取效，确显扶元治病的威力。

## 六、潜阳丹加味治案

1. 厉某，男，49 岁。头痛反复发作已二十年。每年春秋两季多发，本次发作已半月。每次发作先觉头面发热，随之头痛，以巅顶为重，头沉势如带箍，颈部酸痛，嗜困，迷迷糊糊，口和，无恶寒。舌淡胖润，略有齿痕，脉滑无力。曾在多家大医院诊治，按血管神经性疼痛用药，反复发作不能根治，且苦于西药副作用太大而来求治。分析此案，长期头痛，并无表证，当属内伤引致。患者"嗜困，迷迷糊糊，口和"，结合舌脉，一派阴象，其头痛发作前先觉头面发热，乃系阴盛逼阳上浮，属阳虚之阴火，不可视为阳热，因辨为阳虚头痛，以潜阳封髓丹加吴茱萸、葛根治之：附子 20g，砂仁 15g，龟甲 10g，炙甘草 15g，吴茱萸 10g，黄柏 10g，葛根 15g，生姜 10

片。3剂后各症显减，再5剂诸症悉除。随访5年迄未复发。（编者张存悌治案）

**原按**：这是接受火神派后实践的第一个案例，至今印象深刻。该患系老病号，多次头痛发作，余用活血祛风、虫蚁通络之剂，亦能控制，唯不能"除根"，反复发作。自忖未离套方套药，苦于无手段"除根"。适值学习阴阳辨诀之义，遂从阴证着眼，不在头痛名目上寻枝叶，只在阴阳上求根本，开手即收佳效，益发坚定了学习火神派的信念。

2. 马某，女，51岁。头痛3年，常于每晚5～8点发作，偏于两侧，难于忍受，伴有眩晕，双眼巩膜赤丝缕缕，口腔、舌边溃疡反复发作，便干，近一年异常发胖。舌淡胖润，脉滑软。午后属阴，此时头痛发作应当判为阳虚所致，何况口腔、舌边溃疡反复发作亦属阴火，舌脉所示为阳虚本象无疑。便干者，阳虚失于推运，不可误为阳热。议潜阳封髓丹合温氏奔豚汤投治：砂仁20g，附子25g，龟甲15g，山药30g，沉香10g，茯苓30g，泽泻25g，牛膝25g，肉桂10g，细辛5g，石决明30g，川芎20g，炙甘草10g。5剂，日1剂，水煎服。

服1剂头痛即止，目赤消失。守方再服10剂，随访头痛迄未发作，余症若失。（编者张存悌治案）

3. 刘某，女，19岁。头痛反复发作五六年。头痛发木，口腔、舌部时有溃疡，面部痤疮二三年，纳少，口和，尿清便溏。舌淡胖润，脉沉滑软。辨为阳气不足，阴气上僭，治以扶阳潜纳，潜阳封髓丹加味：附子10g，砂仁15g，龟甲10g，黄柏10g，川芎15g，茯苓30g，炙甘草15g。5剂后，头痛已止。10剂后，口腔、舌部溃疡消失。继续以上方合入理中丸调理，面部痤疮亦平复。（编者张存悌

治案）

4.雷某，女性，57岁。头痛反复发作近三十年，时轻时重，加重2年，近2年几乎无间断。伴见心悸、心烦、尿频、便溏、乏力。面部逐年变黑，呈黧黑色。时有手足心热，烘热汗出。夜寐尚可，纳食一般，畏寒。舌胖青滑，脉沉。综观四诊所得，辨为肾阳亏虚，真气上浮、外越，治疗以温肾潜阳为主，方用潜阳封髓丹加味：附子30g，砂仁15g，龟甲10g，黄柏15g，炙甘草30g，川芎25g，吴茱萸10g，肉桂10g，炮姜15g，天麻10g，桂枝30g，龙骨、牡蛎各30g，茯苓30g，姜、枣为引。7剂，早晚饭后服。

守方服用3周，自述头痛好转，心悸及尿频、便溏、乏力亦好转，仍烘热汗出，舌青滑，脉沉。上方去掉吴茱萸、天麻，另加淫羊藿30g，菟丝子30g，黄芪40g。7剂。

诸症继续好转，偶因情绪不畅或遇冷时头痛，面部黧黑颜色变淡。舌胖青，脉沉。继服上方，稍作调整，7剂。

头痛、心悸心烦、尿频、便溏、烘汗及乏力均基本消失，问能否治一下面部黑色，自谓以前不这么黑。处方如下：附子30g，白术30g，茯苓30g，淫羊藿30g，川芎25g，桃仁10g，红花10g，丝瓜络15g，白芷10g，僵蚕10g，肉桂10g，龙骨30g，牡蛎30g，桂枝30g，姜、枣为引。14剂。

面部黑色变浅，鼻梁两侧及面颊已露正常肤色。患者说自胃脘以上都是黧黑色，考虑已连续用药50余天，将中药汤剂改成散剂煎服，处方如下：附子30g，白术30g，苍术30g，茯苓30g，淫羊藿30g，菟丝子30g，桂枝30g，白芍20g，丝瓜络15g，白芷10g，僵蚕10g，桃仁10g，红花10g，川芎25g，龙骨30g，牡蛎30g，炮姜15g，炙甘草15g。上药共为粉，每次6g，纱布包煎半小时后口服，日 2 次。

1 年后患者因他病来诊，告知身上黑色基本褪去，自述黑色就像长在皮肤外面，每搓一次澡都会退去不少，随访至今未再复发。（编者任素玉治案）

**原按：** 郑钦安潜阳丹与封髓丹合成潜阳封髓丹，为治疗虚阳上浮和虚阳外越诸症常用之方剂，用治各种阳虚阴火证有鬼斧神工之妙。五行中黑色乃肾之本色，肤色黧黑乃肾色外露表现，治以真武汤加味本是正治，收效应在意料之中。

## 七、小续命汤治案

贡某，年二十余，取耳时为同辈所戏，竟以铜乞刺通耳底，流血不止。延外科治耳，初不以为楚，仍行走街衢如常。旬日间即头痛，又延内科治之益甚。迎余往治，则头痛如破，身体僵直，烦躁面赤，脉弦而紧，仰卧于床，口流脓血。余沉思良久，以为此必破伤风也。检前所服之药皆石膏、栀子、芩连，作火头痛治。病人云：口吐脓血，不是喉出，不知从何而来。予曰：此的系破伤风矣。脑中脓血，流入鼻内窍，而渗于口中，非由咯吐而出也。破脑伤风项强，已属不治，此幸未柔汗厥冷。用小续命汤重加桂枝、附子、干姜，去黄芩，一剂微汗，头痛减半，两剂颈柔。十数剂后，耳内结痈，脑涎亦不流，但其耳袖然无闻矣。（郑素圃治案）

**【点评】** 用小续命汤治疗破伤风，应该是方证相应，故收佳绩。

## 八、地黄饮子治案

茜泾金旭堂之子，年约二十左右。患头痛症，医用辛散药即身热如烙而头痛反甚。医者犹不知为误，再以羌独两活、细辛、蔓荆子等辛散之猛烈药服之，顿时头脑如裂，呼号欲绝，目珠血赤而凸出寸许，眼皮几裂，睛几脱窠，且已不识人而口不言，危险极矣。

予见之颇为惊异，切其脉浮散且濡，知为肝肾亏极之证也。即用大剂地黄饮子，除菖蒲之辛散，加杞子以大补肝肾。一剂而神志清，口能言，目珠亦渐收，三剂而目珠平复如初。（王雨三治案）

【点评】此案头脑如裂，目珠血赤凸出，"且已不识人而口不言，危险极矣"。王氏以脉浮散且濡，断为肝肾亏极之证，用大剂地黄饮子三剂竟致平复如初，认证用方皆令人钦佩。

# 第六节　三叉神经痛

## 一、麻黄附子细辛汤加味治案

1.高某，男，58岁。2013年4月20日初诊：七八年前患中风，面瘫，语言謇涩。6年前开始三叉神经痛，以左侧眉棱骨、下眼睑刺痛突出，左眼裂变小，吃饭、刷牙、受风均可诱发，疼痛十几秒钟。畏冷，不易出汗。鼻发堵，时作喷嚏，嗅觉缺失。舌暗赤胖苔垢，脉滑数寸弱，右见浮象。此系阳虚感受风寒，不仅三叉神经痛，且夹有面瘫、鼻炎等，见症虽多，终不离阳虚感寒病机，处以麻黄附子细辛汤合牵正散加味：麻黄15g，细辛15g，附子30g，白芷15g，辛夷15g，僵蚕10g，白附子15g（先煎），川芎30g，黑芥穗15g，炙甘草15g，全虫5g，蜈蚣1条，生姜30片。5剂。

患者久治乏效，从外省来沈阳求治，希望先少开几剂体验一下，怕无效而浪费钱财。留沈阳服药观察5天，再定取舍。服药2天即觉三叉神经痛减轻，吃饭时已无疼痛，鼻塞已通，信心大增，遂请求开药30剂携带回家治疗，前方调整如下：麻黄15g，细辛15g，附子60g，白芷15g，辛夷15g（包煎），僵蚕10g，白附子15g（先煎），川芎30g，黑芥穗15g，瓜蒌30g，红花10g，炙甘草15g，全虫5g，蜈蚣1条，生姜30片，大枣10枚。30剂。

后电话告知，服药后三叉神经痛已止。

半年后电话又告，三叉神经痛复发，要求前方再寄30剂，再投仍效。（编者张存悌治案）

**原按：** 关于三叉神经痛，李可先生曾谓，"纵观历年病例，约在百人之数，悉属肾阴下亏，龙雷之火上燔，无一例外。病程愈久，病机愈显"。由是倡用引火汤加味治疗，确为经验之论。但若说本病"悉属肾阴下亏，龙雷之火上燔，无一例外"，未免武断。以临床所见，该病亦可由风寒外袭引发，本人即曾遇见多例，以麻黄附子细辛汤加味治之，获效亦佳，本案即是一例。

2. 王某，女，31岁。2013年10月26日初诊：左侧头痛1周，连及目眶、面颊，呈阵发性放射样疼痛，夜间多发二三次，每次约5分钟。面颊发木，左耳鸣。眠差，手足发凉，大便易泻，不汗，性急焦虑。舌暗赤胖润，脉沉滑数。从风寒入络入手，但当顾及阳虚之本，麻黄附子细辛汤加味治之：麻黄10g，细辛10g，附子30g，白芷10g，蔓荆子15g，茯神30g，龙齿30g，磁石30g，枣仁30g，肉桂10g，生麦芽30g，炙甘草15g，生姜10片，大枣10枚。7剂。

复诊：头痛、三叉神经痛已止，手足发凉减轻。原方附子加至45g，另加远志15g，连用2周，三叉神经痛未再发作。（编者张存悌治案）

3. 李某，女，51岁。2005年10月3日初诊：右侧面部阵发性灼热疼痛已半年余，常因过劳而诱发。每次持续1~2分钟，牵及右侧齿龈。此次因冷水刷牙发病已数日，痛如刀割，日夜不止，市医院诊为三叉神经痛，经服卡马西平及泻火祛风止痛中药治疗不效。查舌淡胖，苔薄白而润，伴形寒肢冷，脉沉细弦。属阳气不足，浮热郁火上冲，与麻黄附子细辛汤加味：制附子15g，制川乌10g（先煎），麻黄 10g，细辛 10g，桂枝 10g，地龙 10g，川芎 10g，炙甘草 10g，知母 10g，白芷 10g，僵蚕 10g。服药 3 剂，疼痛减轻，上方加减服药 15 剂后，疼痛已失。予金匮肾气丸巩固治疗，随访 1 年无复发（《著名中医学家吴佩衡学术思想研讨暨纪念吴佩衡诞辰 120 周年论文集》）

**原按：**三叉神经痛的治疗或祛风止痛，或活血通络，或解痉止痛。本证乃阳虚浮热郁火上冲所致，治以扶阳通络开郁而收功。

## 二、引火汤治案

1. 裴某之妻，55 岁。1984 年 3 月 26 日初诊：患三叉神经痛 8 年，迭用酒精封闭、针灸，服中药百剂皆无效。近年来发作频繁，外受风寒、大喜大怒、过度劳累、高声讲话、咀嚼食物、洗脸刷牙、打呵欠皆能触发。8 年前仅下颌支患病，2 年后累及上颌支。1983 年冬，眼支亦病。以为龋齿作痛，牙已拔光，病势日渐严重，不敢进食咀嚼，以流质食物维持不饿，致消瘦脱形，弱不禁风。

此次发病已 3 日，病前无故右眼赤如鸠目，泪如泉涌，日夜不止，右耳鸣如潮声。因大声呼唤幼子起床，冷风拂面，突觉畏寒。同时觉有热气从右脚心沿腿之内侧上攻头面，迅如闪电。旋即整个右侧头部如蛇咬蝎蛰，火灼电击，剧痛嚎哭，惊扰四邻。每发作 1 次约 5 分钟，频发三十余次，已历 3 小时之久。头晕脚软，足膝冰冷，口干，便燥 3～4 日一行。诊脉洪大无伦，舌干红无苔。患者年逾五旬，肾气已衰，肾阴下夺，阴不恋阳。时值春令，阳气升发。脚底为肾经循行始发部位，龙雷之火不能下安宅窟，循经上攻，冲击无制。拟引火汤合芍药甘草汤大剂，滋阴恋阳，引火归原，柔肝缓急，以制雷火：熟地 90g，盐巴戟肉 30g，天冬 30g，麦冬 30g，云苓 15g，五味子 6g，白芍 100g，炙甘草 30g，枣仁 30g，葛根 60g。3 剂。

二诊：药后脚底上冲之气已敛，发病次数逐日减少。每有发作一闪即过，已可耐受。洪象已敛，目赤、耳鸣均愈。考虑多年痼疾，久痛入络，佐以虫类搜剔，更加细辛引入少阴而驱伏寒，兼寓火郁发之之意。原方加细辛 15g，全虫 12 只（研末冲服），蜈蚣 2 条（研末冲服）。

三诊：上方服 1 剂，发作停止，已 4 日未发。全家人大喜过望，裴某戏云：真如死囚遇大赦，不用提有多高兴了。嘱原方再服 3 剂巩固。追访 10 年，未复发。（李可治案）

【点评】李可认为"本病为临床常见疑难病之一。各家多从风、寒、痰、火、瘀论治，或可见效于一时，后必复发。盖本病正虚为本，病机在肾，当从肾论治……纵观历年病例，约在百人之数，悉属肾阴下亏，龙雷之火上燔，无一例外。病程愈久，病机愈显……三叉神经痛必挟雷火，因巅顶之上唯厥阴可到。肝火暴虐，在大滋真阴引火归原之中，必佐柔肝宁络之品为妥。全方组成如下：熟地 90g，盐巴戟肉 30g，天冬 30g，麦冬 30g，云苓 15g，五味子 6g，白芍 100g，炙甘草 30g，细辛 15g，全虫 12 只（研末冲服），蜈蚣 3 条（研末冲服）。脾胃虚弱者，易致滑泻，加姜炭 10g，砂仁 10g（与熟地拌捣）。龙雷之火上奔无制者，加油桂粉 1.5g（刮去粗皮，研粉，蒸烂，小米为丸，药前先吞），引无根之火降而归肾，见效尤速。

2．唐某，男，57 岁，四川人。患三叉神经痛 2 年。2 年前 6 月份第一次发作，渐次加重。几乎每天都发，以清晨 6 点钟前后多发，余时亦发，呈触电或针刺或刀割样疼痛，烧灼感，发作时面色发赤，以右侧鼻腔、眼角外侧、上牙为甚，连及面颊上额，咀嚼或刷牙或以手触摸时均可诱发。突发而痛，持续约10秒而止，多方治疗乏效，以往饮酒颇多。舌淡胖润，脉弦数右寸弱。此系肝肾阴亏，虚火上冲，处以引火汤加味：熟地60g，天冬30g，麦冬30g，巴戟天30g，五味子10g，茯苓30g，泽泻30g，白芍60g，炙甘草10g，附子15g，白芷15g，肉桂10g，蜈蚣2条，全虫10g，砂仁10g。4剂后疼痛有减轻，前方加细辛15g，续服15剂，彻底缓解。（编者张存悌治案）

**原按：**此症判为肾阴不足，虚火上燔有3点依据：清晨6点钟前后多发，是为阴虚之热逢于阳气方盛之际，热必加重而症发；发作时面色发赤；有大量饮酒史。唯舌淡胖润提示阳气亦虚，湿气偏盛。故于引火汤内加附子以温阳，泽泻以利湿，白芷、细辛止痛，另合芍药甘草汤、止痉散（蜈蚣、全虫）缓急通络而止痛。

引火汤加味治疗三叉神经痛经验学自李可先生，不敢掠美。本案4个月后曾复发，仍照上方再服而效。

3. 卓某，女，76岁。2007年3月20日于外地电话求诊，三叉神经痛已5年，吃饭张口之间即犯，偏于右侧，每日均发。呃逆，便干，尿憋不住。揣摩高年肝肾不足，雷火上激，处以引火汤：熟地30g，天冬30g，麦冬30g，巴戟天30g，肉桂10g，五味子10g，茯苓15g，白芍30g，炙甘草10g，蜈蚣2条，全虫5g，细辛5g。5剂。

**复诊：**患者由外地来诊，三叉神经痛已减，张口亦可。查右颧稍肿，心烦躁，舌淡胖润，脉弦数尺沉。仍以前方调整再服，疼痛控制。（编者张存悌治案）

# 第七节　颈椎病

## 一、乌头汤治案

于某，男，50岁。1年前患左侧颈、肩部疼痛，每遇阴雨或受寒加重，虽经中西医多方治疗，均未能治愈。3天前因过劳，又值天气骤寒，疼痛大发，除肩、颈部外，并向左前臂及拇指放散，昼轻夜重，痛楚不堪，夜间需用杜冷丁方能止痛。X线诊断为颈椎病。面色晦暗，舌淡苔黄而不干，口渴喜冷饮而不多，溲黄便秘，不思饮食，患肢厥冷，颈部经热敷后较轻快，脉弦滑略有数象。此乃痛痹日久，渐至血瘀，此次发病急骤，伴有瘀而化火之象。病以阴寒内盛为本，治宜温经散寒，活血化瘀，稍佐清热利湿。乌头汤加减：麻黄5g，白芍20g，甘草10g，川乌5g（先煎），附子15g，鸡血藤30g，当归15g，桂枝15g，黄柏10g，防己15g，水煎服。服药1剂后酣睡一夜，其痛若失。又服1剂，前症稍有反复。小便清长，大便通下1次；舌苔转白，中心罩黄，脉弦而弱已无数象。原方中加入淫羊藿15g，川断10g，熟地20g，黄柏减为5g，连服5剂，疼痛明显减轻，以后遇劳虽偶有发作，但程度甚轻，且服此方一二剂即愈。（王德光治案）

**原按：**王氏认为，乌、附性虽辛热，但其应用范围却并不限于里寒，于温阳育阴、行气活血、逐表达里之剂中，只要配伍得当，用之皆可提高疗效。本例因痛痹日久，渐致血瘀，此次因操劳而暴发，兼有郁而化火之象，证虽寒热错杂，实以寒滞血瘀为本，故用乌、附、桂、麻以通经活络、散寒止痛，并用养血活血之品以散血瘀，少佐黄柏、防己以清热利湿，药证相投，故效如桴鼓。本例仅用乌头5g、附子15g，与群药同煎，剂量虽然不大，但能使此等非杜冷丁不能止痛的病例，疼痛基本缓解，可见乌、附应用得法，即使小剂也能散寒通络、逐瘀活血而收效甚捷。

【点评】此案选用乌头汤，但舍黄芪而不用，恐碍开表之力。

## 二、麻黄附子细辛汤加味治案

张某，女，40岁。初病发热身痛，旋即风痰上涌，颈项强直，不能转侧。面青神迷，口噤不开，舌不能伸，脉沉细而紧。脉证合参显系太阳经脉为寒邪所滞引起。因太阳与少阴互为表里，少阴主里，今寒邪入于阴分，正邪相搏，浊阴上逆，蒙蔽清窍，法当温经散寒、祛风化痰，方用麻黄附子细辛汤加味：黑附片30g，麻绒6g，细辛3g，炙南星9g，全蝎6g，雄黄6g，僵蚕6g，胆炒半夏9g，生姜汁2匙。

方中用麻黄附子细辛汤固元阳，开腠理，散寒邪而退热；加雄黄以辟百毒，胆炒半夏降上逆之浊阴，配南星、姜汁以化散风痰；全蝎、僵蚕祛风化痰而开窍，既引诸药上行，又能升清降浊。

服2剂，热渐退，神渐清，口能微开，舌可半伸。唯面色尚青，身犹困重，颈项仍不能转侧，脉弦紧，舌苔白腻。此太阳气机闭塞，寒湿阻滞，改以自拟小白附子汤加减：炙小白附子30g（先煎），明天麻 9g，茯苓 15g，薏苡仁 9g，法半夏 9g，川芎 6g，防风 9g，白芷 6g，羌活 9g，桂枝 9g，炒杭芍 9g，甘草 6g，烧生姜 3 片，大枣 3 枚。

服 2 剂，口已能开七八，舌能伸出，脉转缓和。发热全退，痰涎减少，神志已清。宜扶心肺之阳，以化未净之痰。方用郑钦安姜桂汤：生姜 15g，桂枝 9g。

服 3 剂，口全开，舌体伸缩自如，面色复常。是方能升扶上焦阳气，因阳气不足于上，则上焦之阴邪弥漫，以致风痰上涌而闭塞脏腑经络气机。故服后阳气得升，阴邪得散，痰涎得化。余症亦减，仅觉头部微痛，是上逆之浊阴未净，仍宜扶阳抑阴、宣散阴邪。四逆汤加味：黑附片 60g，筠姜 12g，桂枝 9g，细辛 2g，甘草 6g。服 2 剂，诸症痊愈。（戴丽三治案）

【点评】所谓"捻颈风"，是指感受外邪后，出现风痰上涌，颈项强直，如有人捻，口噤不开，舌不能伸等症状而言。本例属于虚寒阴证，故先以温经散寒，继以活络祛风，终以温扶阳气而愈。案中有"用郑钦安姜桂汤"之语，可证此老对钦安之学下过功夫。

# 第八节　腰　痛

## 一、麻黄附子细辛汤治案

1. 易某，男，36岁。腰痛一日。晨起腰痛，逐渐加重。午后不能坚持上班，痛处需用硬物顶住方可好转。足肚亦痛，神倦，身稍强，脉沉细，舌淡痕显。考痛发突然且剧烈，当属外邪寒凝而致，腰者肾府为邪所凑，其虚可知。处方：麻黄20g，附片80g，北细辛20g，苍术30g，白芷20g。1剂，嘱2小时服一次，1剂服3次，15点、17点各服1次。

电话问之腰痛明显减轻，足肚痛亦减。21点腰痛甚微，足肚痛消失。续服2次后疼痛于次晨消失。当夜口干，服炮姜、炙甘草各20g后1小时缓解。现仅感腰酸软不适，予补肾填精之品治之：附片50g，肉桂15g（后下），西砂仁20g，淫羊藿20g，菟丝子20g，杭巴戟20g，枸杞20g，5剂。后为拟丸剂一料续治。（曾辅民治案）

【点评】本例药精剂重，有经典火神派风范。"治外感如将，兵贵神速，机圆法活，去邪务尽，善后务细，盖早平一日，则人少受一日之害。"（《温病条辨》）

曾氏熟谙此旨，嘱2小时服一次，乃显兵贵神速也。后拟丸剂一料续治，是为善后务细也。

2.李某，女，60岁。腰痛半月余，曾在省市医院诊治未果，CT、核磁共振等检查未发现异常。症见：腰部沿脊柱两侧疼痛，活动后加剧，不敢过度伸展身体，蹲下或弯腰则疼痛稍轻，睡觉不敢伸展平身。追问病史，得知在20天前拉车时有腰部扭伤史。舌淡白滑，脉浮细重按无力。证属外感风寒，经脉凝滞，闭阻不通。治宜温肺散寒，温肾固本，舒筋缓痛，方用麻黄附子细辛汤合芍药甘草汤：麻黄10g，制附片15g，细辛10g，赤芍30g，白芍30g，炙甘草30g。3剂，水煎服，每天1剂。

服药后，腰背疼痛大减，已可平卧伸展，病减六七成，但出汗较多。原方调整剂量：麻黄6g，制附片20g，细辛10g，赤芍60g，白芍60g，炙甘草60g。服3剂而愈。（傅文录治案）

**原按：** 高年体弱，劳作后汗出，外寒易侵，太阳受邪，故而腰背疼痛；寒则收引，故喜蜷体而不敢伸展；虽病有半月之余，但外邪不去，病无宁日，脉浮而无力，一派正虚感寒之势。麻黄附子细辛汤合芍药甘草汤太少并治，柔筋舒肌，3剂病轻，6剂痛愈。

3.唐某，女，70岁，农民。腰痛已数十年，近1周加剧，双下肢疼痛剧烈，左侧为甚，不能行走。CT报告：腰椎间盘突出，老年性骨质增生症。采用镇痛药物疗效不明显。症见：腰痛剧烈，不能久坐，行走需人搀扶，无法自行站立，畏寒肢冷，时有颤抖，左下肢沿坐骨神经走行呈放射性抽搐、拘挛，夜晚加重。舌淡，苔白水滑，脉略浮、重按沉细无力。证属外感风寒，肾精不足，筋脉拘挛。治宜温阳解表，舒筋解挛。方用麻黄附子细辛汤合芍药甘草汤加味：麻黄30g，附子60g，细辛10g，赤芍30g，白芍30g，炙甘草30g，熟地黄100g。3剂，水煎服，每天1剂。

服完1剂，微微汗出，疼痛减轻许多。3剂服完，可下床活动，

腰痛消减九成，畏寒减轻大半，身上有温热感觉，再服3剂，以巩固疗效。（傅文录治案）

**原按：**老年腰腿疼痛非常多见，年老肾虚，阴阳不足，加之外感，内外相招，故而疼痛加剧。重用麻黄、附子，温阳解表；重用熟地以补肾中之精；合芍药甘草汤缓筋舒脉。肾精得补，外感可去，筋脉得舒，三管齐下，病重药重，3剂而病得缓解，未学习火神派扶阳理念之前实不敢想象。

4. 黄某，男，77岁。腰胀痛三日，因下床不慎腰碰于床缘，渐现胀痛，坐起、翻身都需双手撑腿倚物完成，下楼梯亦不便。神倦，面灰㿠白，脉沉弦，舌常有津，痕微现，此寒湿所致。方药：苍术30g，附子50g，北细辛15g，炙甘草12g，川乌30g，黑豆30g。3剂。

复诊：药后昨夜腹泻4次，精神渐次好转。腰胀痛亦渐减，今晨起床后腰已无所困苦，精神亦基本恢复。（曾辅民治案）

【点评】本案腰痛系由外伤引发，曾氏据其脉证判为寒湿所致，选用麻黄细辛附子汤为主投治，因无外邪，故以苍术取代麻黄，祛湿更胜于麻黄，颇显圆通之巧。因疼痛剧烈，故入川乌30g加强止痛之功，另加黑豆30g监制其毒性。

5. 刚某，男，78岁。腰痛，直不起腰已1个月。牵及右胯、膝疼痛，不凉不沉，动则汗出，夜汗较多，嗜困。舌淡胖大而润，脉滑左寸右尺沉弱。CT示：L3～L5椎间盘脱出。

高年阳虚，从"嗜困"之情可知。虽系腰椎间盘脱出引发，据疼痛不敢直腰症状，应从寒主收引认证，判为阳虚寒湿偏盛，拟用麻黄附子细辛汤加味：麻黄10g，附子45g，川乌10g（先煎），细辛15g，桂枝30g，干姜30g，生半夏20g，白术、茯苓、薏苡仁各

30g，肉桂 10g，元胡 30g，蜈蚣 2 条。7 剂。

药后腰痛大减，已能直腰，夜汗亦减，效不更方，前方附子增至 60g，细辛增至 20g，再进 7 剂，腰痛若失，仍感困倦。守方调整再进 7 剂。（编者张存悌治案）

## 二、当归四逆汤治案

1. 胡某，男，48 岁。4 年来腰痛时轻时重，终日腰酸软痛，午后至入暮逐渐加重，常因疼痛而被迫起床，活动后短时间胀痛消失。疲倦，眠差有梦，便秘或溏，心烦，头昏，眼干涩，食可，常感背心冷。屡用六味地黄丸、杞菊地黄丸之类补肾治疗而效不显著。舌淡边有齿痕，脉细弦，尺脉细弱。此肝寒兼肾虚腰痛。当温肝补血，佐以补肾填精，方用当归四逆加吴茱萸生姜汤加减：桂枝 30g，白芍 20g，生姜 30g，炙甘草 20g，大枣 35g，当归 30g，北细辛 15g，吴茱萸 20g，附片 30g，补骨脂 20g，淫羊藿 15g，白酒 25mL。8 剂。

二诊：腰胀痛基本消失，心烦好转，腰酸软尚明显，拟补肾散寒为治：附片 70g，桂枝 30g，吴茱萸 20g，鹿衔草 30g，补骨脂 30g，九香虫 20g，砂仁 20g，炙甘草 20g，白芍 20g。6 剂。

三诊：畏寒、腰酸基本消失，精力充沛。偶感背寒，以温肾之剂做丸续服 2 个月，并嘱可服鹿茸，夏至前、冬至后各 1 个月，服用 50 ～ 100g。（曾辅民治案）

**原按：** 本例血虚肝寒与肾精亏虚、肾阳不足并存，肝肾两者精血关系密切，所谓"精血同源"。但在治疗上为扫清补肾障碍，故先从肝治疗。肾阳不足则五脏失温，肝亦不会例外，所以在肝肾问题上，不仅要注意其在阴质方面的互相关系，同时两者在阳用方面的关系亦不容忽视。

2.范某，男，36岁。腰痛已3年，黎明腰胀、疼痛尤甚，起床稍活动则胀痛消失。心烦，舌淡，脉沉细弦。其余时间身软痛，午后入暮加重。此黎明腰痛，予以温肝治之，药后痛基本消失。

桂枝30g，白芍30g，附片70g，炙甘草30g，大枣25枚，木通10g，当归30g，吴茱萸30g，北细辛30g，白酒70mL。3剂。（曾辅民治案）

【点评】此案黎明腰胀痛，判为厥阴虚寒，辨证眼目在于：心烦，脉沉细弦。以温肝法治之，果收良效。方选当归四逆加吴茱萸生姜汤，原方取用，唯加白酒温经活血具有新意，加附片则锦上添花。

## 三、真武汤合五苓散治案

**肾盂积水：** 李某，男，农民，37岁。腰痛病史8年，发现"重度肾盂积水"数年，腰痛阵发性加剧，进行性加重。彩超报告：右肾积水，12.8cm×8.1cm，集合分离约5.5cm，肾皮质变薄；左肾9.9cm×4.7cm，见有结石。症见：腰痛，反复加剧，不耐劳作，每过半月左右发作加剧。舌淡胖边尖红，脉沉弱无力。证属阳虚水泛，治宜温阳利水，方用真武汤合五苓散化裁：附子45g，苍术30g，白术30g，茯苓60g，猪苓30g，桂枝30g，泽泻30g，泽兰30g，三七10g，莪术10g，三棱10g，肉桂10g，干姜30g。6剂。

二诊：服药后小便特别多，3天之后正常，腰痛消失，自觉病已消除。再进6剂，以加强治疗。

三诊：复查B超：右肾9.6cm×5.5cm，集合分离约4.5cm，肾

皮质厚约 0.5cm，回缩显著，腰痛未再发生。嘱再服 6 剂巩固。（傅文录治案）

【点评】本案虽然症状不多，但舌脉足以证明阳虚湿盛，采用温阳利水之法，方选真武汤，合用五苓散通阳化气，加用活血化瘀理气之品。

## 四、肾着汤加味治案

陆某，男，65 岁。天阴冷则肩背腰部酸痛、发凉 2 年，伴头晕而痛，腰部冷胀，捶打可减轻。每服清热药则症状加重，纳差。舌淡白胖，白腻苔，脉沉紧。干姜 40g，茯苓 40g，苍术 30g，附子 150g，川乌 40g（先煎），生姜 30g，炙甘草 60g，桂枝 30g，黑豆 50g。5 剂。药后病愈。（曾辅民治案）

原按：此即郑钦安所论寒湿腰痛证也。曾师直以肾着汤重加乌附为治，破寒痹而止身痛，散寒湿而通经脉。经方加减，用药简练，深得火神心法。附子出手即用 150g，且加川乌 40g，千钧棒法实例也。

## 五、桂枝加附子汤治案

1. 某男，53 岁，大足区人，省外工作。电话求诊：某医院检查结果为：①腰椎退行性变。②L4/5 椎间盘膨出，压迫神经。现症见：腰痛劳累时加重 3 月余，近 1 周腰痛难以转侧，痛苦不堪，时出汗多，微恶寒，神差乏力，眠、纳一般。时现腹痛，大便溏，尿色偏黄。舌苔薄润质红。辨为肾阴阳亏虚，太阳营卫失调。处方：

制附片 60g，桂枝尖 30g，白芍 30g，干姜 30g，大枣 30g，砂仁 15g，杜仲 20g，补骨脂 20g，威灵仙 15g，炙甘草 15g，生姜 30g。7 剂，水煎服，1 剂服 2 天。

10 天后电话告之说，服完 3 剂症状减半，服完 7 剂症状消失。追访未复发。（编者黄建华治案）

【点评】《伤寒论》曰："太阳病，发汗，遂漏不止，其人恶风，小便难，四肢微急，难以屈伸者，桂枝加附子汤主之。"本案以桂枝加附子汤治其过汗伤阳大局，另加杜仲、补骨脂、威灵仙壮腰治标。

2. 某男，36 岁，务农，住大足乡村。腰痛难以转侧已 2 个月。易出汗，微恶寒。脉紧，舌苔淡润，质稍红。辨证属肾阳亏虚，营卫失调。方用桂枝汤加味：桂枝尖 25g，赤芍 25g，白芍 25g，大枣 25g，制元胡 15g，炮狗脊 20g，杜仲 20g，海桐皮 15g，豨莶草 15g，炙甘草 10g，生姜 30g。3 剂，水煎服。

复诊：症状减半。脉紧，舌苔淡润，质稍红。原方调整：制附片 30g，桂枝尖 25g，白芍 25g，炮狗脊 20g，海桐皮 15g，豨莶草 15g，杜仲 20g，小茴香 15g，炙甘草 10g，大枣 25g，生姜 30g，5 剂。

5 剂服完未再诊。后患者带家人来诊病，告之症状早已痊愈。（编者黄建华治案）

# 第九节 痹 证

## 一、麻黄附子细辛汤加味治案

1. 嘉禾李君，夏历六月忽患左足疼痛，卧床不可转侧，呻吟之声达于户外。诊之脉沉紧，舌苔白，口中和。曰：此风寒直中少阴，法当用仲景麻黄附子细辛汤。

旁有人咋舌言曰："天气暑热若此，麻黄与细辛同用，得毋大汗不止乎？"余曰："此方并不发汗，非阅历有得者不能知，毋庸疑阻。"即疏与之，三药各一钱，共仅三钱，煎水两杯，分二次服，一服知，二服即步履如常而愈。经方之神效，洵有令人不可思议者。（萧琢如治案）

**【点评】**本例足痛，"卧床不可转侧，呻吟之声达于户外"，可知疼痛何等剧烈。方用麻黄附子细辛汤，"三药各一钱，共仅三钱"，竟然"一服知，二服即步履如常"，难怪萧氏感叹："经方之神效，洵有令人不可思议者。"看起来，方证对应，不一定非用大剂量。

2. 刘某，男，36岁。环跳穴处疼痛2个月不愈，痛引腰中，痛剧不能转侧，艰于行动，脉沉细而紧，舌淡苔白腻。此为风寒之邪袭入少阴，以祛风散寒温肾之品治之：麻黄9g，制川乌30g，制草乌3g，附片90g（以上三味，开水先煎透），细辛6g，生姜9g，独活 15g，甘草 6g。

上方仅服 1 剂，疼痛即减。知药已对症，上方令其再服 2 剂，隔日 1 剂，先后共服 3 剂，疼痛全瘥。唯觉腰膝酸软，脉细弦，为病后体虚，肝肾不足之象。拟下方常服：枸杞 24g，巴戟 24g，补骨脂 15g，益智仁 12g。（李继昌治案）

【点评】此症环跳穴处疼痛，痛引腰中，痛剧不能转侧，李氏判为风寒袭入少阴，以麻黄附子细辛汤加川乌、草乌、独活、甘草，药精量重，1 剂痛减，3 剂全瘥，手段不凡。

3. 汪某，女，51 岁。肌肉、关节冷胀软痛三十年，舌淡有痕，经治无效。处方：附片 80g，川乌 40g（先煎），北细辛 30g，桂枝 40g，生姜 70g，苍术 30g，苡仁 30g，威灵仙 20g，蜜糖 50g。3 剂。

药后好转明显，守方出入，共进药十余剂，直至痊愈：附片 100g，川乌、草乌各 30g（先煎），北细辛 30g，桂枝 40g，生姜 60g，苍术 30g，乌梢蛇 20g，威灵仙 30g，川芎 8g，豨莶草 60g，蜜糖 20g。3 剂。（曾辅民治案）

原按：这类病属常见病，但一般疗效较差。考其用药多为祛风除湿之品，且风药重于除湿药，这种用法不当。因为风去湿存，燥、利更难。当重用温通散寒之品。仿《金匮》痉湿暍、中风历节两篇之法，用之多效。

【点评】感觉似乎川人畏麻黄，但以大剂量生姜代之，揣度之辞。

4. 类风湿关节炎：刘某，女，38 岁。2009 年 10 月 12 日初诊：双手指关节晨僵、肿胀、疼痛 3 年，时感麻木，夜间加重，足趾亦痛，手足凉，无汗。舌淡胖有齿痕，苔白润，脉滑软尺弱。证属寒湿久羁，经脉阻滞，阳气已损，麻黄附子细辛汤加味处之：麻黄 10g，细辛 15g，附子 30g，桂枝 30g，干姜 20g，炙草 15g，姜黄 20g，桑枝 25g，蜈蚣 2 条，羌活 10g。10 剂。

复诊：指关节晨僵、疼痛减轻，未汗。前方加重剂量：麻黄 15g，细辛 20g，附子 45g，余药同前。10 剂。

症状又见减轻，前后计服药 50 剂，细辛用至 30g，附子 60g，基本痊愈。（编者张存悌治案）

**原按：**此症发病时多不以为意，直至加重方来求治，一般病程已久，成为痼疾，根治较难，非多服药难以取效。曾治多人皆如此例，因此需要患者耐心服药。

5. 李某，女，57 岁，农民。右膝关节肿痛数年，多方治疗时好时坏，近来有加剧之势。症见：右膝关节肿痛、发凉，白天行走困难，活动后肿胀加重，畏寒肢冷，腰背酸痛。舌淡苔白滑，脉沉细无力。证属肾阳亏损，阴寒凝滞，关节经脉闭阻。治宜温肾扶阳，散寒通络，方用麻黄附子细辛汤加熟地：生麻黄 30g，制附片 60g，细辛 10g，熟地黄 100g。3 剂，水煎服，每天 1 剂。同时用白芷细末 100g，加白酒点燃后外敷关节，每天 1～2 次。

复诊：服药加外敷，全身微微汗出，右膝关节疼痛大减、肿消，原方再进 3 剂，以巩固效果。（傅文录治案）

**原按：**膝关节肿痛老人多见，一般方法难以取得很好的疗效。高年体弱，肾阳亏损，阳气不到之处，便是阴寒凝滞之所，阴寒闭阻经脉，不通则痛。方用大剂麻黄附子细辛汤，重用熟地黄以调肾中阴阳，麻黄宣通凝滞，结合外用热敷，内外合治，加强了局部的温通作用，故而疗效显著。

**【点评】**本案以白芷细末加白酒点燃后外敷关节，可供借鉴。加熟地或因脉沉细，主肾阴不足。

6.陈某，男，60岁，农民，重庆人。弟子黄某电话求治：右膝关节疼痛肿胀，色略红，不能下蹲。背部恶寒，活动后容易出汗。脉浮紧，舌苔白腻罩黄。病已十余年，加重6个月。西医诊断：膝关节退行性变伴滑膜积液。伴见咽喉不适，阵发性咳嗽咯痰已多年，黄某以苓桂、二陈剂治疗有效，但有反复。判为阴寒凝聚表里，痰湿亦重，当温里开表，处方麻黄附子细辛汤加味：生麻黄10g、制附片35g，北细辛10g，干姜30g，桂枝尖20g，独活20g，松节25g，怀牛膝30g，威灵仙20g，石楠藤15g，炙甘草15g。3剂，水煎服。

复诊：病症减轻一些，下蹲及站立时双膝关节疼痛明显好转，背部恶寒轻微，纳眠尚可。脉浮紧，舌苔淡白微腻润。调方逐渐加重剂量，症状逐步减轻，再服10剂，调方如下：生麻黄15g，制附片75g，北细辛20g，干姜30g，生半夏30g，桂枝尖25g，独活20g，松节30g，怀牛膝30g，威灵仙20g，云苓15g，炙甘草30g，生姜20g。服药后症状消失。

半年后带家人赴黄某处看病，告之原病迄未复发。（编者黄建华、张存悌治案）

**原按：**局部肿痛之症，多有痰湿凝结因素，在温扶基础上，合入姜附茯半汤，屡收捷效。在未见到病人的情况下，仅凭口述病情，通常我是不予诊治的，脉症不详，难以做到准确辨识。本案因系弟子求助，且其作为内行，诊视证情应该可靠，故而出手开方。

7.俞某，女，54岁。身酸痛，肢软乏力半日。昨日骤降温，外出感寒，回家加衣半日不暖。舌稍淡，脉沉细。素为阳虚体质，予以散寒补阳之法治之：苍术30g，麻黄10g，附子50g，北细辛10g，生姜30g。1剂。

药后身痛稍减，精神亦略好转。上方加重温散之品：苍术30g，麻黄15g，附子80g，北细辛15g，生姜30g。1剂。

服药2次后，精神、疼痛明显好转，现腰寒胀痛，予以肾着汤。（曾辅民治案）

**原按：**此案说明治疗效果，不但需要辨证准确，还需药量与病证程度之轻重相对吻合。然而观现在世医处方用药，对于麻、桂、姜、附皆量过轻，故常难收效！那么，药量增加的根据是什么？一是有效，效不显；二是效可，但舌仍淡，津多，脉沉细未变且有根。这是温阳药加量的依据。

## 二、戴氏乌附麻辛桂姜汤治案

**1. 膝关节积液：**申某，男，54岁，农民。半年前确诊为"膝关节积液"，服用中西药物无显效，用杜冷丁只能缓解一时，最后院方准备做截肢手术，无奈之下求之于陈氏。症见：左膝关节肿大如杵，皮色明亮而薄，色不红，疼痛如刀割，夜间更甚，不能屈伸。饮食尚可。舌淡红胖边有齿痕，舌下静脉紫黯迂曲，脉沉弦滑。证属寒湿痰瘀，闭阻关节。治宜温经散寒，化痰活血通经，方用乌附麻辛桂姜汤加味：川乌头120g（先煎），附子120g，干姜60g，甘草30g，黑豆60g，远志10g，麻黄15g，桂枝60g，细辛15g，薏苡仁90g，川牛膝30g，木瓜30g，伸筋草30g，鸡血藤30g，白芍60g，没药15g，乳香15g。

用法：前6味药物先煎4小时，再下后面药物；水煎3次混合后，分4次服，每6小时1次，1剂。

按要求服药2次后，疼痛有所好转，左膝关节有麻热感，持续1个多小时后，安静入睡约2小时，4次药液服完后，关节疼痛明显减轻。效不更方，原方继服 3 剂。

如法服完后疼痛消除大半，肿胀也明显消退，先后共服上药 15 剂，其病消失，可下田劳动。1 年后随访，健康如常。（陈守义治案）

**原按：**膝关节肿胀伴积液，中医称为"鹤膝风"，甚为难治。患者疼痛剧烈，曾考虑截肢，可见病情严重。陈氏依据病情，大剂乌附为帅，重在温通，佐以祛湿活血，通经宣散，短短半月之内治愈此等顽症，实属火神功力。

**【点评】**乌附麻辛桂姜汤为已故戴云波教授之经验方，乃《金匮要略》乌头汤合麻黄附子细辛汤化裁而成。戴氏认为凡外入之风寒湿邪气，非辛温大热之品不能逐之。故擅用乌头配合附子、姜、麻、桂之类大辛大热之品治疗风寒湿痹证，附子多用 60g 以上。乌附麻辛姜桂草汤已为治痹名方，被收入全国高等中医药院校规划教材《中医内科学》和《方剂学》作为新创效方。

组成：制川乌 10 ～ 60g，制附子 10 ～ 60g，麻黄 10g，细辛 10g，桂枝 30g，干姜 10 ～ 30g，甘草 10 ～ 30g，蜂蜜 30 ～ 120g。

用法：川乌、附子加蜂蜜与水之后，先煎 1 ～ 4 个小时，以不麻口为度，后下余药再煮半小时，汤成去渣，分 3 次温服。

2. 秦某，男，48 岁，农民。半年前因腰痛行 CT 检查，确诊为腰椎间盘突出症。服用中西药物效果时好时坏。近来天气渐凉，其痛益甚，已经 3 个月，由他人背着就诊：腰痛沿左腿至足酸痛如锥刺刀割，夜间痛甚，得热则舒，遇冷痛剧，左侧肢体肌肉萎缩，扪之温度稍低，饮食尚可。舌质淡红苔薄白，脉象沉缓无力。证属阳虚寒湿，治宜温阳散寒、祛风除湿，方用乌附麻辛桂姜汤加味：川乌头 120g（先煎），附子 120g，干姜 60g，甘草 30g，黑豆 30g，麻黄 15g，桂枝 50g，细辛 12g，独活 30g，羌活 15g，杜仲 15g，川牛膝 30g，木瓜 30g，淫羊藿 24g，胡芦巴子 15g，补骨脂 15g，黄芪 60g，白术 24g，千年健 15g。

用法：先煎前 5 味药物 2 个小时，再下后面药物；水煎 2 次，混合后滤出药液，每天分 4 次服用，4 小时 1 次，5 剂。

二诊：服完 1 剂之后而来复诊，告曰如上法把 1 剂中药煎好之后，没有分 4 次服用，而是 1 次把药服完。服药之后，失去知觉。等醒来已是第 2 天天光大亮。腰腿已不痛了，神清气爽，自己单独来诊，并说这药太神奇了。并问其余药物是否继服？嘱其按原来方法服。

如法服完 4 剂后，腰痛消失，随访 9 年未见反复。（陈守义治案）

**原按：**陈氏多年应用乌附，这样的反应并不多见，此例病人不仅冒眩，而且昏不知人，已经达到"瞑眩"状态，疗效却出乎意料，古人"药弗瞑眩，厥疾勿瘳"之语可证。

**3. 坐骨神经痛：**王某，男，27 岁，工人。1 年前因用力过度而腰痛，CT 检查示：腰椎间盘突出压迫神经，经治而缓解。近阶段出差在外，着衣单薄，路上受寒，病痛再次发作。症见：全身困痛，关节疼痛，尤以左下肢沿坐骨神经方向放散，酸痛难忍，呻吟不止，昼轻夜重，得热则舒，由其父母搀扶就诊。经过针灸、镇痛药等措施，只能减轻一时，苦不堪言。舌淡红，苔白厚腻，脉象浮紧。证属寒湿在表，治宜解表温阳以散寒邪，方用乌附麻辛桂姜汤加味，药用：川乌 60g，草乌 60g，干姜 30g，甘草 24g，麻黄 15g，细辛 15g，桂枝 30g，葛根 30g，白芍 30g，羌活 15g，独活 30g，乳香 15g，没药 15g，威灵仙 30g。

川乌、草乌及干姜、甘草先煎 2 个小时后，再下后面诸药，水

火神派示范案例点评

开后再煎 30 分钟得药汁为头煎。随后再加水煎，混合 2 次滤出液，分为 3 次服用，4 个小时 1 次。3 剂。

因未亲自听医嘱，回家后按照一般煎药方法，煎好药后一次将药服完。10 分钟后，突然昏不知人，口吐白沫。家属立刻询问，陈氏随即到患者家观察，发现病人呕吐出部分药物，已浑身汗出如洗。问其有何不适之处，患者只说疲乏，想睡觉。诊其脉已无浮紧之象，缓滑有力，无病之象。随后让病人服些热糖水，安睡即可。第 2 天病人骑自行车专程告知，其病若失，余下之药未再服用，病愈。（陈守义治案）

**原按：**此例患者由于误用常法煎服，药量过大，导致"瞑眩""如冒状"，病痛却奇迹般地解除，真所谓"歪打正着"。陈氏由"脉浮紧已无，缓滑有力"，断为取效佳象，从容安排病人饮糖水并休息，确显胆识。

**【点评】**乌附之类药物，务必久煎。临床出现中毒反应，多由未按医嘱久煎所致，可不慎哉！

4. 裴某，女，59 岁。右侧下肢冷痛 8 年，今年更剧。坐后稍久也痛，活动则痛减，时值 28 ～ 30℃之气候亦穿秋裤，经电扇风吹则加剧，脉沉细小，舌淡，面白。此为沉寒痼冷积滞之症。始用附片 60g、川乌 30g、细辛 20g 未效，量渐增至此显效而愈：川乌、草乌各 150g（先煎），附片 100g（先煎），北细辛 100g，生姜 100g，苍术 30g，芥穗 8g，黑豆 300g，肉桂 10g（后下），沉香 5g（冲），紫石英 50g，3 剂。（曾辅民治案）

**【点评】**如此乌附大剂确实罕见，千钧棒法典型实例，显出曾氏胆识。须知系逐渐加量方用至此等剂量，绝非莽撞而为。

### 三、甘草附子汤治案

1.汤某，女，37岁。1964年起经常头晕，乏力，周身关节疼痛。1965年10月30日晚，突觉肢体沉重疼痛，不能转侧，手不能握物，足不能移步，衣食住行均需他人料理。次日急送某医院，诊断为"风湿"，遂来求诊：两人搀扶前来，全身关节剧痛似鸡啄，游窜不定。头晕，耳鸣，四肢不温，畏寒恶风，口干少津不欲饮。舌质偏淡，舌体胖大边缘有齿痕，苔薄白。寸关脉浮虚，尺微沉。此为太阳证，风寒湿邪郁久成痹，法宜温经逐寒、除湿止痛，以甘草附子汤主之：炙甘草30g，炙附子60g（久煎），白术12g，桂枝18g，生姜30g，2剂。

二诊：关节疼痛减轻，稍可转侧行动。上方加麻黄、细辛，以增强祛风散寒、开闭止痛之效，续进5剂。

三诊：自拄拐杖前来，关节疼痛及全身窜痛显减。头晕、耳鸣、畏寒、恶风亦明显好转。上方加茯苓以渗湿，续服5剂。

四诊：全身活动已较自如，精神好转，但腰腿尚觉疼痛、重着。虽见初效，一时难收全功。需培补脾肾，通窍除湿，以清余邪。拟理中丸加味续服：党参60g，干姜120g，炒白术60g，炙甘草60g，炙附子120g，茯苓60g，肉桂30g，桂枝15g，枸杞子60g，琥珀60g。6剂。共研细末，水打丸，如黄豆大，日服2次，每次3g。连服3个月，基本痊愈，恢复正常工作。（范中林治案）

**原按**：此证风寒湿邪兼而有之，蕴积已久，郁阻成痹。虽有畏寒、恶风、脉浮之表证，但不可单用发表；虽有头晕耳鸣，四肢不温，口干不欲饮，舌质偏淡而尺脉沉之里证，也不宜径投四逆。参之舌脉诸症，乃为风寒湿相搏，属太阳类似证。《伤寒论》曰："风湿相搏，骨节疼烦，掣痛不得屈伸，近之则痛剧……甘草附子汤主之。"此方用治本例风寒湿痹，颇相吻合。甘草益气和中，附子温经散寒止痛，白术燥湿健脾，桂枝祛风固卫、通阳化气，加生姜以助温散之力。

甘草附子汤之"骨节疼烦，掣痛不得屈伸"，与桂枝附子汤之"身体疼烦，不能自转侧"，皆为风寒湿相搏之太阳证，其疼痛不能自己者，均为筋胀之故，病理相同。所异者，本例甘草附子证，风湿留于关节，邪深入里；而桂枝附子证，风寒湿留着肌肉，有表无里，故汤证不同。

上述两方原义，桂枝附子证因属风湿，留着肌表，当以速去为宜，故附子用量较大；而甘草附子证，已病久入里，减其附子用量者意在缓行。但本例虽属久病入里，又暴发于一旦，且脉沉而细；故兼采两方之义，加大附子并生姜，既速去标，又开筋骨之痹也。

2.高汉章，得风湿病，遍身骨节疼痛，手不可触，近之则痛甚。微汗自出，小水不利，时当初夏，自汉返舟求治。见其身面手足俱有微肿，且天气颇热，尚重裘不脱，脉象颇大而气不相续。其戚友满座，问是何症？予曰：此风湿为病。渠曰：凡祛风利湿之药，服之多矣，不唯无益而反增重。答曰：夫风本外邪，当从表治，但尊体表虚，何敢发汗？又湿本内邪，须从里治，而尊体里虚，岂敢利水乎？当遵仲景法，处甘草附子汤，一剂如神，服至三剂，诸款悉愈。可见古人之法用之得当，灵应若此，学者可不求诸古哉？（谢映庐治案）

【点评】此案周身骨节疼痛，即是风湿为病，法当辛散祛湿。"但尊体表虚，何敢发汗？……而尊体里虚，岂敢利水？"因"遵仲景法，处甘草附子汤，一剂如神，服至三剂，诸款悉愈"，揭示该方投用指征。

3. 陈村余某，以果园为业。其妻患腰痛，脚拘急，痛甚，筋脉抽搐。余某背负之而出，延予调治。予断为风湿病候之剧者。症由风湿相搏，以甘草附子汤大剂，日夜各一剂。后以真武加入桂枝、北辛，十余剂而愈。（黎庇留治案）

4. 马某，男，42 岁。2016 年 12 月 23 日初诊：双膝关节痛甚 1 周余，只能挂拐站立，已服用西药及膏药，未效。舌胖润，脉沉弦尺弱。汗正，眠差。风湿相搏，治以祛风燥湿，处方：白术 30g，苍术 30g，炙甘草 15g，附子 45g，川牛膝 30g，桂枝 25g，茯神 30g，生姜 20g，大枣 10 枚。7 剂。

1 周后，自诉服药 2 天即不用拐杖，已愈。（编者傅勇治案）

【点评】此案用甘草附子汤，加苍术、茯神增加祛湿之力，川牛膝引经止痛，均很得当。

## 四、桂枝芍药知母汤治案

1. 马某，男，25 岁。1985 年 5 月 10 日初诊：肘、膝关节反复疼痛 8 年，加重半年。曾服炎痛息康、大活络丹等效果不著。半年前因工作环境潮湿，症状加重，膝关节疼痛尤甚，剧者如针刺，伴沉重走串感，逢热稍舒，遇冷加重，夜甚于昼。尚感口微渴，尿黄，便干。舌稍红苔白根腻。此属风寒湿痹日久，经络瘀滞而见疼痛若刺；郁久化热而见口渴，尿黄便干。治宜寒温并用，养血通络。方用桂枝芍药知母汤合活络效灵丹：桂枝 10g，赤芍 25g，白芍 25g，知母 10g，苍术 15g，白术 15g，附子 10g，麻黄 10g，防风 10g，独活 10g，丹参 30g，当归 15g，乳香 10g，没药 10g，4 剂。药后汗出，下肢稍多，疼痛顿减。原方加减再进 12 剂，诸症消失，独活寄生汤善后，随访至今未复发。（编者张存悌治案）

**原按：**痹证日久，亦有化热可能，不应忽略。本方在大队温药中参以凉药，如白芍、知母，既清其热，又有较好的止痛之功，此系仲景配伍之妙。可视证之寒热程度，斟酌寒温之药剂量。凡见疼痛较重，血瘀明显者，另合张锡纯止痛名方活络效灵丹，亦算"经方头，时方尾"了。

**2. 周身痹证：**康某，经商外地，1946 年冬经商于零陵，中途突发风湿关节病，不利于行而返归，询治于余。翁身沉重，手足拘急，关节痛处微肿，走注疼痛如虎啮，如针刺，夜间增剧，刻不可忍。有时发寒热，但无汗。脉沉紧，舌苔白润，气短难续。《金匮》详叙其方证："诸肢节疼痛，身体尪羸，脚肿如脱，头眩短气，温温欲吐，桂枝芍药知母汤主之。"翁病尤切《金匮》之所说，自以桂枝芍药知母汤为适应。但其夜痛加剧，则又兼及血分，宜与活络效灵丹配用，庶能统治诸候而免偏颇。且风湿蕴积日久，寒邪深入筋骨，等闲小剂殊难胜舒筋活络逐寒祛湿之重任，故大剂猛攻以作犁庭捣穴之计，始可一鼓而奏肤功：桂枝 45g，芍药 45g，麻黄 18g，附子 24g，知母 12g，防风 30g，当归 30g，丹参 30g，乳香 15g，没药 15g，苍术 18g，白术 18g。每日 1 剂，酒水各半煎，分早、中、晚 3 次服。

夜间汗出通身，痛楚略减。又续进 5 剂，兼吞小活络丹，每次 4.5g。夜间均有微汗，痛逐减轻，脉见缓和，手足能屈伸，关节肿消，尚不能起床。然以其人思虑多，气血虚，乃师"攻衰其半"之旨，改拟攻补兼施之三痹汤，并加防己、蚕砂、海风藤、银花藤等疏络活血药，一日二剂，时历兼旬，遂得步履如常。再用十全大补

汤加龟、鹿、虎三胶轮服，逐次复原。（赵守真治案）

【点评】风寒湿痹初以桂枝芍药知母汤合活络效灵丹逐寒祛湿，舒筋活络，攻邪为主；继以三痹汤加味攻补兼施，终用十全大补汤加龟、鹿、虎三胶交替轮服，则系补虚为主，用药初、中、末层次分明，移步换法，堪称范例。

3. **周身痹证**：某男，28岁。阳气不足，腠理空虚，寒湿侵袭，流注经络，手腕及上下肢关节痛甚。周身无力，腰部酸胀，转侧为难，局部红肿不甚。舌苔薄腻，脉象弦滑。治以寒热并用，温经通络：黄厚附片12g，桂枝9g，炒白芍9g，知母9g，麻黄9g，防风9g，炒白术12g，杜仲9g，牛膝18g，鸡血藤18g。上方服5剂后，上下肢、腰部均减，肿胀渐消，已能行走。再续服5剂，痹痛逐步消失。（《上海中医药杂志》1983年3期）

【点评】此乃桂枝芍药知母汤加杜仲、牛膝、鸡血藤为方，于经方法度中稍佐活血兼以引经，具变化之巧，大概因脉象弦滑，不为虚象，附子用量不重。

## 五、当归四逆汤治案

1. 李某，女，49岁。膝关节疼痛近半年，不受气候影响。上下楼梯受限，走平路较轻。面部较暗，少神。舌淡，脉沉细。此为关节失润之例，本着肝主筋，柔则养筋之理治之：当归30g，白芍30g，炙甘草30g，桂枝30g，北细辛15g，木蝴蝶20g。4剂。

药后效显，未料到。守方出入，加肉桂3g，巴戟肉30g，2剂。2个月后，因他病来诊，称药后痛失。（曾辅民治案）

**原按**：首诊方以芍药、甘草酸甘化阴；当归、桂枝一阴一阳入肝，直指病所筋府之地；桂、甘化阳，使阳生阴长；桂、芍调营卫之气，使阳气流畅，阴血不阻。阳虚则寒有湿，用桂、辛温通，木蝴蝶防其燥。药后显效，再加肉桂、巴戟肉温肾而肝肾同补之，病得彻除。

【点评】此案膝关节疼痛，上下楼梯受限，不受气候影响，脉沉细，认为关节失润，按肝主筋，柔以养筋之理，治以当归四逆汤取效，可资取法。

2.陈某，女，50岁。双下肢发软，影响入眠8年。夜间醒来，下肢软而难受，难以再眠，夏季骨热（胫、腓骨），心烦，倦怠，怕冷。舌淡，脉沉细弱。此肝气血不足而倦怠，怕冷；脉细弱示筋失血濡而肢软、骨热。处方：当归30g，桂枝30g，白芍20g，炙甘草20g，北细辛15g，吴茱萸25g，生姜30g，大枣35g，白酒70g，山萸肉30g。4剂。从血虚不能敛阳而骨蒸，加入山萸肉30g。药后明显好转，唯入夏仍骨蒸。（曾辅民治案）

【点评】此例辨证要点在于病在下肢，脉沉细弱；心烦、倦怠则提示病涉厥阴。

3.马君，因受寒湿较重，上及肩胛，下达肘部，手臂既不能上举，又不可下垂，动作维艰，痛苦万状。祝师诊曰：寒湿入于经络，非重用辛温之剂不可，以细辛配合附子为方：当归15g，白芍15g，油松节15g，川桂枝12g，炙细辛6g，黄厚附片18g，羌活15g，独活12g，丝瓜络12g，制南星12g，鸡血藤20g，威灵仙12g。连服3剂，疼痛减，再服5剂，手臂活动如常人。（《辽宁中医杂志》1991年4期）

【点评】此案上肢痹痛，祝氏选用当归四逆汤，当属正治。另加药物羌活、独活、丝瓜络、制南星、鸡血藤、威灵仙可供参考。

4. 刘某，男，60岁。腰腿关节疼痛已十余年，痛有定处，遇寒痛增。开始右膝关节较重，左腿及腰痛稍轻。1956年以后更加冷痛沉重，下肢屈伸不利，以致不能下地活动。1960年6月来诊：下肢冷，骨痛，麻木，拘挛，沉重，右腿尤甚。屈伸行动困难，须靠拐杖或搀扶方能移步。面黄晦黑，舌质微乌，苔薄灰白，脉沉细。此为气血皆虚，寒湿内搏于骨节所致。法宜养血通络，温经散寒，以当归四逆汤加味主之：当归10g，桂枝10g，白芍10g，辽细辛3g，木通10g，红枣30g，生姜10g，苏叶10g，甘草6g，防风10g，牛膝10g，木瓜10g。

二诊：上方连服6剂，右腿已能屈伸，开始着力缓缓而行；骨节冷痛、拘挛亦减。厥阴伤寒之外证初解，多年痼疾松动；患者年已花甲，六脉沉细无力，舌质仍暗淡无华，久病衰弱之象益显。法宜驱阴护阳，温补脾肾，以理中汤加味主之：党参15g，白术12g，炙甘草15g，干姜12g，肉桂3g，制附片30g（久煎）。上方服二十余剂，行动自如，恢复正常工作。（范中林治案）

**原按：**本例患者临床表现下肢疼痛较剧，且关节重着，固定不移。寒为阴邪，侵入人体，阴经受之；客于筋骨肌肉之间，故迫使气血凝滞，遇冷则痛更增。参之面色青黄，舌质乌暗，苔现灰白，皆属寒主痛，可知寒凝痛痹，乃其主证。患者自觉右腿发凉，骨重难举，可见寒湿阴邪，已深侵入骨。《素问·长刺节论》所说："病在骨，骨重不可举，骨髓酸痛，寒气至，名曰骨痹。"

下肢冷痛，骨重难举，麻木拘挛，参之舌质暗淡，脉象沉细，实为风寒中于血脉，血为邪伤，则营气阻滞，故病属厥阴寒证。郑重光曾指出："手足厥寒，脉细欲绝，是厥阴伤寒之外证；当归四逆是厥阴伤寒之表药也。"这里不仅说明厥阴风寒中血脉而与四逆证不同，而且点出为何用当归四逆之理。今验之临床，初诊服药6剂，厥阴伤寒之外证遂除，血分之邪被逐，营气之阻滞即通，故下肢骨节冷痛拘挛诸症，迎刃而解。再进理中汤加味，培补先后两天，阴消阳长，从阴出阳，因势利导而病获愈。

**5. 坐骨神经痛：**郝某，男，70岁。曾有风湿性关节痛史。1973年冬，臀部及右腿冷痛难忍，不能坚持工作。经某医院检查，诊为"坐骨神经痛"。1974年3月中旬来诊：少腹及下肢发凉，膝关节以下微肿，行走困难，自右侧臀部沿腿至足抽掣冷痛，神疲，头昏。舌质淡红稍乌暗，苔白滑腻满布，脉细弱。辨为风寒入肝则筋痛，入肾则骨痛，入脾则肉痛。显系邪入厥阴肝经，寒邪凝滞，气血受阻所致。本例冷痛，自臀部痛引下肢，小腹及四肢末端发凉。此为厥阴证之血虚寒凝，气血运行不畅，不通则痛。欲续其脉，必益其血，欲益其血，必温其经。故不以四逆回阳，而以当归四逆温经散寒，养血活络为治：当归12g，桂枝15g，白芍12g，辽细辛5g，木通12g，炙甘草6g，大枣20g，牛膝12g，木瓜12g，独活10g。

服上方3剂，肢痛减轻，原方续服4剂，可缓步而行，疼痛大减。仍守原方，加苏叶10g，入血分散寒凝；加防风10g，祛经络之风邪。

再服10剂，疼痛基本消失，神疲、头晕显著好转，滑腻苔减。唯下肢稍有轻微麻木感，时有微肿。寒邪虽衰，湿阻经络之象未全解，上方酌加除湿之品，以增强疗效：当归12g，桂枝10g，白芍12g，木通12g，牛膝12g，茯苓15g，白术15g，苍术10g，薏苡仁15g，炙甘草6g。

1个月后病基本治愈，步履自如。追访7年病未复发。（范中林治案）

【点评】当归四逆汤主治"手足厥寒，脉细欲绝者"，其病机在于血虚寒滞，辨证要点在于脉细弱，加之病在下肢，"系邪入厥阴肝经"，选方思路在此。

## 六、黄芪桂枝五物汤治案

1.伍女士，56岁。一年前患高血压症，高压达260mmHg，体重比平时增加，重达152磅。迩来经常头晕心跳，两手麻痹，双脚酸软，步履维艰，口喝舌强，言语失灵，由家人扶其到诊：按其脉寸口关上微，尺中小紧，断为风痹。先投以黄芪五物汤，于气分中调其气血，黄芪每剂用六两，桂枝尖三两，2剂而四肢经络舒畅，口舌稍灵。继合大剂真武汤以逐水扶阳，连服3剂，说话行动恢复正常，不须扶持而能自行。再3剂，血压渐降，头晕、心跳亦止，因是起居恢复如常。（谭述渠治案）

【点评】本案因"两手麻痹，双脚酸软，步履维艰，舌强，言语失灵"之风痹证突出，故先投以黄芪五物汤，于气分中调其气血，黄芪用至六两，桂枝尖三两，2剂而四肢经络舒畅；继则合以大剂真武汤逐水扶阳，以图标本兼顾。

2.黄某，女，59岁，农民。2019年1月12日就诊：2018年12月29日去区医院做核磁共振检查：腰椎退行性变，L4/5椎间盘膨出，L5/S1椎间盘向后突出。主症：腰疼难以转侧，四肢麻木、疼痛，以双下肢为甚已1月余，加重1周。时现腹痛，大便溏，小便可。舌质暗红少苔，脉紧微浮。辨证：气血亏虚，肝肾不足，方用黄芪桂枝五物汤加味：黄芪40g，桂枝尖20g，白芍20g，干姜15g，大枣15g，当归15g，白术15g，桑寄生30g，炮狗脊20g，油松节20g，独活 15g，石楠藤 20g，小茴香 20g，怀牛膝 15g，炙甘草 10g。5 剂，水煎服。

复诊：原症状均减半，舌质稍暗红，苔淡薄润，脉紧。继服原方 5 剂。

三诊：症状均较上周有所好转，时现口渴，饮水量少。原方调整：黄芪 50g，桂枝尖 20g，赤芍 15g，干姜 15g，大枣 15g，当归 15g，党参 30g，盐杜仲 30g，炮狗脊 20g，油松节 15g，石楠藤 20g，小茴香 20g，炙甘草 10g。5 剂。

服完上方病痛消失，随访至今未复发。（编者黄建华治案）

【点评】疗效不错，药物可再精炼些。

## 七、四逆汤加味治案

某女，42 岁。由家人搀扶就诊：双肩疼痛已 3 年余，近半月手指肿胀木痛，晨僵，不能端碗拿筷，双膝、双踝关节肿胀木痛不能下蹲。血沉 56mm/h，类风湿因子 205mm/h。某医院诊为类风湿关节炎，看过中西医服药无显效。伴见怕冷肢凉，头昏闷痛，眠纳均差，大便不成形，尿黄。舌质红，苔白腻厚润，脉紧微浮。辨证：阳虚寒湿夹痰，方用苓桂术甘汤合四妙散加味：桂枝尖 20g，苍术 20g，茯苓 20g，黄柏 15g，川牛膝 30g，薏苡仁 30g，白芷 15g，羌活 15g，油松节 20g，石菖蒲 20g，土鳖虫 15g，小茴香 15g，炙甘草 6g，生姜 50g。2 剂，水煎服。

复诊：症状均有缓解，方用四逆加味：制附片 30g，干姜 30g，苍术 25g，砂仁 15g，桂枝尖 25g，辽细辛 15g，油松节 20g，独活 15g，石楠藤 20g，威灵仙 20g，炙甘草 10g，生姜 60g。

治疗期间，出入药物尚有生半夏、姜黄、续断、刺五加、淫羊藿，制附片增至60g。守方29剂，调治2个月，症状消失，检查各项指标正常。随访已5年未复发。（编者黄建华治案）

## 八、真武汤治案

**1. 足心痛：** 龙田坊吴某，中年人，患脚板底痛，不能履地。面白，唇舌白，胃纳减少。屡医不效，因就诊于予。问其有花柳余患乎？曰：前治花柳，服清凉败毒剂，今则痊愈矣。予曰：足心为涌泉穴，是肾脉所发源者。肾败则痛，不能履地也。先以真武汤加茵陈，令其余邪从小便而解。继以真武，连服十余剂而愈。（黎庇留治案）

**【点评】** 此症"脚板底痛，不能履地"，除见面唇舌色白，胃纳减少等阴证表现外，尚有"前治花柳，服清凉败毒剂"伤阳病史，因断为"肾败则痛"，用真武汤治愈。与此类似者还有足跟痛之症亦颇为常见，可否也仿此诊治呢？

2. 袁某，男，40岁。在浙江某地电话求诊。近1周来，睡至半夜遍身酸痛麻木，尤以后头部、下颌、双大腿外侧严重，伴身体颤抖，持续约1小时，需活动过后方才缓解，心中十分恐惧。因之电话求诊，询之无汗。因系老患者，知为阳虚之体，此或感受寒湿所致，身体颤抖可视作真武汤之"身𥆧动"症，另加麻辛开表。处方：麻黄10g、细辛10g、附子30g、茯苓30g、白术30g、白芍30g、黄芪30g、桂尖25g、龙骨30g、牡蛎30g、炙草15g、生姜10片、大枣10个。7剂。

因事急，将处方用微信传过去，由其自行在当地购药，以便当

天即能吃药。后据电话告云，服药当晚症情即未发作。（编者张存悌治案）

## 九、阳和汤治案

**1. 鹤膝风：** 周女，9岁。左膝关节肿大，某医院诊为"骨结核"。治疗2个月，开刀5次，病情如故，请余会诊：面色㿠白，左膝关节肿大且僵冷，不能站立。开刀之处涔涔流下清稀黑水，无疼痛感觉。终日嗜睡。舌润无苔，脉沉迟无力。询知发病因冬令玩雪引起，寒邪侵入经脉，治不得法，迁延日久，郁而不解。当用通阳化滞和血之法，用阳和汤加味：麻黄绒6g，熟地15g，白芥子9g，鹿角霜15g，桂枝6g，上肉桂5g，炮姜9g，当归15g，甘草9g。

服5剂后，面色渐转红润，左膝关节稍转温，肿势渐消。原方去鹿角霜，加服鹿茸粉1.5g兑入，再服5剂。取其补精髓，壮元阳，大补督脉，强筋健骨。

服后膝关节转温，且能站立。面色红润，食欲增进，精神转佳，患部所流之清稀黑水转为黄色脓液。此肾阳虽复，尚须补气活血、生肌。方用张锡纯内托生肌散加减：生口芪30g，天花粉10g，乳香6g，没药6g，山萸肉15g。全方共呈益气生肌、排脓疏络、解毒之功。服用7剂后，创口逐渐愈合。（戴丽三治案）

**原按：** 阳和汤一方，为治阴疽内陷方，具有通阳化滞和血之功，故名"阳和"，如日光一照，寒邪悉解。唯原方剂量过轻，不能胜病，故师其意而不泥其方。病无常形，医无常方，药无常品，顺逆进退存乎其时，神圣工巧存乎其人，君臣佐使存乎其用。如墨守成方，执不变之方以治变动不居之证，虽属效方，亦难取效。

2. 张君，男，年约 60 岁。腰部及两下肢酸痛，转动维艰，经用活血通络之品效果不显。另请一医治疗，曰："此为风湿相搏，一身尽疼痛，仲景桂枝芍药知母汤、桂枝附子汤均可用之。"服药稍有效果，但起立转动仍然不便，辗转请祝医诊治。

病人曰："素闻君善用经方大名，吾亦服附子不少，所患非疑难之病而不见效者，此何故焉？"祝师曰："前方为温阳活络之通剂，汝所患者为寒入于阴，阴阳俱亏，所以其效不彰也，阳和汤为祛阴霾回阳之品，古人所谓益火之源，以消阴霾，则气血得和，经脉可通。"处方：黄厚附片 16g，大熟地 16g，麻黄 6g，川桂枝 9g，炮姜 9g，党参 16g，活磁石 30g（先煎），白芥子 9g，姜半夏 12g，炒白术 12g，鸡血藤 16g，怀山药 14g，炒麦芽 16g，威灵仙 12g，鹿角胶 9g。服药 3 剂，举动轻便，不更前方，继服 6 剂，其病若失。（祝味菊治案）

**【点评】**此症下肢痹痛，桂枝芍药知母汤、桂枝附子汤确实均可投用，"亦服附子不少"，但服后效果不理想。祝氏认为"阳和汤为祛阴霾回阳之品"，加入附片投之，乃锦上添花之义，为痹痛治疗开一法门。方中所加桂枝、姜半夏尤为恰当。

## 十、姜附茯半汤加味治案

**1. 痛风：**2011 年 9 月 3 日晚，余和朋友在澳洲布里斯班参加晚间的河节庆祝活动受寒，左膝突然疼痛肿胀，皮色未变，压痛（+++），屈伸不利，难以行走，上下楼梯尤痛。次日针灸 2 次，加上理疗反有加重之势，不像风湿痹证所致。忽然想起当晚曾进食西餐，吃牛排，喝红酒，宿有痛风之症，尿酸一向偏高，因想此必由痛风引发，按中痰论处，以姜附茯半汤加味投之：附子30g，生姜15g，茯苓30g，生半夏30g，枳壳10g，细辛10g，芒硝10g（烊化，得泻后停用）。因痛极难忍，4小时服药1次，一昼夜连进2剂。次日痛减大半，可以行走，又进2剂，疼痛已止。（编者张存悌治案）

**原按**：痛风已是常见病。余因痛风十年，平日注意饮食清淡，不常发病。因秋水仙碱副作用大，且有伤肝肾，故一直在琢磨痛风的中医治疗。分析该病多发病突然，关节卒肿，符合"中痰"之证，治以姜附茯半汤加白芥子、枳壳；多累及足踝关节，属寒湿下注，方选四妙散。据此设计一方，名之为四妙姜附茯半汤。初起有表证者，加麻黄、细辛；大便不溏即加芒硝，泻后去掉。并不用虫类、活血药。治疗多例，多收捷效。本案获效还得益于日进2剂的给药频次。

**2. 痛风**：赵某，男，64岁。2013年5月30日初诊：痛风病5年，每因进食肥甘厚味、饮酒发作，须服秋水仙碱缓解。此次发作2天，左膝突然肿痛，艰于行走，时发抽搐，胸闷不适。舌淡胖润苔白，脉弦寸弱。即用上案自治方投之：附子30g，生姜15g，茯苓30g，生半夏30g，枳壳10g，细辛10g，苍术30g，黄柏10g，川牛膝30g，苡米30g，丹参30g，檀香10g，砂仁10g，炙草10g。5剂。药尽肿消痛止。（编者张存悌治案）

**3. 痛风**：王某，男，45岁。弟子黄某电话求治案：患者右踝关节及大足趾关节疼痛红肿，走路、夜间加重已近10年。9年前发现尿酸偏高，近时项背强痛，夜间发热，睡眠很差，大便不成形。看过多处中西医效果都不理想。脉浮紧弦，舌质红润苔淡。诊断为下肢痛风性关节炎。

经黄某治疗3个月，颈项强痛消失，睡眠好多了，右踝关节及大足趾关节受凉后加重，怕冷。2013 年 5 月 29 日右踝关节及大足趾关节疼痛难忍，约 1 小时，电话求诊，黄某查告：其脉沉紧，舌质红润苔淡白。授方：生麻黄 10g，北细辛 15g，制附片 30g，苍术 30g，生黄柏 15g，川牛膝 30g，苡仁 30g，茯苓 30g，生半夏 30g，枳壳 10g，芒硝 10g（冲服，泻后去掉），生甘草 10g，生姜 30g。10 剂。

6 月 15 日复诊：右踝关节及大足趾关节疼痛消失，唯走路及上楼时还有点痛，近几天出现遗精、性欲淡泊，前方加赤石脂 30g，续服 5 剂。药后踝关节及大足趾关节肿痛消失。

3 个月后复诊：病情无复发，要求中药打粉长服巩固。（编者黄建华、张存悌治案）

4. 崔某，女，55 岁。右手中指麻木、发胀 1 个月，大指、食指亦渐发作，晨僵，不凉，有汗，形体偏胖。舌淡胖苔薄黄，脉滑数寸弱。证属痰湿阻络，须防中风之变，治以姜附茯半汤加味：生姜 20 片，附子 25g，茯苓 30g，生半夏 25g，枳壳 10g，白芥子 10g，桂枝 25g，白芍 20g，炙甘草 10g，大枣 10 枚。5 剂。

服药即效。（编者张存悌治案）

**原按：**麻木一症，并不好治，临床体会似乎比疼痛难治。

# 第十节　厥脱证

## 一、四逆汤治案

**1. 吐利厥逆：** 某年青盲女，患霍乱，上吐下利。往诊时，吐出黄水，衣为之湿；四肢厥逆，脉微欲绝，急投四逆汤。此午间情事也。傍晚着人来问，据云："呕疴已止，唯头微痛，身有微热，得毋药性过热欤？"予曰："不然，乃药力透达之故，盖病势已从阴出阳也。"次日精神稍定，与理中汤以温开脾胃。又次日告称"举动无力"，遂处以真武汤加桂枝善后。据患者云：服药入腹后，桂枝之气直达脚趾。（黎庇留治案）

【点评】郑钦安擅用姜、附，对热药反应有着丰富的经验和深刻的体会，这也是其擅用姜、附的重要体现："其中尚有辛温回阳，而周身反见大痛大热者，阴陷于内，得阳运而外解也，半日即愈。"本例服四逆汤后"头微痛，身有微热"，正是"阳药运行，阴邪化去"的反应，应当"半日即愈"，本例确实"次日精神稍定"，可知郑氏所言不虚。

**2. 失血阳脱：** 陈村欧玉心之妻，误触头部，微伤已愈。唯是流血多，体气不强，胃气亦弱。诸医俱以隔靴搔痒之药与之，日甚一日。有以六味地黄汤加入清润之品与服者，是晚头眩汗出，不能成寐，四肢厥逆。

三更时邀余诊，意在定其死于何时也。见其闭目卧床，衣履一新，环侯榻旁者有二十余人。余诊之，脉甚沉微，索纸书其病变之由，"因去血误治而阳虚，因阳虚多服阴药乃至阳脱"云云，振笔直书二百余字，拟方为四逆汤。

次日复诊，举家大喜，言："病已卧床十余日，不能成寐，昨日服药已即得安睡。今早可自起盥漱，顾此不啻仙丹之药，何以仅三味也？"乃再与真武汤或理中加附子，六七剂已能行动，自是余之医名大噪于陈村。（黎庇留治案）

【点评】失血过多，"多服阴药乃至阳脱"，以"脉甚沉微"断为阳脱，以四逆汤单刀直入，并未因失血过多而合补血套药，但"服药已即得安睡，今早可自起盥漱，顾此不啻仙丹之药"，疗效服人。

**3. 鼻衄欲脱：** 秦某，男，64岁。素多痰湿，咳嗽多年。昨因咳嗽气急上涌，忽然鼻血不止，注射止血针剂不效，延吴氏急诊：面色惨淡，鼻衄不止，冷汗淋漓，沉迷无神，气息低弱呈奄奄一息状。舌淡夹青而少血色，脉芤虚欲散，二三至而一止。辨为气虚不能摄血，阳虚不能守阴，复因咳嗽挣破血络而衄。病势颇危，有阳气外脱之势，急宜扶阳收纳，若能血汗均止，尚有生机，以参附汤加味急救：附子30g，人参10g，炮姜6g，甘草3g，大枣2枚（烧黑存性）。

服1剂则效，衄减，神气转佳，再剂血汗均已得止。原方加黄芪24g，附子增为60g，连服2剂，唇舌色已红润，脉来和缓有神，继续调理而愈。（吴佩衡治案）

【点评】此症一派阳虚欲脱之象，辨之不难。难的是除炮姜一味外未用止血药，而以大剂附子扶阳为主，"血汗均已得止"，尽显火神派风格。

4.吕翁令眷，住居仪真。至诊其脉，细数近疾，重取全无，舌卷焦黑，齿垢枯黄，卧床去被，露胸取凉。问其病源，初二日开窗梳头受寒，前医用麻黄汤发汗，汗出后即烦躁，因而又用石膏白虎汤，遂致如此。口索冷水，复不能咽，而房内又设火三炉。余曰病人如此怕热，何须置火？家人答以主母平素畏寒，日常所设。余曰：若此乃阴极似阳，亡阳脱证。辞不治。其时朱翁在座，力嘱用药，勉以四逆加猪胆汁汤主之：生附子三钱，干姜二钱，人参三钱，甘草一钱，人尿、猪胆汁各五匙，煎成灌下一半，而人即昏沉不能咽。约一时许回苏，醒云扬州医生药好，复索余药。服后熟寐，次日回阳，齿舌润滑，如常畏寒矣。继用理中生脉汤十数剂而愈。（郑素圃治案）

【点评】此案卧床去被，露胸取凉，口索冷水，似乎阳热之证。但其脉细数近疾，重取全无，索水却不能咽，乃现阴凉之本质，以四逆加猪胆汁汤应证而愈。

5.黄翁令政，年五十外。壬午隆冬，病伤寒，初不知何经受病。至第八日请治，脉则细紧而弦，呕哕痰涎，神昏但寐，腹痛下利，足冷舌灰，时发谵语。先治之医犹用苍朴柴苓汤，作协热下利治，指谵语为实热。余曰：病经八日，正阳尽入阴之时，已经发汗消导而神昏下利，将至亡阳。急用四逆汤以救其逆，安敢再肆疏削乎？撮附子、干姜、茯苓、半夏、甘草一剂而别。前医阻挠不决，置药不煎。至夜病剧，卜之灶神，神允余药，方敢煎服。服之即得寐，醒后神清。次日再招相信委治，诊脉稍和，即以前药加人参一钱，日服二剂。至五日，哕利方止，继用附子理中汤，半月始愈。（郑素圃治案）

【点评】寒温之争令病家无所适从，竟至"卜之灶神"，幸亏"神允余药，方敢煎服"，挽回危局，何其感慨。

## 二、通脉四逆汤治案

1. 王某，伤于风寒，发热怕冷，身疼汗出，服表散药未愈。转增腹痛泄泻，舌白润，口不渴，小便清利，一变而为太阳太阴并病。用平胃散加防风、桂枝，不唯前证未减，反增心下支结，胸胁满痛，口苦烦渴；再变而为太少二阳及太阴诸病矣。窃思证兼表里，《伤寒论》中之柴胡桂姜汤，病情颇为切合。不料患者又以病变时延，易医而欲速效。医不详察证情，认为表实里热而迭以汗下攻之，遂致漏汗洞泻，息短偃卧，势甚危殆。又复邀诊，脉微欲绝，四肢厥逆，汗泻未已，不时转侧手扰，此属阴阳垂绝之象，亟宜通脉四逆汤挽将绝之阳，配童便敛将尽之阴，以策万全：附子30g，干姜45g，炙甘草15g，浓煎，冲童便少许。

频频灌下，自晨迄暮尽二大剂，泻汗逐减。当子夜阳回之时，汗泻全止，身忽发热，是阴复阳回之兆。按脉浮缓无力，阴阳将和，邪气外透。乃煎桂枝汤加人参续进，益气解肌，二剂热退人安，后以补脾胃和气血调理月余复元。（赵守真治案）

【点评】此案屡经误治，一误于表证失之宣散，反用平胃散引邪入里；再误于汗下攻之，"遂致漏汗洞泻，息短偃卧"，四肢厥逆，已近亡阳，故以通脉四逆汤回阳救逆，12小时而"尽二大剂"，附子用至60g，挽回脱厥之势。再以"桂枝汤加人参续进"，热退人安。赵氏分析病变理路清晰，遣方用药果断允当，显出深厚功底。

2. 某女，年三十许。娩后十余日，恶露已尽，偶因感冒夹食，腹及胁痛。医者疑瘀血为患，以破血、降气药与之不效。继更数医，率用桃仁、红花、三棱、莪术等品，愈治愈剧。一日医用桃仁承气汤煎好，进服一杯，随即昏愦妄语。

余诊之，脉如蛛丝不绝，气息奄奄，手足如冰，汗出，面上黑气满布，口唇惨白，舌苔黑滑，即用大剂通脉四逆冷服，一剂苏醒，厥回汗止，改用大剂附子理中汤三剂，霍然而已。（萧琢如治案）

**【点评】**产后体弱，虽有实邪，不宜强攻，此症即伤于误攻，而成四逆阳脱之证。此老凡用四逆辈，无论有无格阳之热象，俱主冷服，各案均此服法。

**3. 下利厥脱：**黄某，男，11 岁。初感全身不适，逐渐加重，神志昏迷，高热至40℃以上，腹泻。正值肠伤寒流行季节，省医院确诊为"正伤寒"，认为病已发展至极期。曾以大量犀角、羚羊角、紫雪丹等抢救，虽高热退，腹泻止，而病势更加沉重：四肢冰冷，脉微欲绝，终至垂危。

初诊：连日来昏迷蜷卧，面色灰白乌暗，形体枯瘦。脉伏微细欲绝，鼻尚有丝微气息。四肢厥逆，通体肢肤厥冷。此为病邪已由阳入阴，少阴阴寒极盛，阳气顷刻欲脱。急用驱阴回阳、和中固脱之法，以大剂通脉四逆汤一剂灌服急救：川附片120g（久煎），干姜120g，炙甘草60g。

上方连夜频频灌服，翌日凌晨，家长慌忙赶来说："坏了坏了，服药后鼻中出血了。"范氏回答："好了好了，小儿有救了！"患儿外形、病状虽与昨日相似，但呼吸已稍见接续均匀，初露回生之兆。继守原法倍量再服：川附片500g，干姜500g，炙甘草250g。先以肥母鸡一只熬汤，以鸡汤煎附片一个半小时，再入姜、草。服药后约2小时，患儿忽从鼻中流出紫黑色凝血两条，约三寸长，口中亦吐出若干血块。缓缓睁开双眼，神志清醒，说道："我要吃白糕！"全家破涕为笑。遵原方再进4剂。

患儿神志已完全清醒，语言自如，每日可进少量鸡汤。病已好转，阳气渐复。但阴寒凝聚已深，尤以下肢为甚。原方稍加大曲酒为引再服，次日下肢即可慢慢屈伸。再服2剂，能下床缓步而行。服至13剂，逐渐康复。患者三十年后函告，身体一直很好。（范中林治案）

【点评】此例由于寒凉误治，阳气衰微，阴寒凝滞，故现面色灰白乌暗，脉伏细微欲绝，通体逆冷，甚至昏厥不省，已发展至少阴寒化之危重阶段。灌服通脉四逆汤后，患儿鼻孔出血，家长惊慌失措，以为误用姜、附所致。不知通脉四逆汤峻逐阴寒，冰伏凝聚之血脉为之温通，血从上窍而出。范氏胸有定见，不为所惑，抓住转机，在原方基础上再加倍用药，姜、附均增至500g，凝结之血条血块，均被温通而逐出，终于转危为安。

范氏对服用附子的反应积累了丰富的经验，他说：阳虚阴盛之人，初服辛温大热之品，常有心中烦躁，鼻出黑血，喉干，目涩或赤，咳嗽痰多，面目及周身浮肿，或腹痛泄泻，或更加困倦等，此非药误，而是阳药运行，阴去阳升，邪消正长，从阴出阳之佳兆。服药后比较理想的反应是周身暖和，舌质和面色均现红润。此时即可用少量滋阴之品，以敛其所复之阳，自然阴阳互根相济，邪去正安。范氏这些体会，丰富了郑钦安总结的"阳药运行，阴邪化去"之经验。

本案用鸡汤煎药亦有新意，揣摩应当更适宜胃纳，有食疗意义。

### 三、茯苓四逆汤治案

**1. 下利厥脱：** 马某，82 岁，住城关旭光社。久患疟疾，触邪而发，六脉沉弦，寒热往来，发作有时。发则高热谵语，胸满闷而疼，曾用大柴胡汤治疗，服后下利虚脱，急请抢救。症见：虚脱，倒卧于地，面色脱落，下利黑屎满身，牙关紧急，不能言语，仅有微息，六脉沉微欲绝，四肢厥逆。拟方：茯苓 30g，炮附子 24g，炮干姜 15g，人参 15g，甘草 15g，急煎服之。

1 剂泻止足温，能言气壮，六脉来复，继服 3 剂，疟疾亦随之而愈。(《中医杂志》，1965 年 1 期)

**原按：**《内经》说，邪之所凑，其气必虚。真气内守，病安从来。高龄患疟，感邪即发，标为热象，本为内虚，误服泻下，必伐其正。肾中真阳飞走，脾败下利，正虚阳亡则厥逆脉绝，已现虚脱之象。茯苓四逆汤壮肾阳、补脾胃，阳气来复，正气壮盛，正复而邪自去，故疟亦随之而愈。

**2. 亡阳烦躁：** 老友段某，素体衰弱，形体消瘦，患病年余，久治不愈。症见两目欲脱，烦躁欲死，以头冲墙，高声呼烦。家属诉：初起微烦头疼，屡经诊治，因其烦躁，均用寒凉清热之剂，多剂无效，病反增剧。面色青黑，精神极惫，气喘不足以息，急汗如油而凉，四肢厥逆，脉沉细欲绝。拟方如下：茯苓 30g，炮附子 30g，高丽参 30g，炮姜 30g，甘草 30g，急煎服之。

服后烦躁自止，后减其量，继服 10 余剂而愈。(《中医杂志》，1965 年 1 期)

**原按：** 烦躁一证，病因颇多，治法各异，有邪在表而烦躁者，治宜清热解表；有邪在里而烦躁者，治宜苦寒清下。此例烦躁，年高体弱，正气素亏，真阳衰败，加之久病误服寒凉泻下，伐其肾阳，败其脾胃，正虚阳亡，则大汗出；汗出多不仅亡阳，亦亡其阴，阴阳不相顺接，则四肢厥逆；真阳欲绝，无阳鼓血脉运行，脾胃衰败，不能生血，则脉细欲绝。

盖神发于阳而根于阴，阴精者，神之宅也。故阳气升，阴精不足以济上阳之亢则烦；阴气降，阴虚无阳以济之，阳根欲脱，则躁。本例微阳飞走，本根欲断，故生烦躁。仲景说："发汗若下之，病仍不解，烦躁者，茯苓四逆汤主之。"故用此方回阳固正。阳壮正复，腠理固密，其汗自止。用此方而不用四逆者，以四逆为回阳抑阴之剂，无补虚之功。不用四逆加人参汤者，以兼有烦躁欲死之证，故以茯苓为君，补脾以止烦。恐药轻不能挽垂绝之阳，故以大剂频频饮之，疗效颇速。

3. **亡阳厥逆**：李某，女，35 岁，农民。患者素阳不足，外感寒邪，发热恶寒，寒多热少，入夜尤甚，常增被而不暖。初用辛凉解表，继用苦寒泄下，以致病重，卧床不起已三月矣。现症：面色㿠白无华，精神恍惚，形体消瘦，凉汗大出，面颊沟汗满下流，语声低微，气息奄奄，四肢厥逆，六脉欲绝。拟方：茯苓 30g，炮附子 15g，潞党参 15g，干姜 15g，甘草 15g。

上方二日内连服 7 剂，汗止足温，六脉来复，继服 20 余剂而愈。（周连三治案）

**原按**：外感之病，本应解表。但素体阳虚外感风寒者，辛凉解散、苦寒泻下均不宜用。误用之则伐其脾胃，败其肾阳，必致阴阳俱亡，精神离散，变成坏证。本证前医愈治愈重的原因即在于此。此时急宜温肾中之阳，培土固正、燥脾祛湿而温中，庶可挽回，服后果获良效。

【点评】如此亡阳厥逆，气息奄奄重症，用附子15g，并非大剂量，但"二日内连服七剂"，此系平剂频服法，重用附子一招。

4. 熊伟男司训，正月上旬，贺节饮酒，即于席上腹痛吐泻，并作厥冷大汗，竟不能归。先医用炮姜、香砂不效，又进平胃、二陈亦不效。因吐泻大汗，真阳外越，反面赤、脉大、腹胀而痛。延京口名家，见其腹大而痛，视为实证，投以木香、槟榔、腹皮破气劫药，病家不敢服，自真州迎余至瓜镇。

已病四日矣，诊其脉洪大无伦，重取即散，素有肋下肝肾气病，自以为旧疾作楚。予曰："非也。盖首春苦冷，暴寒所伤，此寒霍乱也，故卒然大痛，吐泻并作。因吐泻汗出，里气虚寒，真阳外越，以致面赤戴阳，阴躁不眠，口干呕哕，腹胀如石，胁痛气冲，脉洪散乱。此汗泻亡阳，大虚若实，危笃急证。若不急救，必致厥冷、汗出不治矣。非若寻常霍乱，吐泻止而愈者比也。"遵仲景霍乱治法，以四逆汤加人参、肉桂、茯苓，小剂先投，得闭目片刻。继用人参五钱，附子三钱，干姜、肉桂、茯苓各二钱，日投三剂，脉略敛小，而两足太溪冲阳，皆陷下不见。如斯重剂，六日始胀痛止而得卧，十二日大便方通，可进饮食。因平素脐旁肾脏有动气，芪、术皆不能入剂，用四逆、桂苓二十余日，饮食始餐。易用八味地黄汤，三倍桂附，加人参，调治两月方健。（郑素圃治案）

**原按**：其时瓜镇医家佥云误补，必致危殆。因令子青选为予门人，不得不肩任也。

【点评】救急而予平剂频服法，日投三剂。

5. **大汗亡阳**：谭某，男，45岁。患疟疾经治多日获愈。突然发热不休，但口不渴，喜拥被卧，神疲不欲动，此为病久正虚之证，治宜温补。无如医者不察脉证虚实，病情真假，只拘泥于翕翕发热而用麻桂妄汗之，遂致漏汗不止。身不厥而外热愈炽，唯蜷卧恶寒，厚被自温，不欲露手足，声低息短，神衰色惨。证情严重，邀赵氏诊治：人已不能言，汗犹淋漓。诊脉数大无力，面赤，身壮热，舌白润无苔，不渴不呕，审系阴寒内盛，阳气外格，属诸戴阳一证。治宜回阳抑阴，阳回则阴和，阴阳和则汗敛也。思通脉四逆汤及茯苓四逆汤皆回阳刚剂，若以汗多亡阳而论，则通脉四逆又不如茯苓四逆回阳止汗之力大，遂用大剂茯苓四逆汤以图挽救：茯苓24g，生附18g，干姜15g，野山参12g（另蒸兑），炙甘草9g，煎好另加童便半杯冲服。

一日夜进药3剂，午夜发生烦躁，刹那即止，渐次热退汗停，按脉渐和有神。次晨口能言一二句，声音低微，气不相续，阳气虽回，气血犹虚，改进十全大补汤（桂枝易肉桂）温补气血。后又随加破故纸、益智仁、巴戟、杜仲等温养肾元，服药半月，病体全复。

（赵守真治案）

【点评】大汗亡阳，处以茯苓四逆汤，附子用18g似属常量，然"一日夜进药3剂"即是54g，应属大剂了。此法优势在于虽重用附子，但每次进服药量并不算大，安全性高，此案即是例证。

## 四、大回阳饮治案

1. 寒闭：姚女，18岁。上年患白喉证服寒凉药过多，以致经期不调，三五月一至，时时"发瘀"，此系阳虚血寒已极无疑。因天癸数月不至，用蚕沙100g泡酒服之，冀使通达。孰料服两小盏后，骤发危象，急延吴氏诊视：六脉俱绝，唇爪俱黑，面目全身皆发青，牙关紧闭，用物拨开，见口舌亦青黑，四肢厥逆，不省人事，气喘欲脱。缘由素体虚寒，且过服蚕沙酒系寒凉之物，致成纯阴无阳之候。急以肉桂泡水灌之，偶咽下一二口，觉气稍平。频频灌喂，喘息渐定，稍识人事，目珠偶动，呼之乃应，脉仍不见应指。因思暴病无脉系闭，久病无脉乃绝。此乃暴病所致，肉桂强心，温暖血分之寒，服之气机稍回，必有生机。约2小时始能言语，言其周身麻木，腹中扭痛，忽而大泻酱黑稀便。诊脉隐隐欲现，色象稍转，气微喘，试其舌青黑冰指，乃以大剂回阳饮治之：附子60g，干姜20g，肉桂20g（研末，泡水兑入），甘草10g。

次日六脉俱回，轻取弦紧重按无力而空。唇舌青黑悉退，唯面部仍稍带青绿色，觉头晕，体痛，腹中冷痛，喜滚饮。此阳气尚虚，里寒未净，宜击鼓直追，继以上方加味治之：天雄片60g，干姜12g，炮姜12g，肉桂10g（研末，泡水兑入），桂枝12g，炒吴茱萸6g，半夏12g，茯苓15g，甘草6g。连服数剂，厥疾遂瘳。（吴佩衡治案）

**【点评】**厥证无论闭脱，均系危急重症，用大剂附子需要久煎，恐怕缓不济急。值此之际，吴氏先用肉桂泡水灌服，可堪借鉴。

**2. 伤寒并肠出血：**张某之子，8岁。1945年4月，患伤寒病已十余日，住原昆华医院，病势日趋严重，遂将病儿移回家中。4月23日改延余诊视：面青唇白而焦，舌质红而润无苔，脉象弦紧，按之则空虚无力。潮热，日轻夜重，神识昏愦，言语昏乱，腹胀如蛊。曾大便下血2次，小便短少而赤，形体瘦羸。

此系伤寒病寒入阴分，致腹中阴霾四布，元阳大虚，已成危证，恐有将脱之虞。当以扶阳抑阴治之，然温热之药服后，触动阴寒，必有吐泻之状，由于正气太虚，一线残阳将脱，唯恐吐泻之时，又易痰鸣气喘虚脱，思考再三，只有背城一战，方有挽回之机。急以通脉四逆汤加上肉桂主之：黑附片100g，干姜26g，生甘草10g，上肉桂10g（研末，泡水兑入），葱白2茎。

服药2次旋即呕吐涎水，继则泄泻黑粪，腹胀已消去其半，幸未气喘痰鸣，唯精神太弱。当即告之已有转机，宜原方再进1剂。

24日复诊：服药后吐泻、腹胀若失，弦紧脉象已平，潮热亦退。缘伤寒大病日久，元阳大耗，鼓胀虽消而邪阴未净，阳神未充，尚见沉迷无神，时有烦乱说昏话。仍以扶阳抑阴主之：附片130g，干姜26g，上肉桂13g（研末，泡水兑入），西砂仁4g，茯神16g，炙远志3g，生甘草4g。

25日三诊：服昨方后已不再吐，大便溏泻3次，色已转黄，此系胃阳来复之兆。烦乱已平，神识亦清，体温、脉搏已转正常。稍进食物，病势逐渐减退，唯阳神尚虚，仍以扶阳扶正主之：附片130g，干姜26g，上肉桂10g（研末，泡水兑入），西砂仁6g，法夏6g，炙远志6g，炙冬花6g，茯神15g，甘草6g。

26日四诊：唇舌红润，脉较有神，精神较佳，饮食大增，已无痛苦，继用黄芪四逆汤加味调理数剂而愈。（吴佩衡治案）

【点评】吴氏屡用达药，知道"温热之药服后，触动阴寒，必有吐泻之状，由于正气太虚，一线残阳将脱，唯恐吐泻之时，又易痰鸣气喘虚脱，思考再三，只有背城一战"，以通脉四逆汤加上肉桂主之。服药二次果然呕吐涎水，继则泄泻黑粪，幸未气喘痰鸣，当即告之已有转机，经验丰富。

## 五、真武汤治案

**1. 凉药致脱：**张某，男，34 岁，1963 年 8 月 17 日初诊。素体虚弱，外感风寒，服解表药后高热退，但午后仍有潮热。继服辛凉解表之剂则发热渐高，持续不退；又投凉药泻下，则大汗不止，诸法救之无效，抬院诊治：形体消瘦，精神萎靡，汗出如雨，担架衣被浸湿，低烧仍不退，筋脉拘急，眩晕不能站立，二便均无，四肢厥冷，脉沉细。此表阳不固，虚阳外越。治宜温阳固表，处方：炮附片 60g，白芍 60g，白术 60g，茯苓 60g，生姜 30g。

大剂频频饮之，汗出稍止而神气复，继服上方 7 剂，汗止，发热随之亦退。(《中医杂志》，1978 年第 12 期)

**原按：**发热之证，解表除热为正治之法。若长期服用解表药不解者，必须求其病源，治其根本。若辨证不明，妄投清热解表之剂，最易伐伤其阳，阳亏腠理失于固密，则大汗出矣。汗太出则伤阴伤阳，乃致过汗亡阳，虚阳外越。故用《伤寒论》真武汤，方中苓、术培土制水。据临床体会，白术有较好的止汗作用；白芍、生姜补营而和卫；附子回阳益火，故能补营和卫、温阳固表以止汗。

2. 仙柯侄，秋杪内伤生冷，外感寒邪，形盛气虚，中宫素冷，即腹痛作泻，呕吐发热，里证多而表热微。余初作太阴治，用苍术、炮姜、桂枝、二陈、香砂之剂。畏余药热，易医用柴苓汤，至十日寒邪直入少阴，渐变神昏不语，默默但寐，肠鸣下利，足冷自汗，筋惕肉瞤。复召治疗，病势已危，主用真武汤加人参、干姜，回阳固脱。

众医议论不合，唯秦邮孙医以予不谬。令祖晓斋先生主持，坚托余医。遂以真武汤本方，加人参三钱，干姜二钱，附子三钱，日投三剂，汗泻稍宁。其时令岳母曰：药则效矣，奈热不退何？余曰：此证以身热为可治，若不热则厥冷下利不止矣，故余"留热医"也。照上药服至三十剂，历一旬始省人事，筋惕下利方止。询其前事，全然不知，后服理中汤匝月方起。盖少阴病以阳为主，热乃可治也。（郑素圃治案）

【点评】素圃曰，"此证以身热为可治，若不热则厥冷下利不止矣，故余'留热医'也"。又曾说道："余所以留热，以存阳也。"这句话与余"留热医也"，再明确不过地表明了他重视阳气的观点。

## 六、祝氏温潜辛散法治案

**1. 伤寒神衰：** 徐伯远，患伤寒甚剧，热度逐日上升，昏眩昏愦，呓语呢喃，醒时又了了自清，脉不洪数。该患即儿科名医徐小圃之子，且系祝氏弟子。徐邀诸名医会诊，一致认为热入心包，邪热内闭，主以清宫汤、紫雪丹凉血开窍，服之无效。徐方寸已乱，向祝氏讨教。祝氏仔细望闻问切，曰："病人神志昏愦系由渐而成，呓语郑声，脉现伏象，不是中热毒昏愦突然而来，实系阳虚欲脱之象，并非中热毒，吾意不能用清宫汤、紫雪丹类，君等若听吾言，信余安排，吾徒病倘不能愈，余不复言医矣！"遂处以强心扶阳诸药，倍增其量而与之：

附子12g，生龙齿30g，磁石30g，枣仁24g，朱茯神12g，石决明45g，桂枝9g，白芍9g，石菖蒲9g，姜半夏12g，麻黄6g。当晚服药1剂，及至天明，病人汗出，热度大减，神识逐渐转清，身体颇为疲惫。仍以原方去掉麻黄，加人参9g再服。药后呓语、呕恶均止，

七日而热退痛消，谈话对答颇清，继续调理而愈。（祝味菊治案）

【**点评**】此案系祝氏一个著名案例，因为救治的乃是儿科名医之子。伤寒极期是指病至危重之际，祝氏慧眼指出，伤寒极期病变有"中毒昏愦"与"神衰昏愦"两种可能：因高热而中毒者，称之为"热昏"，即所谓"热入心包"；也有阳虚欲脱而致"神衰"的可能，也称为"阳困"，其"舌如龟裂"、高热等象乃是虚阳上浮所致，断非热毒之证。前者是阳证，后者是阴证，吴门时医多难辨认，以致"佥谓邪入心包"。然则二者必须分清，所谓"识见不明，误用即死"。

祝氏对伤寒极期的"神衰"局面，积累了丰富经验："壮热无汗，或汗出不畅，是生温多而放温障碍也，麻桂所必用，清表则汗愈少而热愈壮矣；神昏有由于中枢疲劳太甚，抗力之不振，宜有以振奋之，附片所必用；清而下之，抑低其抗力，愈虚其虚矣。谵妄无度，神经虚性兴奋也，宜镇静之，龙磁所必用，无可清下也。""彼舌如龟裂，每多津不上升，脉如釜沸，显见心劳力绌，将温壮之不遑，岂可以亢温为热象，而用清下哉？是伤寒极期，壮热神昏，谵语无度，舌形龟裂，脉如釜沸，不定热盛也。"（《伤寒质难·第六篇》）此番议论将"伤寒神衰"的病机一一点明，指明迷津，陈苏生将其比喻为《内经》中的"至真要大论"，听来"如饮上池水，洞见症结"。强调阳衰者，倡用麻、桂、附片、龙、磁等药辛开兼以温潜，乃是祝氏最具见识之处，本案即是这样处理的。

此案对徐氏触动很大，"小圃原为时方论者，经斯认识，于是一反过往作风，得心应手，遂有祝派之称。其后次子仲才亦从学焉，盖体认有得也。一代名医，行道数十年，犹能从善若流，亦足多已。"（《伤寒质难·第十七篇》）

**2. 伤寒神衰：**徐男，20岁，伤寒高热两旬不退，渐至神昏谵妄。

前医皆谓热入心包，主以清宫汤治之，罔效。祝氏诊视，谓"神已衰矣，不能作热入心包之治法"，处以温潜兼辛散之法：附子12g，生龙齿30g，磁石30g，枣仁15g，朱茯神12g，桂枝9g，生姜9g，苏梗6g，郁金9g，姜半夏9g，麻黄6g。

　　服后诸恙依然，未见好转，但亦没有加重，复为处方同前。徐父乃商界巨擘，另延名医会诊，认为"邪入心包，误投温燥，法在不救"。徐家上下忐忑不安，祝氏详加解释，称道：如果"病以吾药而剧，吾固不得辞其责，可毁我招牌，公之报端"。仍令服原方，且不分昼夜，连进2剂。次日，患者汗出热减，神静而得安寐。仍予原方再服4剂，2日内服完，诸恙大愈。（祝味菊治案）

　　**【点评】**此案亦是祝氏一个著名案例，与前面徐伯远案无论证情还是用药皆为相似，均系伤寒极期而见神衰，且都与温病派名医有过交锋，祝氏力排众议，"一力承揽"，主以大剂姜附、麻桂，终获成功，转危为安。令沪滨诸医钦佩不已，章次公先生甚至说道："奉手承教，俯首无辞。"

# 第十一节　血　证

## 一、甘草干姜汤治案

1. 咯血：王某，男，42岁。身体消瘦，面容萎黄无神，耳鸣，两足发烧，虽冬季晚上足部亦伸出被外，其他部分怕冷。咳时气紧，吐白泡沫涎痰，略带盐味，舌质淡红苔白腻，脉沉弦。近来咳喘日益加重，不能平卧，突然咳吐鲜血。从上述种种症状来看，此为肾阳虚寒之证。先以甘草干姜汤守中以复阳，止血而宁咳：炮姜、炙甘草各120g。

2剂后，血止而咳亦减。肾为水脏，肾中真阳衰微不能化气行水，水邪上逆，冲肺而咳，以大剂真武汤治之。附片初为50g，继增至120g，连服8剂，咳喘明显好转，痰亦减少，已能平卧，怕冷感亦减。为预防再次吐血，以炮姜易生姜，去白芍加上肉桂以补肾中真阳，又服10剂，诸症消失。（唐步祺治案）

【点评】凡治血证，当分阴阳。以郑钦安看法，阳火引起的血证少见，阴火引起者则多见，"十居八九"。"失血之人正气实者少也，正气一衰，阴邪上逆，十居八九，邪火所致十仅一二。""宜苦（寒）者十仅一二，宜辛（热）者十居八九。"（《医法圆通·卷四》）这一点确为真知灼见。

此案舌苔、脉象一派阳虚湿盛之象，出血属阴火无疑。唯耳鸣、"两足发烧"之症容易惑人，其实是由阳气上浮、下陷引起，不可误为阴虚火旺。

唐氏善用甘草炮姜汤治疗各种血证，"无论其为吐血、衄血、牙血、二便血，先不分阴阳，都先止其血，用大剂甘草炮姜汤加血余炭，屡用屡效。然后审察病情，按法治之。"如属阳虚失摄引起，再用附子理中汤或四逆汤加补肾药善后。

考唐氏善用本方还有一层用意，即当病症疑为阳虚而捉摸不确时，可先用甘草炮姜汤试投，如无异常反应，则可放胆应用辛热重剂。此因炮姜味苦，甘草味甘，苦甘化阴，即或辨证不确亦不致酿成大错。观其辨治头面五官病症用附子理中汤时，常常先投本方，明显含有此意。

2.陈丹林之子十岁，病痢发热呕恶，医以藿香正气散，二日绝粒不进，所下血多白少。诸医见血为热，又称胃火之呕，进左金、二陈之属，腹胀胸高，指尖时冷。余视其血，先下者凝黑成片，后下者点滴晦淡，知为脾胃虚冷，致阳气浮越而发热，阴气不守而下奔，中焦困乏而不纳。与干姜甘草汤，一剂呕止，再剂胃胀已消，以糙米汤亦受。更方与理中汤，发热下痢顿止。（陈匊生治案）

**原按：**盖脾胃得权，阳气乃运，使气血各守其乡耳。

## 二、四逆汤治案

1. **咯血：**张某，男，25岁。虚劳咳嗽已经数月，始因盗汗、遗精，食少难寐，求医无效。近则午后恶寒，发热如潮。面颊及口唇色赤如艳，痰嗽不爽，咳声嘶嗄，咯血盈碗。耳鸣，眼花，头常昏晕，气短而喘，精神疲惫，不能入寐。脉来虚数无力，舌根白腻。查所服之方，均以阴虚有热为治，病势反见沉重。盖此病良由素禀不足，肾气太亏，真阳内虚不能镇纳阴邪，阴寒水湿夹痰浊上逆于肺，阻遏肺肾升降气机，表阳失固，营阴不敛，则汗易外泄。虚阳无力统摄血液，则散漫游溢脉外而咯血。阴阳相执，虚阳被阴寒格拒于外，发为潮热。虽发热而有恶寒相伴，脉见数，然其体状虚软无力，全属一派阳虚阴寒之象，非阴虚火旺之肺燥咯血可比。往日所治，南辕而北辙，徒劳无功。唯有依照甘温除热之旨，方可挽回生机，方用甘草干姜汤加附子：炙甘草24g，炮黑姜15g，附片45g，大枣3枚（烧黑存性）。服1剂，咯血止。再剂则喘咳稍平，精神较增，再拟四逆汤加味治之：附片60g，干姜15g，炮黑姜15g，西砂仁15g，炙甘草15g，大枣4枚（烧黑存性）。

服后痰多而兼杂黑血，此乃得阳药温化运行，既已离经之血随痰浊而排除。连进4剂，潮热退半，血痰已不见。各症均有所减，泻下黑酱稀粪，为浊阴下降。脉转缓稍有力，饮食略增。病情大有转机，照前方去大枣加倍分量，加茯苓30g，白术18g，连进5剂，颊唇赤色已退，喘定八九，潮热微作，竟得熟寐。咳痰有减，咳声较洪，此肺气之通达也。再进数剂则潮热不作，食思倍增，咳痰更减。

唯其周身骤然浮肿，面足尤甚。病家因见肿象，不知为阴邪始退，元气来复之兆，突生疑惧，改延他医诊视，断言"误服附子中毒"所致，主以绿豆、贝母、寸冬、熟地、洋参等药。服后是晚喘咳顿作，气滞痰涌，身热再燃。惊惶失措又复促吴氏往诊。知病家不识医理，朝夕更医，几使前功尽弃，吴以诚言相告，力主大剂辛温，逆流挽舟以回颓绝，方用：附片200g，干姜60g，北细辛6g，麻绒 4g，上肉桂 12g（研末，泡水兑入），茯苓 60g，甘草 24g。服后微汗，身热始退。连进 3 剂后，小便畅通，浮肿尽消。遂照原方去麻绒加砂仁 15g。5 剂后，咳痰减去七八，饮食、精神转增。去细辛加口芪、白术各 30g，再进 10 剂，诸症悉除。以黄芪建中汤加味善后：黄芪 100g，桂尖 24g，杭芍 24g，附片 150g，党参 20g，白术 20g，西砂仁 15g，大枣 4 枚，生姜 30g，饴糖 30g（烊化兑入）。（吴佩衡治案）

【点评】吴佩衡继承郑钦安观点，对多种出血病证从阳虚失于固摄着眼，以扶阳止血为法，积累了十分丰富的经验。在《吴佩衡医案》中，有咯血、衄血、便血、崩漏、胎漏等各种血证十案，均从扶阳着眼，以大剂附子入手，皆收止血愈病佳效。

此案服用四逆汤后，咯血、咳喘等主症大减，"唯其周身骤然浮肿，面足尤甚"，本是"阳药运行，阴邪化去"之正常反应。无奈病家不识，"突生疑惧，改延他医"，误投滋补，导致病情反复。吴氏重予温阳，立即改观，说明治法正确，绝非"误服附子中毒"。郑钦安曾专门指明："服辛温十余剂后，忽然周身面目浮肿，或发现斑点，痛痒异常，或汗出，此是阳药运行，阴邪化去，从七窍而出也。"

2. 冉某，女，72 岁。1975 年 4 月，感冒后鼻内出血。前医诊为肺热，连服清热解表剂，病势不减。急用云南白药塞鼻内，血仍渗出不止，遂来就诊：鼻衄已十日，鼻血仍阵阵外渗，血色暗红，面色苍白。饮食难下，四肢逆冷，恶寒身痛，微咳。舌质暗淡苔白滑，根部微黄腻。辨为阳虚之人，外感寒邪，血失统摄，阳气被遏，脉络瘀滞，血不循常道而外溢，属太阳少阴证鼻衄。法宜助阳解表，温经摄血，以麻黄附子细辛汤加味主之：麻黄 10g，制附片 60g（久煎），辽细辛 3g，炮姜 30g，荷叶 10g（醋炒），炙甘草 20g。

1剂出血减；2剂后，血全止。以四逆汤加益气之品续服：制附片30g（久煎），炮姜15g，炙甘草10g，党参10g，上肉桂10g（冲服），大枣30g。3剂后精神好转，饮食增加。嘱以当归生姜羊肉汤加黄芪炖服调补。（范中林治案）

【点评】本例鼻衄属寒中少阴，外连太阳，主以表里双解，佐以温经摄血而衄止。仲景有"衄家不可汗"之戒，此例何以用麻黄？范氏释曰：患者兼有太阳伤寒之表，具备麻黄证。方中重用附子，温少阴之经，解表而不伤阳气；重用炙甘草以制之，则不发汗而祛邪。临床所见，衄家并非皆不可汗，须具体分析。

3. **鼻衄：**李某，14岁，素患鼻衄，无他痛苦，故未用药调理。某日，偶感客邪，身热恶寒，头疼体痛，喜冷饮，脉浮而细数，主以麻杏石甘汤一剂霍然。异日外出，适值阴雨天寒，又复感冒而病，发热恶寒，头昏疼，肢体酸痛，不渴饮，脉反沉细而弱，主以麻黄细辛附子汤加桂尖、生姜1剂。服后汗出热退，次晨忽又鼻衄不止，用物塞鼻孔则血由口中溢出，似有不可止之状。头晕，腹痛，面色淡而无华，形弱神疲，复诊其脉迟缓而弱。此乃气血素亏，阴阳不相为守也。血虚散漫妄行，气虚则无力统摄，易致离经外溢。表邪虽解气血尚虚，主以四逆当归补血汤：附片50g，炮黑姜15g，砂仁6g，大枣3枚（烧黑存性），黄芪15g，当归15g。

1剂衄血立止，再剂霍然。是夜因大便用力，起身时忽而气喘咬牙，昏厥欲绝，唇青，面色灰白，脉细迟无力，扶之使卧稍定，乃以四逆汤加上肉桂治之，连进4剂而瘥。（吴佩衡治案）

【点评】此案先是身热恶寒，喜冷饮，判为表寒里热，主以麻杏石甘汤一剂霍然；继则发热恶寒，肢体酸痛，脉反沉细而弱，判为太少两感，主以麻黄细辛附子汤，服后汗出热退。两次虽有里热、阳虚不同表现，但一直都未离表证的处理，亦即"把好太阳关"之意。

**4. 吐血：** 某患者，咳嗽吐血已5年，中西医治疗乏效。近日大吐血2次，每次一大碗，病势危重。综合分析，断为阳虚失于固摄，以大剂四逆汤、白通汤治之，有虚热时加童便为引，水湿盛时加茯苓。服药10剂后，忽吐血加甚，其色乌暗，判为瘀血经热药蒸化而出，急用大剂炮姜甘草汤治之，2剂而血止咳减。复用四逆汤加肉桂以扶肾阳，并加生姜、茯苓、白术以健脾利水，连服16剂而诸症悉减。乃以封髓丹、潜阳丹轮服以纳气归肾，且缓姜附之峻烈。病势进一步减轻，复以苓桂术甘汤善后，前后治疗约3个月，服药40余剂，病情缓解，能参加轻微劳动。（唐步祺治案）

**【点评】** 此案吐血以大剂四逆汤、白通汤治之，"服药10剂后，忽吐血加甚，其色乌暗，判为瘀血经热药蒸化而出，急用大剂炮姜甘草汤治之，2剂而血止咳减"。说明唐氏视炮姜甘草汤为止血治标妙剂。

**5. 吐血：** 萧某，34岁。某晨忽大吐血，先为瘀血块状，后系鲜血，时少时多，三日未断，杂治罔效，病情日形严重，特来迎治：蜷卧于床，血吐犹未少止，面白惨淡无神，四肢厥冷，舌胖润无苔，身倦不欲动，口渴喜暖饮亦不多，脉细微欲绝。此阴阳衰微，将见离决之候。检阅服方如三黄解毒汤、龙胆泻肝汤之类，是欲止血而过服寒凉之所造成。现当生死存亡千钧一发，唯有回阳固本一法，当处以人参四逆汤，意在回阳救厥，温经止血：人参15g（蒸兑），生附子24g，干姜15g，炙甘草6g。半日连服2大剂，夜半阳回，四肢微温，血仍点滴未停，因略为易方：人参15g，附子9g，黑姜炭（炮透）12g，炙甘草6g，水煎，冲发炭及童便。

2剂血果止。讵知日晡身发高热，烦躁不安，脉则洪数而软，乃血气来复，故现此离奇之假象，不应为所眩惑，治宜温平补血，疏当归补血汤加炮姜。2剂后，热退神宁。不料夜半腹中大痛，拒按，大便已数日未行，此由阴证而转属阳明，在《伤寒论》中已有调胃承气汤法治，今特小其剂以用之：大黄9g（酒制），芒硝6g（冲），甘草6g。1剂便下痛止，改用益气补血之药，逐渐安平。（赵守真治案）

【点评】本案前医治以苦寒，非但未能止血，且以伤阳乃至厥脱，实属误治。阳回血止之后，腹痛便结，视为由阴转阳，乃改弦易辙，予调胃承气汤而收良效，临床者当知这种变局。

## 三、附子理中汤治案

1. **尿血**：南海洲村李香泉，壬辰六月，其妻患小便不利，每小便后若有物阻塞，刺痛异常，腰痛，目眩。同村老医主用猪苓、木通、滑石等利水之药，痛愈甚，且增小便出血一症。又变利水为凉血，如生地、桃仁、红花、牛膝等，出入加减，连服数日。向之目眩者，转而为昏不知人，便血者转而吐血矣。来省延予往诊。

予曰："膀胱为水府，肾为水脏，均主小便。但腰属肾部，腰痛、小便不利宜责之肾，不宜责之膀胱。前医用利水药过多，伤其肾气，故增出诸种险症。"以大剂附子理中汤加蕲艾、炮姜、石脂、五味子，日三服，吐血、便血皆止。再以真武汤加龙骨、牡蛎，小便如常，不复痛楚，眩晕亦止。计附子已一斤余矣。（易巨荪治案）

【点评】此案扶阳治本用附子理中汤，止血治标用蕲艾、炮姜、石脂、五味子，选药精当。

2. 乙丑秋，师山一男人，年二十余。大吐吐血，微咳嗽，其地与名医相近，日服名医药不断，总不外栀子、黑参、花粉、麦冬、天冬、贝母、旋覆花、枇杷叶、百部、苏子、白前、桑皮之类。直服数月，吐血不止，后无血可吐，单吐食矣。仍照前方服之不已，每食必吐，再想无食要饿死，然后迎余商之。

诊其脉微而无神，不唯不数，且迟且涩。余曰："此多服寒凉，至胃气虚寒不能纳食耳，依余用药，尚可保全。"用附子一钱，黑姜八分，白术一钱五分，陈皮八分，炙甘草三分，当归一钱，半夏曲八分，人参五钱。服二剂，吐减十之八。复为视之，再加肉桂八分，余俱照前，又服二剂，吐全止。服十余剂，粥饭日渐多，嗽止，热全退，服一月而饮食倍于无病时。自后守此方，减轻人参，调理不断，并以八珍作丸兼服，自此不复往看。（吴天士治案）

**原按：**前贤谓血证皆源于火，有阳火、阴火之分。咯血、痰中带血为阳火，宜清；暴吐极多为阴火，宜补。阳火乃五行之火，可以水折，故可清；阴火乃龙雷之火，得阳光则伏，故宜温补，引火以归元。此论最妙，然亦不可拘执。

3. 治徐三省，吐狂血，脉芤，舌淡白。恐防喘脱，急宜补气摄血：淡附子、生白术、炙甘草各三钱，党参四钱，炮姜炭一钱半，童便一杯（冲）。（范文甫治案）

**原按：**《仁斋直指》曰："气虚夹寒，阴阳不相为守，荣气虚散，血亦错行，所谓阳虚阴必走是耳。外证必有虚冷之状，法当温中，使血自归于经络，可用理中汤加南木香。""又有饮食伤胃，或胃虚不能传化，其气逆上，亦令吐衄，木香理中汤。""理中汤能止伤胃吐血者，以其功最理中脘。"予附子理中汤则为范氏治血证之习用方之一。并称：服寒凉药止血，血得寒凉而凝结，血止是暂时的。血凝而不畅流，必致妄行而外溢，故愈后常复发；血得温则畅行，畅行则循环无阻，血循经而不外溢，故愈后少复发。（《三因极一病证方论》）

《时方妙用》："《褚氏遗书》云：'血虽阴类，运之者其阳和乎。'阳和二字，指心、肺而言也。心肺之阳宣布，如日月一出，爝火无光，凡诸般邪热之气俱除，血无所扰则循行常道矣。'运之者'三字更妙。血不自运，必藉气以运之。既已运矣，则随冲任而行于经络，散于脉外，充于皮毛，有经常之道可行，何至妄行而为失血之证耶。"可以看出，心肺阳虚可以引起出血诸证，心肺之阳气恢复则血即自止，是故范氏常运用此方而获捷效。

童便治吐血，民间常习用之。先生用附子理中汤治脾虚气弱之吐血证，往往选择童便或参三七等同用。《诸症辨疑录》云："诸虚吐衄、咯血，须入童子小便，其效甚速……盖溲溺降火滋阴，又能消瘀血，止吐衄诸血。"《医贯》亦有："服寒凉百不一生，饮溲溺百不一死，童便一味，可谓治血之要。"

4.刘某，男，29岁。患IgA型肾病5年，近半月尿黄，镜检尿潜血（+++），畏冷，足凉，夜间头汗多，余尚正常。舌淡胖润有齿痕，脉左滑寸尺沉、右沉弦寸弱。此脾肾阳虚，失于固摄而致血尿。治宜温补脾肾，固摄止血。方选附子理中汤加味：附子30g，干姜20g，炮姜30g，血余炭30g，肉桂10g，沉香10g，炙甘草10g。7剂，水煎服。

复诊：尿色转清，镜检尿潜血阴性。足凉、夜汗均减，守方加茜草20g，茯神30g，7剂后疗效巩固。（编者张存悌治案）

**原按：**我现在治疗各种血证，差不多是用附子理中汤通治，一般不必加三七等止血药即可收效。所谓以三阴之方治三阴病，虽失不远，以三阳之方治三阴病，则失之远矣。

5. 某男，72岁，住大足区。家人挽扶来诊：尿频，尿急，次数增多并尿不尽已多年。近二十多天现肉眼血尿，眠纳一般，左下腹胀伴隐痛。大便时干时溏不畅，时而咳嗽咯痰，疲乏。脉紧，舌稍红，苔中根白腻浅黄。辨证：脾虚痰滞兼命门火下泄。方用砂半理中汤合封髓丹加味：砂仁15g，姜半夏20g，太子参30g，苍术15g，炮黑姜15g，生黄柏10g，蒲黄炭15g，仙鹤草30g，木香15g，茯苓15g，陈皮15g，炙甘草5g。3剂，水煎服。嘱注意保暖，忌食生冷。

复诊：已不现血尿。左下腹胀气伴隐痛已不明显，大便已成形，咳嗽、咯痰已减轻。方用理中汤加味：党参30g，炮黑姜15g，白术15g，益智仁15g，乌药10g，怀山药30g，炒蒲黄15g，仙鹤草30g，炙甘草6g。3剂，水煎服。（编者黄建华治案）

## 四、桂枝甘草汤加味治案

**1. 鼻衄：**刘某，男，26岁。鼻衄2天，服用前医寒凉止血药后稍止而复衄。腰痛，神差，疲乏，面暗。舌淡白边齿痕，白润苔，脉细。

附子50g，桂枝30g，炙甘草30g。5剂。服药期间无鼻衄，但停药后反复。舌脉同前。附子80g，桂枝30g，炙甘草30g。8剂。

后访病愈，体质改善。（曾辅民治案）

**【点评】**鼻衄多认为上焦热盛，迫血而出，以寒凉止血为能事，可以稍止而复衄例如此案。庸手头痛医头，脚痛医脚，治标不治本，治好了也是暂时的，日后难免复发；高手则着眼于阳气之本，不仅治好了病，而且不易复发，毕竟扬汤止沸不如釜底抽薪，这就是扶阳法的真谛所在。

祝味菊先生有一个活生生的例子:"门人王兆基,素质瘦弱,频患伤风,易于鼻衄,医常谓风热主以辛凉,散之亦愈;又谓阴虚火旺,清之则衄亦止;然伤风、鼻衄发作益频,医药数载,生趣索然,因就诊于余,改予温潜之方,其恙若失,因受业于门下,迄今多年,旧病迄未发,而神气焕然矣。"

2. **鼻衄:** 李某,男,15岁。鼻衄,反复发作,病已2年。面色少华,鼻痒易抠,不觉鼻干,唇红,舌艳红薄白苔,脉细略数。桂枝20g,炙甘草20g,炮姜20g,白芷15g。5剂。

药后病愈,随访并无复发。(曾辅民治案)

**原按:** 患者鼻衄,唇红,舌艳红,脉细数,一派火热之象,当凉血止血乎?非也。观面色少华,乃阳虚之现也。虽唇红,舌质艳红,系虚阳上浮使然。故曾师直处以桂枝甘草汤力扶上焦之阳,合炮姜甘草汤温涩止血,加白芷以通利鼻窍。


## 五、八味地黄汤治案


1.庚辰夏月,休邑程兄迎为其令兄诊视。其令兄咳嗽,发热,吐血吐痰又吐食,喉微痛,痨证俱全矣。幸两侧可卧,有一线生机。诊其脉虚大弦数,按之无力。阅其前方二十余纸,有用发散者,有用清火者,有用归脾汤者,其近日一方,则云感冒发热,竟用羌活、防风表药二剂,其人则各症倍增,恹恹一息矣。

余思吐食则胃必寒,宜温;喉痛则阴火上乘,宜滋,二者不可并兼。若温中以止吐,则不利于喉痛及失血诸患;若滋阴以降下,又不利于脾虚胃寒而吐食更甚,计唯八味地黄汤温而不燥,润而不滞。遂立方用：大生地三钱，山萸二钱，茯苓一钱，泽泻八分，丹皮八分，山药一钱五分，附子八分，肉桂八分，加人参二钱，白芍五分。服一剂，热退不吐食。服二剂，血止嗽减，喉亦不痛，能食饭。复为视之，加当归、黄芪，服一月而愈。（吴天士治案）

【点评】本案痨证，吴氏以脉虚大弦数，按之无力，投以八味地黄汤，别开生面。

2. 辛巳腊月，绩邑汪君偕其令弟远来就诊。其令弟字士，年二十余。初从失血起，遂咳嗽，发潮热，左胁一点痛，不便侧左卧。久服诸医时套治痨之药，总不外天冬、麦冬、丹皮、地骨皮、知母、鳖甲之类。人渐瘦削，饮食减少，痨证成矣。诊其脉浮软微数，数中带涩，喜其未至细数。即刻予八珍汤一剂，内用人参一钱五分，加肉桂七分。初见用白术、人参，又加肉桂，甚惊怖，力为剖明，乃煎服。服后遂熟睡半日，醒来觉左胁痛顿除，嗽亦减，是夜潮热不复发。连服三四日，病减其半，饮食亦渐加。因假寓于潜口之长生庵，以便间日为一诊视。唯嫌两尺脉虚大，乃肾虚之极，遂改用八味地黄汤加参二钱。服数日，尺脉收敛，诸症俱愈，饮食倍多，犹嫌六脉未得冲和之气，毕竟是元气久伤，一时难复。人参虽补，亦是草根树皮，因将余所藏红元数分，另为制丸药二两，每日服丸药二钱，再服前八味地黄汤一剂。服过三日，再为诊之，脉遂转为和平，举之不大，按之有根，为之大喜。在庵住十余日，服药十余剂，服尽丸药二两，各病尽除，体气康复。仍予药十余剂，带回宅度岁，嗣是痊愈。（吴天士治案）

【点评】痨证投以天冬、麦冬、丹皮、地骨皮、知母、鳖甲之类"时套治痨之药"，时行久矣。吴氏以两尺脉虚大，断为肾虚之极，改用八味地黄汤，各病尽除，体气康复。

## 六、潜阳封髓丹治案

1.伊某，女，61岁。9年前患隐匿型肾炎经治已愈。4个月前开始尿血，迭治乏效，苦恼已极。其外甥系余朋友，怜爱姨妈而介绍来诊。现症：肉眼血尿，腰膂酸胀发木，低烧37℃，时有烘热，头胀，汗出，口苦不渴。舌淡稍胖润，脉滑无力。既往甲亢二十年，用西药控制。查以往用药，无非清热凉血止血之品，致令患者便溏。观其舌淡稍胖润，脉滑无力，兼以口不渴，已属阴象。真气上浮而现烘热、头胀、口苦等症，俱属头面阴火；其低烧、汗出，乃属虚阳外越；血尿则属阳虚不能统摄阴血所致。综合分析，此证总属阳虚阴盛引起，不可被头面阴火所惑。治以温阳固摄，方用潜阳封髓丹加味：附子15g，砂仁10g，黄柏10g，炙甘草10g，炮姜25g，肉桂10g，苡仁30g，白术15g，川断30g，茯苓25g。

3剂后，血尿消失，镜检尿中红细胞4～5个，体温正常，口苦消失，烘热减少。继续加减调理月余，镜检尿中红细胞1～3个，余症若失。（编者张存悌治案）

**原按：** 本案是我学习火神派不久，用温阳法接治的第一个血证病例，因无经验，附子仅用15g。但是，这个尿血4个月，中西医迭治乏效的病人，3剂即大见成效，疗效之速实出意料，益发坚定了对火神派的信心。以前治血证包括血尿多从火热或阴虚着眼，回顾疗效并不理想、不巩固。一般认为，血证由实火或阴虚引发者多见，"举世宗之而不疑，群医信之而不察"。我也是这样学的。掌握火神派理论以后，凡病以阴阳辨诀判认，发现确如郑氏所论，实火引起的血证少见，阳虚引起的血证多发，"十居八九"。

此案不用龟甲者，以其价昂，似未影响疗效，下案亦同。

2.邹某，女，47岁，2009年4月10日初诊：肾盂肾炎20年，反复血尿，尿涩而痛，尿检：潜血（++++），常吃阿莫西林消炎药。小腹两侧亦痛，原有附件炎，白带呈豆渣状，经血色红量大，呕恶，眩晕，手足凉，畏冷，无汗，口疮反复发作。脉右弦尺弱，左滑寸弱尺沉。此属阳虚失于统血，常服消炎药更伤阳气，虚阳上浮，故见口疮发作。治以温阳潜摄，潜阳封髓丹加味处之：砂仁20g，附子30g，黄柏20g，炙甘草15g，牛膝30g，乳香5g，炮姜30g，血余炭30g，知母10g，肉桂10g，茯苓30g，仙灵脾25g，丁香10g，茜草20g。7剂。

复诊：血尿减轻，涩痛消失，继服7剂，血尿消失，余症亦减，前方出入，巩固疗效。（编者张存悌治案）

# 第十二节　瘫　痪

## 一、真武汤治案

1. **重症肌无力**：原某，女，47 岁，赤峰市人。2011 年 5 月 17 日初诊：由赤峰市某中医院主任电话求治：3 年前曾做胸腺瘤切除术。渐发全身乏力，四肢软瘫，不能起坐，抓握无力，右下肢僵硬不适，至腹部有规律性抽动，昼夜不停，以致夜不能寐。言语不利（不能与人准确交流），纳食一般。舌淡胖，脉沉细。西医诊断：①线粒体脑肌病；②症状性癫痫；③重症肌无力。在京城各大医院治遍，花钱殆尽，毫无寸效，最后推出不治。揣摩病情，处方以真武汤加味：附子 30g，白术 30g，生姜 30g，白芍 30g，麻黄 10g，细辛 10g，仙灵脾 30g，云苓 30g，生龙骨 30g，生牡蛎 30g。5 剂，水煎服，日 1 剂。此后一直电话沟通。

二诊：服药 2 剂后，患者右下肢症状缓解明显，5 剂后右下肢至腹部抽动幅度明显减少，频率减慢，夜寐好转，已不用每晚肌注安定剂。上方附子增为 60g，白芍增为 45g，继服 5 剂。

三诊：右下肢至腹部抽动基本消失，双手抓握有力，失眠症状好转，唯下肢仍时有不适。上方附子改为 90g，加吴茱萸 30g，继服 5 剂。

四诊：右下肢至腹部抽动消失，已能自行坐起，自行吃饭，能与人正常交流，纳寐良好，能站立约20分钟。上方附子改为100g，10剂，水煎服。

五诊：服用3剂后已能行走，饮食自行料理。5剂后，能收拾室内卫生，到楼道行走，10剂后患者精神状态日渐好转，生活能基本自理。处方：附子100g，白术30g，白芍45g，麻黄10g，细辛10g，仙灵脾30g，茯苓30g，吴茱萸15g，红参10g，菖蒲20g，远志10g，天麻30g，全虫5g，生姜30片。7剂。

2011年7月20日：下肢抽动未再发作，能行走100米，生活可自理，亲自到沈阳找我看病，系第一次看到患者本人。精神可以，唯认知有时迟钝，仍感乏力，易疲倦。舌淡胖，脉沉滑软。处方：附子120g，黄芪30g，桂枝30g，白术30g，白芍30g，仙灵脾30g，茯苓30g，吴茱萸15g，红参10g，石菖蒲20g，远志10g，天麻30g，全虫5g，生姜45片，大枣10枚。

2013年8月，余应邀赴赤峰出诊，顺便到该患家中随访，已如常人。（编者任素玉、张存悌治案）

**原按**：本案西医诊断"线粒体脑肌病"，中医院主任没见过，不知从何下手，且病情确实严重。遂打电话给我，说有个疑难病，介绍给我看。考虑到病人行走不便，我说，你先说说病情。听了介绍后，断为阳虚夹表，我说这病你就可以治，我出方，你记录。如果无效，再请她过来不迟。就这样一路治疗下来。

坦率说，我不仅不知道线粒体脑肌病是什么病，而且到现在都未查资料，我凭的是中医脉证，不是西医的诊断，不会跟着它跑。已故名医谢海洲先生说："勿为病名所惑，切记辨证论治。症无大小，均需辨证才可施治；病有难易，亦唯辨证方能收功。临证之时，切勿为西医病名所惑……辨证论治四字，足矣。"说到底，要留住中医的根。

2. 孙某，女，26岁，赤峰市人。2013年11月30日由北京直接用救护车拉来沈阳求治。9月出现腹痛，呕吐七八天，浑身肌肉疼痛，经治疗缓解。10月中旬再度发作，伴呼吸困难，也已缓解。本次发病25天，膝以上、脐以下麻木刺痛，渐至全身麻木，瘫软无力，不能动弹已半月，仅手足指趾微动。双膝跳痛刺痛，止痛药乏效，饮水发呛，纳差，大便艰涩，尿色黄，眠差，夜里发热，汗出，平素畏冷。舌淡胖润，脉浮弦尺弱。经北京多家大医院收治，诊为"周围神经病，间歇性周围神经炎，血卟啉病"。屡经治疗无效，动员出院而来沈。

询知在北京谋生数年，居所寒湿，浸染肌肤，阻滞经络，阳气受戕，脾肾致损。治拟温阳解表，脾肾两补，兼化寒湿。选麻黄附子细辛汤、真武汤加味，携药回赤峰调养，嘱配合灸关元、中脘、气海穴。处方：麻黄15g，细辛15g，附子45g，红参20g，五灵脂15g，茯苓30g，白术30g，干姜30g，川牛膝30g，肉苁蓉30g，仙灵脾30g，砂仁10g，生麦芽30g，黄芪30g，桂枝30g，白芍20g，炙甘草15g，生姜15片，大枣10枚。7剂。

此后电话沟通由任主任治疗。服药1周后无进展，知病重药轻，前方附子加至75g，黄芪加至60g，再予7剂。

三诊：全身麻木减轻，膝痛亦轻，大便偏干。上方调整，附子加至120g，黄芪加至90g，出入药物尚有当归、生半夏、菟丝子、枸杞子、桂枝、白豆蔻等。服药3个月病情渐有起色，全身麻木疼痛消失，经人搀扶可以行走，大便、睡眠改善。

2014年5月，余赴赤峰出诊，见患者已可行走1公里，在家调养，疏李可培元固本散长服。

2019 年 4 月，其父母来沈阳找我看病，言及患者完全正常，目前在呼和浩特市谋生。（编者任素玉、张存悌治案）

**原按：**景岳说："医不贵于能愈病，而贵于能愈难病。"此案是迄今为止所治最重的病例，患者在京城遍求医院，均无寸功。当时也是抱着试治的心情处方，没想到效果这么好。能够愈此难病，主要仗恃的还是火神派理路。

李可先生曾经说："运动神经元疾病，这是个顽症，这个东西外国人治不了，我们也治不了。"对于运动神经元病这类疑难病症，我主张还是要辨证论治，阴阳辨诀，具体情况具体分析，不宜先设定一个方子。上案原某的"线粒体脑肌病"也是运动神经元病，同样不是也治好了吗？

## 二、当归四逆汤治案

屈氏，五年前便血，因医过用黄连、乌梅苦寒凉药，血去肝虚，苦寒伤肝。肝主筋，遂手足拘挛，项背强痛，两胁结块，手不能曲于后，足不能履于地，坐卧于床者四年，饮食衰少，形骸骨立。幸经水犹通，天真未绝耳。脉弦细紧，答以肝经虚冷，须服温经热药，用桂枝、细辛、当归、赤芍、半夏、茯苓、附子、吴茱萸、甘草立方，令其自制药服。彼畏药辛热，反多谤议，弃置不用。

一年后又往屈宅，再请诊之，病益甚，予曰："仍是前方，如放心百剂或效，然不可必也。"因诸医遍治不效，不得已以余方自制，姑试服之。十数剂颇安，两手和柔。来又求诊，更加干姜。往诊十余次，皆前药加减，或官桂，或桂枝、附子，每剂钱半，姜亦如之。

唯立药方，彼自制药，坚服半年，手即能举，足亦可步，胁块皆消，周身筋舒，竟为全人。屈宅本籍关东，崇敬时道，因不相信故不用药，唯立方也。（郑素圃治案）

【点评】本例"手足拘挛，项背强痛，两胁结块"，脉弦细紧，皆属肝经虚冷之证，郑氏以当归四逆汤加附子、吴茱萸、官桂、干姜、半夏、茯苓等，坚服半年，将此卧床五年，形骸骨立之痼疾治"为全人"，功效不凡。

## 三、附子理中汤治案

重症肌无力：喻某，男，50岁。半年前做胸腺瘤切除手术，术后服用大剂量强的松激素疗法。现行走无力，只能行走10分钟，右手发抖，口中黏痰多，吞咽无力，心悸，胸闷气喘，动则尤甚，自汗。舌淡赤胖润，脉沉无力寸弱。西医诊为重症肌无力，据云服黄芪则头晕。辨为阳气受损，脾肾不足，拟附子理中汤加味：附子15g，干姜15g，白参20g，白术15g，白芍15g，桂枝15g，龙骨30g，牡蛎30g，茯神30g，炙甘草10g，生姜10片，大枣10枚。

3剂后吐痰较多，自觉咽部松快，余无改进。前方加丹参30g，檀香10g，砂仁10g。5剂后胸闷气喘减轻，乏力、眠差亦好转。病势进入坦途，前方加减调理月余，各症基本消失，自觉精神、体力增旺，能够行走1小时。（编者张存悌治案）

原按：重症肌无力之病，许多名医倡用大剂量黄芪，甚则几百克投用，几成定论。本案患者自"云服黄芪则头晕"，谨慎起见，不用黄芪，竟然亦收佳绩，在善于运筹罢了。余曾治疗胸腺瘤切除手术后病例八九个，均出现如本案之重症肌无力症状，用本法治疗多可取效。此种手术令人不无疑虑。

## 四、附子养荣汤治案

痿证：时抡之母孀居，卧病不能起于床者两载矣。或作湿治，或作痿医，集方累帙，百无一效，因致予诊之。其脉缓大无力，面色萎黄，舌胖而滑。予问："饮食不思，略食即饱，且梦中常见神鬼，醒来胸中战跳乎？"抡三曰："俱如所言。"予曰："此命门火衰，元阳虚惫，心火衰息，脾土不生，中气不旺，以致四肢痿软无力而不能举动也。"即用养荣汤加附子，煎送八味丸，不一月而举止行动如常。（杨乘六治案）

【点评】本例痿证杨氏认定"命门火衰，元阳虚惫，心火衰息，脾土不生，中气不旺"所致，终归命门、心脾阳气不足，选方为养荣汤、八味丸，有气血阴阳并补之意，确是温补风格，唯另加附子，显示火神派特点。火神派派内有派，杨氏即融合了温补派与火神派的风格，其他如吴天士、郑素圃、祝味菊等辈，均具此特点。

## 五、十全大补汤加附子治案

刘河顾士卿之子，年二十左右，患瘫痪症。请专门风科等医治，愈治愈甚，卧床不起已五六年。

予见其形如枯木，四肢拘挛，浑身之大筋均似螺壳形凸起累累。诊其脉沉微欲绝，知系气血亏极，阴寒伏于筋络之间，故筋络收引而四肢为之拘挛也。用大剂十全大补汤加附子、桂枝、木瓜、木通、吴萸等，另加陈酒冲服之，四剂而筋络渐舒，四肢亦略可活动。唯其脉仍微细，仍照原方加杞子，再用酒炒桑枝二两煎汤代水，再服四剂而筋络全舒，四肢亦可伸缩，其脉渐形有力。再将原方附子、肉桂、吴萸等减半，又服十剂而即起床。（王雨三治案）

【点评】本案瘫痪"卧床不起已五六年"，且"形如枯木，四肢拘挛"，病势沉重。王氏以十全大补汤加附子、桂枝等药，气血双补兼以温阳通络，18剂而能令"即起床"，疗效不凡。其"另加陈酒冲服"，"用酒炒桑枝二两煎汤代水"，是为特出之处。

## 六、地黄饮子治案

罗店市陈慕欧，年六十余岁。由猝然跌仆，即四肢不收，口不能言。由孙诞石介绍给予诊治。切其脉沉微且迟，左脉尤甚。知其为肝肾两亏，水不涵木，血不荣筋，木失荣养，故四肢不收。四肢为肝木之分野也。其口不能言者，因肾经之脉不能挟舌本、循喉咙所致也。用河间地黄饮子再加鹿胶、虎骨胶各三钱，溶化冲入服之，十剂而诸恙霍然。（王雨三治案）

原按：现在此症患者极多，经予用此法治愈者，不下数百人。若作中风中气治之，十不活一矣。

# 第十三节　肿　瘤

## 一、四逆汤合六君子汤治案

**1. 肺癌：** 丁某，男，53 岁。2009 年 11 月 10 日初诊：左肺下叶小细胞肺癌半个月，化疗 1 次。现呕恶，食不消化，咳嗽，无痰，咽痛，乏力，不大便，舌淡紫胖润有痕，脉弦浮右尺弱。辨证为脾肾阳气亏损，肺有痰积。以益气扶正为主，兼化痰积，四逆汤合六君子汤出入：党参 30g，茯苓 30g，苍术 25g，炙甘草 15g，生半夏25g，陈皮 10g，川朴 15g，麦芽 30g，附子 30g，炮姜 20g，丁香10g，大黄 10g，麻黄 10g，细辛 5g。10 剂。

复诊：呕恶消失，乏力轻减，舌干。守方调理，其间化疗 6 次，放疗 28 次，服用中药 60 剂，各症平伏。

至 2011 年 6 月 14 日来诊，存活已经一年半，自觉精神很好，纳眠均佳，后无音信。（编者张存悌治案）

**原按：** 肿瘤已是常见病、多发病，更属于疑难病，其辨治大有争议。大多数医家包括著名专家都认为肿瘤是热毒之症，癌细胞等同于热毒，用药不离白花蛇舌草、半枝莲之类寒凉解毒之品，其疗效不尽人意，这是目前肿瘤治疗的现状。如果以阴阳辨诀为指导，不难看出，大多数患者的病机属于阳虚阴盛。即如本例，舌淡紫胖

　　　　　　　　　　　　　　　火神派示范案例点评

润有痕，右尺脉弱，显系阴证。因其系小细胞肺癌，对化疗较为敏感，故攻癌任务由化疗担当。中医着眼于扶正为主，调整由化疗引起的种种副作用，这里有个名堂，即减毒增效——减轻化疗的毒副作用，增加化疗效果。

肿瘤误伤于凉药而不治的病例编者见过许多，有2例印象深刻。曾治邻居吕某患小细胞肺癌，2008年开始求治，即用扶阳方药治法，配合化疗，活得挺好，历时3年，同期几个病友全死了，唯独她一人"硕果仅存"。其主治医师每次化疗之后，都让她"快找你的中医吃中药去"。后其女儿在北京找某中医院肿瘤专家，开的是"肺癌颗粒"等药，吃药2个月，拉肚子，呼吸越来越困难，最后死了。揣摩"肺癌颗粒"等无非以清肺养阴、解毒抗癌为法，凉药肆虐，用治阴证肺癌，雪上加霜，不死何待？

又治兄长的一个朋友，亦患肺癌，拒绝了手术、化疗，经编者诊治，断续服用中药2年，虽说未能治愈，但病情尚属平稳，仅有咳喘时轻时重。后又转求于某中医学院教授，用药无非白花蛇舌草、半枝莲之类所谓抗癌药，家属还曾提醒："听张主任说，我们这病不能用凉药。"该教授信口说道："没事。"结果服药5剂，病情即急转直下，咳喘大作，再找编者治疗，费尽心力也未能挽回性命。想其患病之初，竟能拒绝手术、化疗，专心求治于中医，也算是有主意的人了。遗憾的是，躲得过明枪，躲不过暗箭，最后还是死于凉药。

2. 陶某，男，65岁。2010年12月16日初诊：左肺中心型鳞癌6.6cm×4.4cm，病已一月，胸闷，咳嗽夹血，痰白黏，无汗，乏力，畏冷，手足凉。舌淡胖有痕苔黄润，脉滑数软寸弱，拟行化疗。证属阳气亏损，肺有痰积，拟四逆汤合六君子汤加味。处方：红参15g，茯苓30g，苍术30g，炙甘草10g，半夏30g，陈皮10g，炮姜

30g，桂枝 20g，麻黄 15g，细辛 10g，附子 30g，蜈蚣 2 条，蜂房 10g，砂仁 10g，莱菔子 20g，苡米 40g。7 剂。

复诊：咳嗽减轻，咯血、畏冷消失，胸闷亦减。上方附子增至 60g，蜈蚣增至 4 条，另加黄芪 45g，五灵脂 15g，再服 7 剂。咳嗽、咯血、胸闷等症基本未发。其间曾予化疗，证情稳定。

以上方出入，服用半年多，2011 年 6 月 20 日复诊：患者自觉"特别好"，"自从服药后，与病前差不多"。随访 2 年一直平稳。（编者张存悌治案）

**原按：** 中医药治癌自有优势，毒副作用少，与化疗、放疗相比尤其稳妥。简单地说，即便治不好，也治不坏，而化疗、放疗则不能这么说，所谓"杀敌一千，自损八百"，很多人可能未死于病，而死于化疗、放疗，这种悲剧屡见不鲜。

3. 罗某，男，77 岁，原某设计院院长。胃癌术后 2 年。近期能食化艰，腹胀，时有噎塞感，食后恶心呕吐，口和，手足不温，畏凉，尿清，便溏不畅，舌、唇疮迭起。曾经黑便，贫血，血红蛋白 77g/L。舌淡润，脉沉滑。

此属胃癌术后复发，脾肾阳气已亏，治当攻补兼施，拟四逆汤合六君子汤加味：附子 15g，炮姜 15g，党参 15g，茯苓 25g，白术 15g，半夏 15g，陈皮 10g，吴茱萸 10g，黄芪 30g，当归 15g，二丑 20g，榔片 20g，桃仁 10g，红花 10g，枳壳 10g，川朴 10g，砂仁 10g，内金 10g，蜈蚣 2 条，炙甘草 15g，大枣 10 枚，生姜 10 片。

10 剂药后，噎、呕症状均消失，纳增，足凉、畏寒显减，继续调理，证情平稳，纳食、起居正常。1 年后死于胸部动脉瘤突然破裂。（编者张存悌治案）

4. 某女，三十余岁。发热出汗，不能进饮食，腹内右旁有一肿块，六七寸长，如极大黄瓜直竖脐右边，痛苦异常。痛时吸吸跳动，如有嘴在腹内乱咬，痛不可忍。小便少而涩，时作呕吐，呻吟不已，备极苦状，来索诊，时甲子十月也，其腹内之块已经数年矣。

余诊其脉，两寸虚浮而数，其数为虚数也，病久且出汗则虚矣。关尺俱沉细，此阴寒之真象也。阅其历年所服诸方，无非枳壳、厚朴、苏子、三棱、莪术一切耗正气之药，即黄连、花粉、天冬、麦冬、丹皮、黑栀子一切寒凉败胃之药。余谓此证虽凶却可治，但因从前误服寒凉破气药，故令正气渐虚，病日增剧耳。余用白术、半夏、陈皮、炙甘草、炮姜以和中健胃，用肉桂、吴萸以治肝经之阴寒结块，用川椒、胡芦巴、附子以温通肾脏。再用茯苓、泽泻、车前子以利小便，使肝肾之寒邪从小便而去，加参芪以辅正气、退虚热。予药四剂，女人不知他种药性，但见用参便吓云："腹内有块，恐服参补住不得消。"余曰："正气旺，邪气自消，他人日用消药，愈消愈长大愈坚固。余用补药，愈补愈消，渐将化为乌有。"

越数日，复来就诊，极称感激。云服头一剂更痛，服第二剂痛减，热退汗敛，服过第三剂，痛全止，可食饭一碗，服尽四剂，其块平下。再令多服十余剂，其块竟摸不着，小便利，饮食增，由是痊愈。（吴天士治案）

【点评】归拢一下本案用药，附子、炮姜、人参、茯苓、白术、半夏、陈皮、炙甘草，是为四逆汤合六君子汤温补化痰。加肉桂、吴萸、川椒温通肝肾，泽泻、车前子以利小便，胡芦巴、黄芪益气补肾，药味似乎多些，但是井然有序，所谓"有制之师不在多"。

## 二、附子理中汤治案

**1. 肺癌:** 潘某, 男, 54 岁。初病全身发抖发冷, 冷后发热, 某医院治疗, 先后服中、西药皆无效。咳嗽、喘促, 病势严重, 透视检查, 肺上有阴影(空洞), 经一月治疗, 咳、喘告愈出院。事隔三月, 右边乳房痛, 反射至背脊骨都痛, 咳嗽吐痰, 痰中带血, 经CT、化验确诊为肺癌。患者不愿手术, 请唐氏出诊。唐讲我治不好癌症, 亦反对以毒攻毒治法, 应针对现有症状, 以减少患者痛苦为主, 然后在此基础上扶正祛邪, 延长生命。

初诊: 患者已卧床不起, 每天叠被倚床而坐, 不能下地, 咳嗽气紧, 吐白泡沫腥臭且带血丝涎痰, 全身无力, 面容灰暗, 两眼无神, 鼻、唇色青, 声音细微, 呼吸喘促, 恶寒特甚, 虽是夏天犹穿棉袄, 有时又觉心内潮热, 不思饮水, 喜热食, 两足通夜冰凉, 头项强痛。舌淡苔白腻, 脉沉细。综观所有症状全属阳虚, 其肺癌因阳虚引起, 中年以后身体渐衰, 寒凝气滞, 水湿不行, 以致出现上述诸症。对症治疗, 宜先平喘止咳, 以麻黄附子细辛汤加味治之: 麻黄 10g, 附片 80g, 辽细辛 5g, 桂枝 20g, 干姜 40g, 甘草 60g, 良姜 20g, 半夏 30g。附片先煎熬 1 小时, 有麻黄、桂枝、细辛时皆忌吃油脂、蛋类食品。

服药 2 剂后, 咳嗽、气促、疼痛有所减轻, 考虑痰中带血, 以炮姜易干姜, 复就上方加重剂量治之: 麻黄 15g, 附片 100g, 辽细辛 8g, 桂枝 30g, 良姜 50g, 炮姜 50g, 甘草 80g。

服上方 3 剂后, 咳、喘减轻, 痰中已无血, 对治病增加信心。考虑过去所服中、西药过多, 体内中有药毒, 用单味甘草汤清解之,可作茶饮：甘草 250g。

服上方后，大便溏而量多，有涎沫，矢气下行而舒畅，痰易咳出，精神转好，能起床坐一段时间，并在室内行走。自觉白天吐痰，从右边出来，痰稠浓，腥臭异常；晚上痰从左边出来，白泡沫痰，不臭。舌质淡苔白，脉沉细。以附子理中汤加味治之：附片 100g，炮姜 100g，白术 50g，党参 50g，甘草 80g，鹿角片 30g。

服药 3 剂，咳、喘、疼痛均减轻，臭痰减少得多，饮食增多，精神转好，心里很舒适，能在附近街道走上二三百步，两足已暖，能安睡四五个小时。

根据服药情况，判断患者中下焦阳虚影响肺脏，以致咳、喘，寒湿凝聚不散作痛，必须扶中下焦之阳，乃就原方增加扶阳补肾药品，如肉苁蓉、巴戟、补骨脂、菟丝子、砂仁、上肉桂等，连续服药 50 余剂，诸症更有减轻，服药近 80 剂，已能上街行走。

为巩固疗效，用潜阳、封髓丹合方治之，以纳气归肾，使肾气不上冲而咳喘：附片 100g，苏龟甲 20g，黄柏 50g，砂仁 40g，甘草 30g。上方共服 10 剂，停药。到医院复查，肺上阴影缩小，病情基本得到控制，嘱其注意调护，不要感受外邪。（唐步祺治案）

【点评】时下中医治疗癌症，多偏于清热解毒，以毒攻毒，化瘀通络一途。唐氏对本例肺癌，概以阳药施治，服药近百剂，时间长达半年。检查肺上阴影缩小，病情得以控制，咳嗽、喘促、吐痰腥臭等症状得以消失，疗效尚可。

2. **贲门癌：**刘某，饮食不下，喝水亦吐，经检查确诊为贲门癌。唐氏接诊断为噎膈，认为阳虚症状明显，命门火衰，议用附子理中汤加味，入硫黄 20 ～ 30g，服药 3 个月而愈，随访已 5 年未复发。（唐步祺治案）

【点评】唐氏常用硫黄一药，凡命门火衰，沉寒痼冷之疾，用之特效。一般不用生者，需制熟后用于汤剂或丸药，其制法与豆腐同煮2小时即可。

**3. 胰腺囊肿：** 邱某，男，63岁。反复腹痛2个多月，加剧半个月。在省某医院诊治，发现胰腺有一个 3.4cm×4.2cm 大小之囊性肿物，诊断为胰腺囊肿，外科建议手术治疗。患者近3年来先后做过胆囊切除及胃大部切除手术，对手术极度恐惧，因此不予接受，遂用中医治疗。

刻诊：面容憔悴，两眼无神，息低声微，少气懒言，由其子女挽扶来诊。脐上剧痛，按之尤甚，口淡乏味，不思饮食，大便溏泻，日3～4次，畏寒神疲，腰痛肢冷，苔白微腻，两边有白涎，舌淡红而胖大，边有齿痕，脉虚弦重按无力。辨证：真阳虚衰，中阳失运，寒凝气壅。治当扶阳抑阴，温中散寒，理气止痛，以桂附理中汤加味：制附子30g，肉桂粉15g（另包，冲），干姜20g，吴茱萸15g，砂仁15g，高良姜15g，木香10g，枳实15g，炒白术15g，党参15g，山楂30g，炙甘草15g。4剂，水煎服。

二诊：服后腹痛略微减轻，稍有食欲，精神好转，大便日1～2次，仍较溏，舌脉如前。上方肉桂粉改20g（另包，冲），制附子改为90g，干姜改为30g，吴茱萸改为20g，炙甘草改为20g。7剂。

三诊：腹痛已愈，其他症状亦随之消失，神思爽慧，身体轻快，可骑摩托车上街。将前方制附子改为120g，干姜改为60g，炙甘草改为30g，再予7剂。服罢轻松自如。按上方续服2个多月，复查彩超等，囊肿已不见踪影。外科医生疑惑不信，断言检查报告有误，建议到他院再查一次，结果亦然。（余天泰治案）

**原按：** 胰腺囊肿临床罕见。患者以腹痛为主症，抓住这一主症，结合舌脉，分析判断乃阳虚阴盛作祟，以桂附理中加味，扶阳抑阴，重用附、桂等，破阴散结，俾阳复寒散结消而囊肿除。中医诊疗必须以中医思维为指导，"功夫全在阴阳上打算"（郑钦安语），若见囊肿而治囊肿，可能事与愿违。故郑钦安说："吾愿天下医生，切切不可见头治头，见肿治肿，凡遇一症，务将阴阳虚实辨清，用药方不错误。"

## 三、四逆汤加味治案

1. **胃癌**：上海圣仙禅寺惠宗长老患病胃癌，吐血便血并作，"血溢于上，并注于下，昏昏沉沉，不能与人语。面浮足肿，唇淡舌浊，脉微欲绝"。5天中输血5次，但随输随吐，终不能止。第6天西医还要输血时，请刘民叔会诊。

刘力阻输血，谓"外血输入体内，必赖身中元气为之运行。今脉微欲绝，元气将脱，兼之身面浮肿，水气内甚，若再输入外血，则此若断若续之元气能载而与之俱运否？……徒见失血而输血，病既未除，益其血必复失之，往复为之，血不能益，反损其气，势必不至耗尽元气不止。"乃以大剂附子为治：

黄附块30g，干姜15g，灶心土9g，生地15g，花蕊石30g，阿胶12g，白及9g，甘草6g。另用云南白药，每30分钟服一分。三剂而血全止，以原方为基础，前后调理32天，"安全康复"。（刘民叔治案）

**【点评】** 刘民叔为川籍火神派名家，有"刘附子"之誉。此案以四逆汤温阳治本，另加花蕊石、阿胶、白及止血治标。如此胃癌，吐血便血并作，调理32天，竟得"安全康复"，实为奇迹。

**2. 癌性胸水：**孙某，女，54 岁。1 周前因感冒发病，胸痛。查出右侧胸水，抽水 2 次，共约 1500mL，血性。镜检发现成团的鳞癌细胞，但肿瘤病灶未查出。右胸置引流管，血色胸水缓慢流下。神情委顿，气短乏力，声低语微。右胸胁、胃脘发胀，食后尤甚，按之作痛。时有虚汗，便可，尿有时黄。口淡乏味，食少。舌淡润有齿痕，脉滑无力。分析舌脉神色，俱属元气受损之征，血性胸水当系阳气亏虚失于摄纳所致，胸脘作胀乃气滞之症，虚实夹杂，当予兼顾，治以温阳益气摄血为主，兼顾行气利水，以四逆汤加味投之：附子 15g，黄芪 30g，炮姜 20g，血余炭 30g，茯苓 30g，猪苓 20g，桂枝 10g，砂仁 10g，二丑 25g，榔片 25g，枳壳 10g，川朴 10g，麦芽 20g，苡仁 30g，炙甘草 10g。2 剂后，胸脘胀减。原方加减出入，胸水递减。半月后胸水消失，神色好转，纳增，恢复较好。后查出卵巢占位性病变，手术予以切除。（编者张存悌治案）

**原按：**癌症血性胸水向属难症，此例按阴阳辨诀判之，显属阴证失血，用四逆汤加味治之，温阳摄血半月内而收良效，证明郑钦安关于阴阳的认识切实可行。

**3. 肺癌：**徐某，女，73 岁。2008 年 1 月 8 日就诊。不久前确诊为"肺癌"，因经济困难加之年纪较大，未采取其他治疗措施，求治于傅氏。现症见：发热，体温 37.5 ～ 37.8OC，多在上午最高，下午渐退，活动或劳累后发热加剧，休息后可减轻。畏寒肢冷，气短懒言，四肢湿凉，纳呆腹胀，汗出不断，汗后发热。舌淡胖大苔水滑，脉沉细无力。证属虚阳上越，治宜回阳建中，方用四逆汤加味：附子 30g（先煎），炮姜 30g，炙甘草 10g，肉桂 10g，三七 10g，红参 10g，砂仁 10g，桂枝 10g。3 剂。

复诊（3 月 15 日）：服药之后，体温正常，纳食增进，气短懒言显著好转，精神大振。停药观察数天后，病情稳定，体温正常。此次要求长期服用，以带病延年，原方药再进10付，增强远期疗效。（傅文录治案）

**原按：**高年体弱，阳气不足，阴盛积聚成块而成肺癌。病人一派阴寒之象，故用四逆汤加味，特别是加用肉桂、桂枝、三七等，扶阳通阳活血，温补脾肾之阳，壮命门之火，阳盛则阴抑，肺部之肿块可以削减，体现火神派"治之但扶其真元"的理念。高龄癌症病人，难以承受放化疗毒副作用，中医为主治疗自有其优势和疗效。

**4. 非何杰金氏淋巴癌：**张某，男，72岁，2013年9月4日初诊：患非何杰金氏淋巴癌已5年。几次化疗，维持平稳。末次化疗结束2天，即感乏力，嗜卧，没精神，"起不来床"，同时伴低烧已经1周，体温37.3～38℃。似觉呕恶，大便不畅。足踝发凉，眠差，时感心悸。清晨4点汗出，自觉舒服，余时无汗。舌略赤胖，脉右沉弦数寸弱、左沉滑。血常规三项均偏低。按阳虚感寒辨析，处以茯苓四逆汤加味：麻黄15g，细辛15g，附子30g，干姜15g，茯苓30g，红参10g，砂仁10g，肉苁蓉30g，炙甘草15g，生姜30g，大枣10g。5剂。

**复诊：**服药次日见汗，低烧即止，已能坐起，精神转佳，心悸消失，守方调理2周，出入药物尚有茯神、仙灵脾、龙骨、牡蛎、桂心、黄芪等，情况愈来愈好，可去公园散步。（编者张存悌治案）

**原按：**患者此前两次化疗后，也是隔一二天即出现症状一如本案：疲乏，起不来床，走路打晃，发烧恶寒，膝痛，咽痛，纳差，腹部不适等。通常化疗的副作用是在用药之际出现，本案副作用却是在化疗结束后一二天方才来动——"后反劲"。三次化疗后均出此状况，查化疗系用"美罗华"，一种进口药。好在每次均以上法投治，三次皆收迅速缓解之效。足以证明中药在缓解化疗的毒副作用方面颇有功效。

## 四、麻黄细辛附子汤加味治案

**1. 甲状腺囊肿：**宋某，女，36岁。体质素弱，常患感冒。1977年5月患外感咳嗽，服清热止咳中药数剂后表证解。越数日忽发现颈部左侧有一包块，约2cm×3cm，触之稍硬，随吞咽活动，无痛感。自觉心累，无其他明显症状。某医院诊断为"甲状腺左叶囊肿"，建议手术未允，同年7月求诊：左侧颈部出现包块已2个月。神疲乏力，食欲不振，入夜难寐，手足清冷，恶寒，头昏。舌暗淡，苔淡黄而腻。此属瘿病，主证在少阴，兼太阳伤寒之表。法宜扶正驱邪，温经解表，以麻黄细辛附子汤加味主之：麻黄10g，制附片60g（久煎），辽细辛6g，桂枝10g，干姜30g，甘草30g。

二诊：上方服3剂，包块变软，心累、乏力略有好转。药证相符，重剂方能速效。上方姜、附、草三味加倍，再服3剂。

三诊：包块明显变小，舌质稍转淡红，苔黄腻亦减。以初诊方续进10剂，包块逐渐消失。（范中林治案）

**【点评】**风寒湿邪先袭太阳，日久深入少阴，寒凝气滞，壅于颈侧而成结聚。此案未泥于一般瘿肿多属痰气郁结之认识，未用一味软坚散结套方套药，而是从太阳少阴证论治，温经解表，以畅气血；通阳散寒，以开凝聚，同样收到消瘿散结之功，体现了"治之但扶其真元"之旨。

此案三次投方用药内容未变，但药量增减变化颇有寓意。二诊时"包块变软，心累、乏力略有好转"，认为"药证相符，重剂方能速效，上方姜、附、草三味加倍"，可谓胆识；三诊时"包块明显变小"，又减量改回初诊方，可谓审慎。查范氏各案初诊方附子大都未用重剂，得效后再增加用量，一般是翻番加倍。取得显效后，再减量改为初诊量，所谓"阳气渐回，则姜附酌减"。这样既防止蓄积中毒，又体现了"大毒治病，十去其六"之旨。

2. **淋巴结肿大**：孟某，男，25岁。2012年3月17日初诊：腹部淋巴结肿大多发，最大者直径3.2cm，病已2个月。胃中难受，呃逆似呕。眼睑、下肢稍肿，手足发凉，乏力，便溏，宿有胃溃疡。舌淡胖润，脉左沉弦、右弦浮寸弱。分析病人为阳气不足，湿气偏盛，痰结成块。因见水肿，注意开表，拟麻黄附子细辛汤合六君子汤加味：麻黄15g，附子30g，细辛10g，干姜20g，生半夏20g，陈皮10g，枳壳10g，茯苓30g，仙灵脾30g，红参10g，泽泻25g，牡蛎30g，炙甘草15g，生姜10g，大枣10枚。

复诊：胃中难受显减，稍有汗，双侧小腿、上肢有红斑肿起，按之痛，左眼角巩膜发红，唇疮新发。上方减干姜，加炮姜30g，皂刺20g，肉桂10g，黄柏15g。7剂。

三诊：四肢红斑、唇疮显消，眼角发红已消，便已成形。

四诊：四肢红斑消退，B超检查：腹部淋巴结未见肿大。病已收功。（编者张存悌治案）

## 五、真武汤治案

宫颈癌：某女患，五十来岁。已在省城和北京各大医院检查，确诊为宫颈癌3期，专家会诊治疗，时好时坏，院方辞为不治，建议采取保守疗法，延缓死期。

诊其六脉皆沉迟无力，两尺兼涩，体形瘦弱而面无血色，略带浮肿，声颤音微。纳少，大便数日一行如羊屎，小便短涩混浊，阴道时流浊水黏液夹黑血块，少腹切痛难忍，全身无力，终日躺卧欲寐。据此脉证分析，认为阴寒独盛，残阳孤危不能化阴邪，水湿下流，集于子宫口，久则糜烂腐化成癌。于是开壮肾阳、胜水湿的真武汤，2剂后诸症稍见缓解，脉亦略有起色。药既对证，继用原方，炮附子由15g渐加至60g，诸症大见好转，脉亦逐渐调和，体重明显增加，附子由60g又逐渐减至15g，共服药20余剂，诸症完全消失。至今已20多年，患者身体一直健康，连感冒都很少得。（《当代经方名家临床之路》）

**原按：**黄师说之所以能治愈此大病，关键是把握阴阳两大总纲，以脉象为骨干，病候为条件，用霹雳手段之炮附子壮阳抑阴，扭转乾坤，使阴平阳秘而愈。始终摒弃流俗者治癌之"专药""专方"，坚持中医最基本之功力与特色，所以取胜也。

## 六、阳和汤加味治案

**1. 胰腺癌术后肝转移：**左某，男，62岁，某国画院画师。曾做过阑尾切除、胆囊切除手术。2006年9月15日体检发现左肾肿物、胰腺肿物，当即做左肾切除术、胰腺占位切除术，术后病理检验为胰腺癌。

2007年3月18日复查发现肝转移。右叶4处，大小不等，分别为3.8cm×0.7cm、1.0cm×0.8cm、0.5×0.4cm、0.7cm×0.4cm。右下肺见一小结节灶，不排除转移。西医建议做介入治疗，否则生存期不超过3个月。

4月2日求诊：面色萎黄灰暗，体瘦，精神尚可，舌淡紫无苔齿痕。畏寒甚，食生冷瓜果立觉冷彻心脾。腰困如折，二便调，食纳不香，脉微。自觉病处无所苦，谈笑自如，把生死看很淡。诊为：劳倦内伤，痰湿中阻，肾气大虚。治法：固本消积。处方：大熟地30g，麻黄5g，紫油桂10g（后五分下），鹿角霜45g，姜炭15g，白芥子10g（炒研），制附片45g，高丽参15g（另煎），五灵脂30g，漂海藻30g，炙草30g，全蝎12只，大蜈蚣3条（研末冲服），生半夏75g，生南星10g，大贝120g，茯苓45g，辽细辛45g（后五分下），生姜45g。制附片逐日累加10g，无上限，直至出现瞑眩反应时降低10g，加水3000mL，文火煮取400mL，日分3次服。连服2个月。

5月4日二诊：已服药30剂，制附片加至每剂395g。主症悉退，面色灰暗退去大半。守方续用，另外加服固本散，以固先天肾气：三七200g，高丽参、血琥珀、二杠鹿茸、血河车、灵芝孢子粉各100g，止痉散50～60g，制粉冲服，每次3g，日3次。

6月25日：CT复查与3月18日对照，肝部较大两处病灶已消，仅肝右叶内1.1cm×1.3cm，右顶叶0.5×0.5cm两处，已较前明显缩小，肺部肿物亦消。患者已无所苦，脉沉缓。效不更方，制附片从45g始日加10g，已增至每剂465g，守方加两头尖45g，30剂。

8月16日：共服药90剂，制附片加至每剂755g，转移灶4处已消3处，所剩最大的一处由3.8cm×3.7cm已消至1.11cm×3cm，已照常工作2个月，自觉较病前更加精力充沛，体重增加5kg。

方一：制附片200g，姜炭15g，大熟地30g，麻黄5g，白芥子10g（炒研），紫油桂5g（后五分下），鹿角霜45g，高丽参15g（研冲），五灵脂30g，生半夏45g，生南星15g，大贝120g，漂海藻60g，两头尖45g，茯苓45g，辽细辛45g（后五分下），炙甘草60g，生姜 45g，止痉散 3～6（冲），加水 3000mL，文火煮 2 小时，取 400mL，日分 3 次服。30 剂。

方二：三七 200g，高丽参、血琥珀、二杠鹿茸、血河车，灵芝孢子粉各 100g，川尖贝 100g，五灵脂 100g，两头尖 100g，止痉散 60～100g，制粉冲服，每次 3g，日 3 次。

2008 年 3 月 31 日：CT 显示肝病病灶较前缩小。食纳佳，精神饱满，上下楼跑步锻炼，体重又较前增，由 55kg 增至 68kg，已无病容，正常工作 1 年多，唯肝部转移灶仍有 0.9cm 以下之残留，仍以扶正消积为治。5 月 28 日周身出现红疹，瘙痒，此属病邪出表佳兆，守方。

2009 年 8 月 24 日电话随访，已痊愈，状况一直较好。（李可治案）

【点评】此例肝转移癌经李氏治疗效果满意。用方以阳和汤为主，同时合以麻黄附子细辛汤温阳开表，重用附子剂量由 45g 递加至 465g、755g；高丽参、五灵脂一对反药扶正化瘀；海藻、炙甘草一对反药及两头尖、止痉散用以攻癌消瘤；生半夏、生南星、大贝软坚散结；另用扶元固本散提高正气。李氏晚年治癌套路大致如此。

**2. 肝癌：**应某，女，62 岁。2009 年 3 月 24 日初诊：乙肝 5 年，肝硬化 3 年，右肝巨块型肝癌 3 个月。肝区疼痛，按之作痛，大便溏泻，尿偏黄，纳差，乏力，手足发凉，腹水少量，精神萎靡。舌暗赤胖润，苔薄黄，脉左沉滑软寸弱、右沉弦寸关弱，西医断定活不过 3 个月。辨为阳气亏损，脾胃虚弱，肝郁痰结。拟扶阳补脾，疏肝散结，阳和汤加味治之：附子 60g，熟地 30g，鹿角霜 30g，炮姜 30g，肉桂 10g，麻黄 10g，白芥子 15g，红参 10g，五灵脂 15g，茯苓 30g，生半夏 30g，牡蛎 45g，姜黄 15g，郁金 15g，炙甘草

30g，生姜10片，大枣10枚。5剂。

复诊：感觉良好，腹泻已止，以上方为基础，随症出入，加药有黄芪、苍白术、柴胡、生麦芽、砂仁、蜈蚣、猪苓、丁香、丹参等，附子增加到90g，2周调方一次，病情基本稳定，纳眠、精神尚好。直到2年半后，因腹水控制不利，病情转重而死去。（编者张存悌治案）

**原按：**晚期癌症邪势嚣张，正不压邪，似乎命数已定。即便如此，通过恰当的中药调治，仍可减轻痛苦，缓解症状，延长生命，或者说带瘤延年，本案即是例证。"西医断定活不过3个月"，经过中医治疗，活了2年半，且生活质量不差。曾治过多例晚期肝癌、胃癌、脑瘤等病人，虽然最终仍旧死去，但均可收到不同程度的效果。

## 七、加味异功散治案

**1. 胆管癌：**程某，女，69岁。2014年3月21日初诊：自述腹胀，右胁下痛，纳差，便溏、便急，乏力，小便橘黄色，全身黄染，面晦无泽。肝功能检查：转氨酶略高。腹部彩超示：肝内胆管异常实质性回声，性质待查，考虑胆管癌。核磁检查提示：①考虑肝门区占位，肝内胆管扩张。②肝内多发低密度结节，不除外转移瘤。③腹腔多发肿大淋巴结。④右肝管结石。⑤脾大，低密度结节。赤峰学院附属医院建议保守治疗，没有手术必要。遂请中医治疗，拟加味异功散：红参15g，五灵脂15g，茯苓30g，生半夏30g，茵陈30g，白术30g，姜黄25g，郁金20g，丁香10g，附子45g，柴胡15g，生麦芽30g，炮姜30g，淫羊藿30g，麻黄10g，炙甘草15g。

水煎服，日 1 剂，早晚分服。

4 月 19 日二诊：诸症明显好转，全身黄染渐消，腹胀消失，纳差改善，便急消失，夜尿减少。上方将附子增至 60g，加黄芪 30g，黄精 30g。日 1 剂。

5 月 19 日三诊：患者外感后出现身热，纳差，恶心呕吐，腹胀如鼓，动则心悸气短，双下肢中度水肿，少寐，大便次数多而急迫，全身黄染再现。住院治疗，恶心呕吐好转，其他症状无改善。腹部彩超示：肝右叶可见大小约 5.6cm×5.1cm 实性占位，性质待定。肝内胆管内偏强回声，大者约 1.3cm×0.7cm。

处方：红参 15g，五灵脂 15g，云苓 30g，生半夏 30g，苍术 30g，白术 30g，青皮 10g，陈皮 10g，姜黄 20g，茵陈 30g，丁香 10g，郁金 20g，柴胡 15g，薄荷 10g，附子 75g，炮姜 30g，黄精 30g，牡蛎 30g，蜈蚣 2 条，炙甘草 15g，生姜 20 片，大枣 10 枚，日 1 剂。诸症向好，平稳。此种重病，能保持病情平稳就是佳绩。

6 月 1 日四诊：因外感高热，体温高达 39.2℃，时有大汗淋漓，用抗生素及各种退烧药、物理降温等方法皆无效。急治标热，拟桂枝汤加味：桂枝 25g，白芍 25g，炙甘草 25g，茵陈 25g，红参 10g，五灵脂 10g，附子 30g，云苓 30g，生姜 10g，大枣 10 枚。水煎服，日 1 剂，早晚分服。上方服用 3 剂后，热退，改服初诊方。

6 月 9 日五诊：高热已退，胃胀及乏力好转，恢复治本，5 月 19 日方加肉桂 10g，赤石脂 30g，日 1 剂。至 7 月 6 日，各症状均有缓解，唯眼皮发沉，舌淡胖，脉沉弦，上方稍作调整，隔日 1 剂，早晚分服。诸症继续向好，病情平稳。

10 月 21 日六诊：腹部彩超示：肝右位实性占位基本消失，肝内胆管扩张，其内可见多个弱回声，较大者约 1.5cm×0.7cm。胆总管内径正常。

2019年10月回访，患者基本恢复正常，能胜任家务，存活已经5年多。（编者任素玉、张存悌治案）

**原按：**加味异功散为方药中教授所拟，系在异功散基础上加味而成：党参15g，苍术10g，白术10g，茯苓30g，甘草6g，陈皮10g，青皮10g，黄精20g，当归12g，焦楂曲各10g，丹参30g，鸡血藤30g，柴胡10g，姜黄10g，郁金10g，薄荷3g。功能健脾和胃，养肝疏肝。适应证：迁延性肝炎、慢性肝炎、肝硬化、肝癌等病，辨证为脾胃气虚肝乘，气滞血瘀者。编者用以移治肝、胆、胰腺等癌肿，收效理想，但一般必加附子。

编者一向推崇用药简练，唯独对于恶性肿瘤，用药难免偏多，概因此类病症病情复杂，正虚邪实，多脏器受累，所谓"杂合之病，须用杂合之药治之"。（何梦谣语）曹仁伯说："每遇病机丛杂，治此碍彼，他人莫能措手者，必细意研求，或于一方中变化而损益之，或合数方为一方而融贯之。"但要注意多而不乱，分清主次，"有制之师不在多，无制之师少亦乱"。

**2. 肝癌：**陈某，女，39岁，教师。2011年11月14日开始反复呕血，后于重庆某医院治疗1周脱险。检查结果：慢性乙型肝炎，肝硬化失代偿期，肝硬化引起上消化道及胃底静脉曲张破裂出血。2011年12月至2013年8月原病3次复发，均急救脱险。检查结果：①原发性肝癌。②门静脉高压症。③失血性贫血重度。④甲状腺功能减退症。发病至今，一直接受西医治疗。

2013年9月21日就诊：神差乏力，面色萎黄，唇淡，牙龈时出血，咯痰时多，肢凉。眠纳较差，厌油，时欲吐，便溏，小便可。月经提前10天左右，量少色暗，痛经轻微。脉紧弱，舌淡红苔淡白润。辨证：气血两亏，脾肾阳虚，兼痰、湿、瘀、寒、郁热，蕴结中焦。身体明显虚弱，决不可用峻药攻伐，唯有培补中土，固扶宗气，才是最佳方案。拟砂半理中汤加减，守方服用64剂，出入药有藿香、生麦芽、鸡内金、佛手、郁金、木香、黄芩、茵陈、黄柏、丹参、大黄、当归、黄芪等。制附片由10g递增到30g。服药调治3个月，身体不适症状均获得改善。

继续调治7个月，用方附子理中汤合潜阳丹加味。守方服用109剂，出入药尚有桂枝尖、肉桂、茯苓、白芍、三七、鳖甲、木香、生龙骨、生牡蛎、黄精、当归、黄芪、仙鹤草、血余炭等。制附片由30g递增到60g，收到佳效。

2014年7月中旬，弟子黄某与患者同去沈阳到师父张存悌之门诊部，望闻问切后处方加味异功散：红参15g，五灵脂15g，炮姜30g，茯苓30g，白术30g，陈皮15g，黄精30g，姜黄20g，郁金15g，柴胡10g，薄荷10g，制附片45g，吴萸10g，蜈蚣2条，牡蛎30g，生麦芽30g，生半夏20g，砂仁10g，炙甘草15g，大枣20枚，生姜15片。5剂，水煎服，1剂服2天。

上方服至10月14日，主方不变，随症加减。经5次调方，服药3个月，病情获得很好改善。如感冒另加麻黄、辽细辛各10g；头痛加川芎15g，头痛不显后去掉；肝区隐痛加重，加三七、川楝子各10g；牙龈出血增多，心惊胆怯，加血余炭30g，桂枝尖30g，生龙骨30g，制附片改成60g。

继守前方，稍作加减。10月21复诊：晨起现鼻塞，咳黄色稠痰，头昏闷痛，颈项强痛，疲乏。时牙龈出血量多，时肝区隐痛，眠、纳差，夜间项部出汗多，胃部有火辣感，大便不成形，小便可。脉紧微缓，苔薄润舌尖红。因无法接通师父电话，由我处方，用附子理中汤合潜阳封髓丹加味：制附片 60g，红参 15g，白术 20g，炮黑姜 30g，桂枝尖 25g，茯神 30g，炙龟板 15g，砂仁 15g，生黄柏 15g，佛手片 15g，紫丹参 30g，仙鹤草 40g，血余炭 20g，生半夏 20g，防风 15g，淫羊藿 20g，炙甘草 30g，生姜 60g。6 剂，水煎服。

此后守方调治，12 月 13 复诊：面色萎黄，疲乏，眠、纳一般，饭后胃脘闷胀并欲吐，时牙龈出血、量少，大便不成形，小便可。考虑患者虚弱，如用重剂治疗，脾胃不能纳受，方用附子理中汤加味：制附片 30g，红参 20g，炒苍术 15g，炮黑姜 20g，三七粉 10g，紫苏梗 15g，广藿香 15g，炙甘草 10g，6 剂。此后一直守方调理，随症出入。

2015 年 3 月 1 日区医院检查：全身皮肤及巩膜无黄染，未见肝掌及蜘蛛痣，心肺未见异常，腹平软，无压痛，肝肋下未及，脾于肋下 3cm 扪及，表面光滑。彩超提示：①肝硬化，脾大，门脉高压症。②胆囊壁水肿。③原有肝癌未发现。患者心理压力减轻很多，继续服中药调治，仍用附子理中汤合潜阳丹为主调治。近 2 年身体状况较好，已上班工作，还在间歇服药，至今已存活 5 年 10 个月。（编者黄建华、张存悌治案）

【点评】本案师徒二人合力救治，症状得以缓解，致"原有肝癌未发现"，且"已上班工作"，存活 5 年 10 个月，应该算是成功的。

3. **胰腺癌**：韩某，男，88 岁。2017 年正月十五因肠梗阻、发热入院，经治疗缓解。此后 1 个月内曾 2 次因发热入院。检查腋下淋巴结肿大，微量元素免疫指标有异常，其他指标未见异常。转至某医大附属医院诊治，B 超显示：胰腺实质性占位，胰周淋巴结肿大，胸、腹腔少量积液。PET 显示：胰体软组织团块病变，量不均匀，考虑为胰腺癌。胸骨剑突、胰周间隙、腹腔间隙有多个淋巴结肿大，左腹部疼痛。心律不齐，房颤（安有起搏器）。胸水严重，轻微腹水。大便细软。既往糖尿病二十余年。曾邀某中医药大学中医进行治疗，服1周西黄丸，出现便血，呕逆，纳差，嗜睡，疲乏无神，半昧半醒。目前以西药赛莱昔布控制，停药则反复发烧。舌淡胖润苔略垢，脉左沉滑弦，右弦细寸关有浮像，偶有早搏。

前医处方：西洋参60g，炙黄芪80g，沙参60g，生地30g，麦冬30g，五味子10g，青蒿15g，龟板30g，地骨皮30g，白花蛇舌草40g，土茯苓60g，生石膏60g，知母15g，焦三仙30g，当归20g，黄芩30g，赤芍30g，怀牛膝30g。

服药月余，精神萎靡，无力。纳差，无食欲，腹胀，略有腹痛。便血，大便不成形。下午觉得燥热，踢被子，脱衣服，面赤。脉右弦滑寸弱，左脉弦滑，舌质略红胖润。

2017年9月11日初诊：辨为脾胃气虚，木乘克土，阳气虚损，经诊治3次，处方加味异功散加附子等，计服12剂。

复诊：精神明显好转，已能坐起，可见言笑。排便后腹胀明显改善，自述想吃红烧鱼。问及哪里还难受，清楚回答"没哪儿难受的"，声音还挺洪亮。恰逢"九·一八"纪念日，开玩笑道："等你病好了一定要打回东北老家去。"患者哈哈大笑，并敬了一个标准的军礼。

9月24日由张存悌老师亲诊：精神尚好，未再发烧，午后面赤消失，腹部发凉不舒服，但不痛不胀，进食少，三天未排便，尿多色淡。白细胞由之前的 $30×10^9/L$，减至 $4×10^9/L$。口和，呃逆。舌暗赤胖苔垢，脉左弦浮尺沉，右弦浮尺沉，似有数象。

此前诊治3次已见显效，如精神好转，未再发烧，白细胞由 $30×10^9/L$ 减至 $4×10^9/L$，胸水明显减少，其他化验指标均趋正常，效不更方，处方：红参25g，五灵脂15g，云苓45g，白术30g，生半夏 30g，砂仁 15g，丁香 10g，郁金 20g，柴胡 10g，姜黄 25g，薄荷 10g，附子 45g，炮姜 30g，生麦芽 45g，泽泻 30g，龙骨 30g，牡蛎 30g，白芍 15g，黄精 30g，炙甘草 15g，姜、枣引。7剂。

计又服药 21 剂，附子增至 75g，白术增至 75g，病情平稳已经 40 余天，此后因故失联。（编者傅勇、张存悌治案）

**【点评】**本案前医用药西洋参 60g，生地 30g，白花蛇舌草 40g，生石膏 60g，黄芩 30g 等一派苦寒养阴大剂，致脾肾阳气大衰，精神萎靡，无力，纳差，腹胀，便血等，甚至有阳气外浮之象，如午后燥热、面赤、踢被子等。照此治下去，恐致阳脱而亡。改以温通法，以加味异功散加附子等，温补脾肾，兼以疏肝，摒弃一切寒凉抗癌套药，衰颓病势得以扭转，证情明显好转，趋于平稳。说明辨证正确，治疗有效，后来失联，遗为憾事。

以阴阳两纲判断，不难看出大多数肿瘤病机属于阳虚阴盛，本案即是例证。

李可先生认为：肿瘤系"寒湿为患，十占八九。损伤人体阳气者，寒湿之邪最重，阳气受损则易形成阴证。因此，肿瘤患者除肿瘤本身表现出的诸多症状以外，多数表现为口不渴，或渴不欲饮，或喜热饮，手足厥冷，小便清长，大便溏，舌色淡或暗紫，舌体胖大，苔白腻而润，脉沉细或紧硬等一派阳虚阴盛之象。有的肿瘤患者有口渴烦热、恶热、喜凉饮食、持续高热或低热不退等热象，此为假热或为标热，不能把它作为辨证用药的唯一证据而恣用寒凉。这种假热源于真寒，寒主收引，阻遏气机，气机升降出入受阻，郁而化热。此时再用寒药清热，无异于雪上加霜，则犯虚虚实实之戒"。

# 第十四节 虚 劳

## 一、四逆汤加味治案

1.陈某，男，28岁。1971年到西藏执行任务，风餐露宿，自觉指尖、手掌、下肢关节咯咯作响，继而面肿，心悸，腰痛，彻夜不眠。逐渐行走乏力，神疲纳呆。曾出现脑内如鸣，头顶发脱，心悸加重，动则气喘，身出冷汗，肢体皆痛，四肢麻木等症。1977年1月，自觉口内从左侧冒出一股凉气，频吐白泡沫痰涎，胸中如有水荡漾，左耳不断渗出黄水，听力减退，走路摇摆不定。血压70/50mmHg。5月22日，突然昏倒，面部及双下肢浮肿加重，头昏胀难忍，转送某医院会诊。左半身痛，温觉明显减退，左上肢难举，结论："左半身麻木，感痛觉障碍，左上肢无力，水肿待诊。"

数年来，服中药千余剂无效，9月转来就诊：面部与下肢肿胀，左半身及手足麻木，四肢厥冷，脑鸣，头摇，神疲，心悸，失眠，记忆力及听力减退，身痛，胁痛。口中频频冒冷气，吐大量泡沫痰涎，纳呆，大便稀薄，小便失禁。舌质暗淡胖嫩，边缘齿痕明显，苔白滑厚腻而紧密，脉沉细。辨为少阴寒化，迁延日久，阴盛阳微，已成坏病。法宜回阳救逆，化气行水。以四逆汤、真武汤加减主之：制附片120g（久煎），干姜60g，生姜120g，炙甘草30g，茯苓30g，白术 30g，桂枝 10g，辽细辛 6g。

上方服 20 剂，脑鸣消失，心悸好转，面部及下肢浮肿显著消退，小便失禁转为淋沥。守方略改动，续服 10 剂，口中已不冒凉气，神疲、肢冷、纳呆、便溏均有好转，但仍不断吐白沫。少阴阳衰日久，沉寒痼冷已深，积重难返。法宜益火消阴，温补肾阳，以四逆汤加上肉桂，嘱其坚持服用。可连服四五剂后，停药 2 天，直至身体自觉温暖为止。处方：制附片 60g（久煎），干姜 30g，炙甘草 30g，上肉桂 10g（冲服）。上方连服半年，全身肿胀消退，摇头基本控制，身痛和手足麻木显著减轻，心悸明显消失，吐白沫大减，二便正常。血压回升到 120/80mmHg，身体逐渐恢复正常，重新工作。（范中林治案）

【点评】本例初诊时可见三阴俱病，五脏皆虚，全身虚寒十分明显。范氏认为，"病情虽复杂，其症结实属少阴寒化，心肾阳微，尤以肾阳衰败为甚。所谓'五脏之伤，穷必及肾'。故抓住根本，坚持回阳救逆，益火消阴，大补命门真火，峻逐脏腑沉寒，守四逆辈连服半载，多年痼疾始得突破。"初诊方在四逆汤中加入生姜 120g，辽细辛 6g 是为开表散寒，茯苓、白术、桂枝是为除湿健脾，温阳疏通内外障碍。

2.张某，男，48 岁。素嗜烟酒，耽于劳累，渐至全身乏力，消瘦，纳少，手足麻木，便溏，尿频，时失禁，病已七八年，无法工作。舌淡胖润有齿痕，脉弦右寸弱。此一派阳虚气弱，水湿偏盛之象，近似虚劳，应培补元气，兼利水湿，四逆汤加味：附子 25g，干姜 15g，白术 15g，茯苓 30g，桂枝 10g，黄芪 30g，葛根 20g，当归 10g，补骨脂 15g，仙鹤草 30g，炙甘草 15g。10 剂后，病人感觉气力增加，手足麻木亦减。原方再加仙灵脾 25g，继续调理月余，各症

基本消失，恢复工作。（编者张存悌治案）

**原按：** 本案阳虚气弱，用四逆汤扶阳，加术、苓、桂枝，意在化气利湿，合黄芪、葛根、柴胡意在升提大气，仙鹤草为强壮要药。

虚劳之治必以扶阳为先，乃是郑钦安卓见："虚劳之人，总缘亏损先天坎中一点真阳耳……唯有甘温固元一法，实治虚劳灵丹。昧者多作气血双补，有云大剂滋阴……不一而足，是皆杀人转瞬者也。""要知虚损之人，多属气虚，所现证形多有近似阴虚，其实非阴虚也。予尝见虚损之人，每每少气懒言，身重嗜卧，潮热而不渴，饮食减少，起居动静一切无神，明明阳虚，并未见一分火旺阴虚的面目。"

编者体会，郑钦安所论更贴近临床。俗见多作气血双补，或者滋阴降火，"是皆杀人转瞬者也"。

3. 王某，男，29岁。2009年7月7日初诊：北京某名牌大学博士生在读。身体素弱，疲乏，精神不振，心悸，时有早搏，自汗，失眠，常流鼻血，喷嚏频作，纳差，便溏，足凉，腰膝酸软。舌淡胖润有痕，右滑寸弱，左弦寸弱。细考各症，牵涉心、肺、脾、肾多脏，已成虚劳之证，唯有甘温固元一法，实治虚劳灵丹。处方：附子25g，白术30g，茯神30g，桂枝25g，白芍25g，枣仁30g，龙骨30g，牡蛎30g，红参10g，肉桂10g，补骨脂25g，益智仁25g，仙灵脾25g，炮姜30g，砂仁10g，麦芽30g，炙甘草15g，生姜10片，大枣10枚。7剂。

复诊：纳增，精力觉得增强，便溏、乏力、喷嚏等症俱减，药已中的，守方调理，积久自见功效。以上方为基础，附子逐渐增至100g，红参增至30g，出入药物尚有黄芪、干姜、吴茱萸、菟丝子、巴戟天、赤石脂、山茱萸等。

服药 1 年余，诸症大都平复，体质改观。后被派到某边疆地区挂职锻炼，胜任愉快。（编者张存悌治案）

**原按：** 天下没有无缘无故的病变，年纪轻轻，何至于身体衰弱到这种地步？据云从大学到博士生，长期劳心读书，生活没规律，有时读书至夜半心血来潮，跑到户外锻炼出一身汗，难免受寒。且在香港游学期间曾大喝凉茶，寒凉伤脾。说到底是生活方式出了毛病。

## 二、桂枝去芍药加麻辛附子汤治案

李某，女，48 岁。患头痛、眩晕约 10 年。1971 年 3 月逐渐加重，经常昏倒，头晕如天旋地转，头项及四肢僵直，俯仰伸屈不利，身觉麻木，一年中有半载卧床不起。西安某医院诊为"脑血管硬化"及"梅尼埃综合征"。1974 年 11 月就诊：卧床不起，神志不清，心悸气喘，呼吸困难，头剧痛频繁，自觉似铁箍紧束，昏眩甚则如天地旋游。头项强硬，手足厥冷，全身水肿。不欲食，只略进少许流质。两手麻木，感觉迟钝。小便短少，大便先秘后溏。经期紊乱，每月 3～4 次，色暗黑，血块甚多。面色苍白，眼胞、两颧水肿，眼圈乌黑。舌质暗淡，苔白滑浊腻，脉微细。此证属脾肾阳虚日甚，已成虚劳。法宜调阴阳，利气化，逐水饮，以桂枝去芍药加麻黄细辛附子汤主之：桂枝 10g，生姜 60g，甘草 30g，大枣 30g，麻黄 10g，细辛 6g，炙附子 60g（久煎）。3 剂。

二诊：神志渐清，头剧痛减，可半卧于床，原方再服 8 剂。

三诊：身肿、手麻稍有好转，神志已清；仍头痛眩晕，肢体尚觉沉重，稍动则气喘心累。苔腻稍减，病有转机，唯阳气虚弱，阴寒凝滞已深。方药虽对证，力嫌不足，原方附子加重至120g；另加干姜、炮姜各60g，以增强温经散寒，祛脏腑痼冷之效。连进10剂，头痛、眩晕显减，可起床稍事活动。原方附子减至60g，去干姜、生姜。再服10剂。

四诊：头痛止，轻度眩晕。活动稍久，略有心悸气喘。水肿已不明显，头项及四肢强直感消失，四肢渐温，食纳增加，诸症显著好转。但痼疾日久，脾肾阳虚已甚，需进而温中健脾，扶阳补肾，兼顾阴阳，拟理中汤加味缓服：党参30g，干姜30g，炒白术20g，炙甘草20g，炙附子60g（久煎），茯苓20g，菟丝子30g，枸杞子20g，鹿角胶30g（烊），龟甲胶30g（烊），肉桂12g（研末，冲服）。服上方月余病愈。（范中林治案）

**原按：** 此例迁延日久，病情复杂，酿致沉疴，而出现多种衰弱证候，故病属虚劳。按六经辨证，其手足厥冷，心悸神靡，食不下而自利，舌淡苔白，实为太阴少阴同病，一派阴气弥漫。《金匮要略》的桂枝去芍药加麻黄细辛附子汤方，原主"气分，心下坚……水饮所作"。尤怡注："气分者，谓寒气乘阳气之虚而病于气也。"今变通用于本例，以寒气乘阳之虚而病于气之理，温养营卫，行阳化气，助阳化饮，发散寒邪，诸症迎刃而解。

## 三、理中汤合四逆散治案

黄翁静丞，古稀之年，向称清健。讵料客秋以家庭之故抑郁不适，循至肌肉黄瘦，精神萎靡，杂治无效，病反增，迎余往治。诊脉沉迟无力，身不热，口不渴，舌白润滑，饮食无味，面色萎黄暗淡，胸膈痞闷，时有噫气，大便溏薄。此病起于忧郁，忧思则伤脾，气郁则伤肝，肝旺乘土，土弱则影响运化，气血失滋，身体遂弱而呈萎黄之象矣。治之之法，以平肝补脾为宜，处予理中汤、四逆散合剂：党参五钱，白术四钱，干姜、甘草各二钱，柴胡、枳壳、赤芍各三钱，加山药四钱，香附二钱，暂服十剂。

再诊，精神转佳，胸痞噫气均减。既已切中病机，守服原方，营养兼进。一月后心畅气舒，肌腠神旺，矍铄胜于往昔，遂停药。（赵守真治案）

【点评】本证气郁伤肝，肝旺乘土，土弱影响运化，身体遂弱。补脾处予理中汤，平肝处以四逆散，平肝补脾合于一方，别开生面。

## 四、真武汤治案

周某，女，68 岁。2018 年 11 月 19 日初诊：急性血小板减少半月余。血小板减少至 $15\times10^9/L$，伴心悸气短，少眠乏力，恶寒肢冷，小便失禁，面色萎黄，舌质红苔薄白，脉沉细数。考患者舌脉症状均属脾肾阳虚之候，肾水不温而不养龙，真阳浮跃而上故心悸气短，失于固摄故小便失禁；脾阳不振故面色萎黄，无以化生五谷而见血小板减少。处方：黑顺片 30g，桂枝 10g，生白术 15g，白芍 9g，龙骨 15g，牡蛎 15g，巴戟天 20g，菟丝子 20g，炙甘草 6g，生姜 30g。3 剂。

复诊：服药 2 剂后小便失禁好转，心悸气短减轻，3 剂后血小板 $50\times10^9/L$。上方黑顺片加至 60g，生姜 60g。3 剂。

三诊：小便失禁已无，血小板 $80\times10^9/L$，心悸气短好转，唯觉乏力，畏寒肢冷。调方：黑顺片 60g，生白术 15g，白芍 9g，红参 15g，巴戟天 20g，菟丝子 20g，淫羊藿 30g，炙甘草 6g，生姜 60g。

3剂。

服药后上述症状皆愈，血小板 $128×10^9$/L。嘱守方调理。（编者蒋博文治案）

【点评】用药简练，不仅症状获愈，而且血小板恢复正常，佳案。用方似以真武汤打底，因小便失禁而去掉茯苓。通常血小板减少，补肾不妨选用骨髓补、补骨脂，以补髓生血。

## 五、补一大药汤治案

李某，女，40岁，教师。颈部不适，困乏无力数年，长期到省市医院就医，曾确诊为神经官能症、胃炎、胆囊炎、颈椎病、月经不调等。服用中西药物没有明显改善，且呈进行性加剧，认为自己病入膏肓，曾有结束生命的念头。现症见：唉声叹气，全身都不舒服，浑身难受，特别是颈部扭动更难受不适，坐卧不宁，咽部有异物感，纳呆腹胀，月经不调，胸胁胀满，畏寒肢冷，气短懒言，乏力倦怠，舌淡胖大，脉沉细无力。证属气血不调，治宜调气行血，通经活络，方用补一大药汤加味：羌活 10g，防风 10g，天麻 10g，藁本 10g，白芷 10g，细辛 10g，麻黄 10g，肉桂 10g，附子 10g，半夏 10g，干姜 10g，川芎 10g，茯苓 10g，泽泻 10g，酒大黄 10g，蔓荆子 10g，葛根 60g，桔梗 10g。3剂，水煎服，每天 1 剂。

服上方后，症状大减，自感近 10 年来前所未有之好，对治疗充满信心，续服上方 20 剂。

服药之后，情况一直很好，颈部症状彻底消失，咽部异常感也消失，恢复如常，未见反复。（傅文录治案）

【点评】补一大药汤为重庆名医补晓岚所创，其方取材于前人的

"八味大发散"，即羌活、防风、天麻、藁本、白芷、蔓荆、麻绒、细辛八味，作为祛风散寒解表之用。补氏加入了附片、干姜、肉桂、川芎、茯苓、法半夏、酒军、泽泻八味，赋予其新的意境，成为补氏温补主轴方剂。

为增加治疗的针对性，补氏还研制出与各病有关的药粉配合饮用。如牙痛加服肉桂粉，便秘加服酒军粉，气喘加服麻黄粉，咳嗽加服杏仁、半夏粉等，费用低且见效快。起初吃大药汤的人，多是一般群众，后因声名渐起，一些军政实业界人士也纷纷试服，颇尽一时之盛。该方值得发掘重视。

## 六、大补元煎治案

赵某，五十许。以酒为浆，以妄为常，醉以入房，务快其心，逆于生乐，起居无节，半百而衰，形容憔悴，行路则气急。从补肾入手：附子18g，熟地黄18g，山药12g，山茱萸12g，杜仲12g，枸杞子12g，仙茅9g，淫羊藿9g，补骨脂9g，鹿角胶12g，磁石30g，肉桂3g，半夏12g，陈皮6g，炙甘草6g。服药多剂，逐渐康复。（《四川中医》1986年7期）

【点评】此案用方颇类张景岳大补元煎（熟地黄、山药、山茱萸、人参、杜仲、枸杞、当归、炙甘草），另加二仙、鹿角胶以增强补肾之功，二陈化湿和胃，同时加用附子增强扶阳之力。祝氏推崇景岳，善于温补，即温热药与补益药配伍，将附子与人参、熟地黄、枸杞子、淫羊藿等药同用，对虚损病人尤擅此法。在用汤方治疗的同时，常常另选成药龟龄集，以及紫河车、鹿茸等血肉有情之品配合，冬令则倡用膏方久服，俱显特色。

# 第十五节　干燥综合征

## 一、人参四逆汤加味

1.吴某，女，63岁。口干多年，伴口苦。某医院诊为"干燥综合征"。夜间足外露则口干，无五心烦热，不怕冷，多饮，纳多，睡眠佳，易腹泻。脘腹触诊冰凉，舌淡略暗，苔白欠润，脉沉细。人参四逆汤加味处之：红参20g，附子60g，干姜40g，炮姜20g，炙甘草30g。3剂。

药后口和津多，诉从未有过如此爽口感，守方再进，诸症显减而愈。（曾辅民治案）

**【点评】**肾阳虚弱，无力蒸腾津液而口干口苦，与阴虚燥热所致口干口苦截然不同，从舌脉等不难鉴别。方中炮姜与炙甘草合用，取其苦甘化阴，且炙甘草重用至30g，皆显心计。

2.金某，女，76岁。患干燥综合征5年。刻诊：鼻干，眼干，白睛发赤，大便艰难，口和，乏力，干活不耐烦劳。眠差，纳可。舌淡胖润，脉沉滑。处人参四逆汤：红参10g，附子30g，炮姜30g，茯神30g，白术75g，麦冬15g，炙甘草30g。3剂。

服后各症显减，再予7剂痊愈。（编者张存悌治案）

**原按：**西医所称干燥综合征，若由俗医来治，必用滋阴降火之法。此案虽见鼻干、眼干、目赤等"干燥"之形，但口和、舌淡胖润，显示阳虚，这就是辨证眼目。其他肿痛火形，皆是假火。

## 二、全真一气汤治案

姚某，女，66岁，教师。近半年来夜间口干舌燥，白天饮水较多，仍觉得不解渴，半月来呈加剧趋势。半夜起来常需喝水，不饮即觉口干似火，舌难转动，发音困难，检查多次未发现器质性病变，排除糖尿病等多种病变。现症见：舌燥口干，饮多尿多，畏寒肢冷，五心烦热，舌淡胖大苔润，脉沉细无力。证属阴阳两虚，治宜阴阳平补，引火归原，方用全真一气汤加味：熟地黄100g，党参30g，麦冬10g，砂仁10g，白术10g，牛膝10g，制附片30g，桔梗10g。3剂，水煎服，每天1剂。

服药后口渴症状大减，小便减少，夜间不需要饮水，发音恢复正常。再进3剂，增强疗效。1个月后随访，病无反复。（傅文录治案）

【点评】全真一气汤出《冯氏锦囊秘录》，组成：熟地、人参、麦冬、五味、白术、牛膝、附子。治"脾肾阴阳两虚，上焦火多，下焦火少"之证。

## 三、引火汤治案

一位62岁女教师患干燥综合征8年，用激素疗法无效。口干无津，饮水愈多，干渴愈甚，终致舌干不能转动，不仅无唾液，亦无涕泪，阴道干皱，大便干结如羊粪球，舌光红如去膜猪腰子，唇干裂，口舌疮频发。曾服省内及洛阳名医中药数百剂，大率皆养阴增液之类，或辛凉甘润，或养胃阴、存津液，历年遍用不效。诊脉沉细微弱，面色萎黄无华，四肢不温，双膝以下尤冷。遂以大剂参附汤直温命火，以蒸动下焦气化之根，令阳生阴长，附子通阳致津液，使水升火降，佐以大剂引火汤大滋真阴以抱阳，小量油桂，米丸吞服，引火归原，10剂后诸症均退，舌上生出薄白苔，津液满口。（李可治案）

【点评】此案干燥综合征8年，服省内名医中药数百剂，率皆养阴增液之类，历年遍用不效，已提示辨证有误。李氏受前贤曹炳章"舌红非常并非火"之论的启发，认为"凡见舌色鲜红或嫩红，皆因气血虚寒，阳浮于上，类同面赤如妆之假热，误用清热泻火则危，临证极需留意"。投以引火汤大滋真阴，参以大剂参、附直温命火，通阳致津液，此乃用药重点。

第二章　外科病证示范案例

# 第一节 疔 毒

## 麻黄真武汤治案

1. 张某，男，64岁。因接触疫死牲畜之皮后，右手食指尖部起小疱疹，接着溃破，色呈黯黑，多痒少痛，周围触之坚硬，继则患部剧痛，疮面流水无脓，发热，脉弦紧。此疫毒侵入，阳虚水泛，不能发泄于外。治宜温阳发汗利湿，方用：炮附子24g，茯苓30g，白术15g，白芍15g，麻黄15g。服2剂后，汗出热退，疼痛减轻，伤口流出暗黄色毒水。继服上方去麻黄，加黄芪30g，疔出而愈。（周连三治案）

【点评】历代方书多认为疔疮为火毒结聚，治以清热解毒为主。周氏遵《内经》"气血喜温而恶寒，寒则泣不能流，温则消而去之"之旨，认为"诸毒皆宜外发，外发则吉，内陷则凶"。"吾非据方以对病，用温阳治疗必据其有阳虚之证。阳证疮疡多红肿高大，舌多黄燥，脉多数大等。本病则色晦暗，触之坚硬，伏于筋骨之间；舌多白或腻，口中多津，脉多浮缓或浮紧。走黄时脉浮乃正虚阳脱之象，故其病机属寒湿郁结者居多"。

他认为阳虚型疔毒的发病机理属寒湿郁结，故提出"毒在血中蕴，温化邪自除"的治疗原则，倡用真武汤治疗，温利同时兼以辛散，浓煎频服。因寒湿之邪郁于人体，同时重加麻黄以散表邪，其用量不能少于9g，量小则固而不发，多者可用30g，仅溅然汗出，屡见速效。编者将本方命名为麻黄真武汤。若汗出脉缓，颈项拘急者，不可用麻黄，可加用葛根、黄芪，增加白芍用量，以补营托毒外出。疼痛较甚者，重用附子可达30g，洵为宝贵经验。

2.马某，男，35岁。从事屠宰而致右手中指生疔，初起一小疱，麻木作痒，微觉恶寒，翌日恶寒更甚，发热，指肿倍增，剧痛。诊见右手中指指眼处，晦晦而暗，汗出，肢节疼痛，面色无华，精神疲倦。苔白多津，脉浮缓无力。诊为阳虚湿毒郁结，治宜温阳利水，方用真武汤加葛根：附子、葛根、白术、白芍、茯苓各30g，生姜15g。上方服后，汗出痛减。5剂后，疮面溃破，流出灰黑毒水而愈。（周连三治案）

【点评】此例阳虚型疔毒因为汗出，故而不用真武汤加麻黄，而是加葛根，同样收到良效。

# 第二节 疮 疡

## 一、麻黄真武汤治案

1. 刘某，女，26 岁。自幼身患疖疮，颜面较多，胸背俱发，大者如豆粒，小者如粟米，色红暗，不痒，此起彼伏，屡治乏效。便干艰涩，手足发凉，无汗，舌淡胖润有痕，脉滑软尺弱。用阴阳辨诀衡量舌脉显然是阴证，仿周连三先生治阳虚型疔毒法，拟真武汤加味：麻黄 15g，附子 30g，茯苓 30g，苍术 30g，白芍 20g，炮姜 30g，桂枝 20g，炙甘草 10g，皂刺 10g，白芷 10g，肉桂 10g，黑芥穗 15g，蝉衣 5g，炙甘草 10g，生姜 10 片。7 剂。

药后疖肿显减，已有汗，原方去掉麻黄，附子增至 45g，再服 7 剂，全身疖肿基本消失，守方 7 剂。10 个月后因他病来诊，告迄未复发。（编者张存悌治案）

**原按：**"痈疽原是火毒生"，一向被认为热毒，首选方消疮饮，用药不离双花、蒲公英之类，以前我也是这样治的。大学同学聚会，邻座是毕业留校搞外科的主任，多年专攻疮疡，我问："如果我用附子治疮疡，你能接受不？"他马上说："不能！凭什么呀？"说明这种认识太普遍了。就连徐灵胎也说："外证俱属火，苟非现证虚寒，从无用热药之理。"

学习火神派以后，用阴阳辨诀衡量，发现有些疮痈是阴证，这个弯子才转过来。本案病人舌脉、手足发凉，俱为阳虚之象。阳虚阴盛，虚阳外越，化热生毒长疮，此疮乃为假火，郑钦安所谓阴火是也。余用此法治疗阴证疮痈五六例，均收效满意。当然不是说，凡是疮痈都是阴证。要强调的是，疮痈既有阳证，也有阴证，不要只知其一，不知其二。那些久治不愈的疮痈，多数都是阴证，用清热泻火法一辈子也治不好，关键是掌握好阴阳辨诀。

2.高某，男，26岁。头面上肢疖疮，此起彼伏2年，两鬓角处尤多，挤出为脓血。已因疖疮肿大动了5次手术。曾服解毒片等不效，汗出正常。舌淡胖润有痕，脉滑数软，右寸左尺弱。根据舌脉，一派阴象。疖疮是虚阳外发所致，处方真武汤加麻黄等：附子30g，茯苓30g，白术30g，赤芍20g，麻黄10g，炮姜30g，白芷10g，连翘20g，生姜10g。7剂。嘱忌食生冷、辛辣、海鲜。

复诊2次，半月后疖疮再没有发作。（编者张存悌治案）

**原按：**此案疖疮2年，先后动了5次手术，犹然此起彼伏，毛病在于治标不治本。患者阳虚本质不改善，焉能不发。扶阳法治本有道，方绝后患，显示辨证优势。

## 二、麻黄附子细辛汤治案

1.霍某，男，40岁。头皮有脓疱多个，流淌黄水，双手掌燥裂、发痒。皮肤疹点密布，上下肢如红豆大，病已20年，加重4～5年，春天加重。大便溏时多，足凉，早泄，口渴喜热饮，纳、眠尚可。无汗。舌胖润，脉沉滑寸弱。父母亦有此病，用过激素，屡服中药不效。病系寒湿为患，有便溏、足凉、舌苔脉象为证，皮肤斑疹乃虚阳外越所致，属于阴斑，但湿气偏重，当温里开表祛湿为法，麻黄附子细辛汤主之：麻黄15g，细辛10g，附子30g，乌蛇肉30g，狼毒3g，徐长卿30g，白芷15g，黑芥穗15g，白鲜皮30g，炙甘草30g，土茯苓30g，肉桂10g，桃仁10g，红花10g，生姜30g。10剂。

复诊：皮损部位减少，精神转增，渴饮亦轻，胸闷，心难受，仍感足凉，上方附子加至60g，另合丹参饮，再予7剂。

三诊：皮损大致消失，仅遗零星者，感到"头火上冲"，前方去细辛，加泽泻、白术，再服。（编者张存悌治案）

原按：患者告称，以前吃的药味都苦，你的药却是辣的。这话没错，他以前吃的都是寒凉药，如黄连、黄芩、黄柏等，味都苦。病属寒病，再吃凉药，无异于雪上加霜，难怪20年屡治不愈。与此相反，火神派用药"心狠手辣"，这是形象说法，心狠是指用药剂量偏重，手辣是说药剂偏于辛温，辛味药如干姜、肉桂、吴茱萸等都是辣的。"心狠手辣"这句话是当年名医章次公说给祝味菊的，倒也说到点子上了。

方内所加狼毒，《本草纲目》谓有大毒，主"恶疮，鼠瘘，疽蚀"，"积年干癣，恶疾风疮"。李可认为对颈淋巴、睾丸、骨、皮肤、肺结核等有显效，对各种顽固、积久之皮肤病，煎剂加入3g，有奇效。古方以药末服"方寸匕"约1g，日3次服则为3g，今入煎剂3g，当无中毒之虞。编者曾经储存一些狼毒备用，发现该药生了很多小虫子，遍体虫眼，以此观之，似乎毒性也大不到哪儿去。

2. 马某，女，34岁。2018年11月7日初诊：外阴肿痛2个月。两肩怕冷，脚冰凉。大便不成形，尿频30余年。月经正常，多血块。眠、纳可，梦多。舌淡嫩胖，苔薄白，脉沉细。妇科检查：左侧大阴唇偏下方可见一赘生物，1.0cm×0.5cm×0.3cm，边缘整齐，触痛，表面潮红。处方：麻黄 10g，细辛 10g，淡附片 30g，干姜 20g，炙甘草 20g，黄柏 10g，川牛膝 15g，砂仁 10g，木瓜 10g，苍术 15g。9 剂，水煎，取 200mL，早晚饭后温服。忌食生冷辛辣之品。

11 月 29 日复诊：外阴包块消失，局部轻压痛，外阴瘙痒。肩膀怕冷减轻 40%，大便不成形，双足冰凉。舌淡红边齿痕，苔薄白，脉细沉。原方加煅磁石 20g，9 剂。

12 月 12 日三诊：外阴肿痛消失，原病变部位无红肿及压痛，睡眠转佳，大便成形，每天 1 次，肩膀怕冷几乎消失，双足冰凉减轻 80%，继以上方 6 剂巩固。（编者汤春琼治案）

**原按：** 初诊如按以往经验，外阴红肿一定按"清热解毒"为治则，也可能治好，但用药后脾胃虚寒会加重，影响食纳。学习了火神派阴阳辨证后，尤其是老师讲，"一般而论，不必舌脉、神色、口气、二便各症俱现，方判为阴证阳证，但见一二症即是"，"在阴阳辨证中，郑钦安重视舌象，将其放在第一重要的位置"，"大多数时候，单看舌象无问其他就可判定阴阳"。本例初诊时，编者确是据其"舌淡嫩胖，苔薄白"一项，即辨其为阳虚证，其外阴之红肿乃是阴火下陷表现。故以扶助阳虚之四逆汤合麻附细辛汤、封髓丹合方，功效神奇。

## 三、桂枝汤治案

邓某，男，26 岁。2011 年 5 月 6 日初诊：头面、胸背、腹部俱起疖疮，反复 12 年。屡治不效，瘙痒，易汗，口臭，咽炎，足凉。形胖，不乏力。舌胖润苔薄黄，脉左滑寸浮尺弱，右滑软寸弱，时一止。此营卫失和，虚阳外越，处方桂枝汤加味：桂枝 25g，白芍

25g，炙甘草25g，黑芥穗15g，蝉衣5g，乌梢蛇35g，皂刺10g，连翘20g，肉桂10g，苡米30g，牡蛎30g，附子25g，砂仁10g，半夏25g。7剂。

复诊：各部位疖疮俱减轻，口臭亦减，足仍凉，守方调理半月，疖疮渐愈。（编者张存悌治案）

**原按：** 此案足凉、舌胖润、脉滑软，俱系阳虚之象，唯口臭一症多看作胃火，其实这是脾胃阴火，假火也。口臭有阴阳二证，不仅有实热，还有假火。

## 四、薏苡附子败酱散合神效托里散治案

1.刘某，男，30岁，农民。2007年3月1日就诊：患者每年春季都会有全身疮疡发生，已经数年，今次复发已有月余。曾用中西药物治疗不能根除，此伏彼起。5年前曾求治编者治愈，现再次就治。

症见：前胸、后背布满疮疡，大小不等，新旧不一，红肿热痛，头皮及项背也有多处。畏寒肢冷，双下肢尤甚。舌质淡体胖大，边有齿痕，脉沉细无力。证属阳虚外越，化毒生疮，治宜温阳解毒，方用薏苡附子败酱散合神效托里散加减：附子20g，白芷10g，仙灵脾30g，生苡仁30g，败酱草30g，生黄芪30g，当归20g，炙甘草10g，银花30g。3剂，水煎服，每天1剂。

服药后，疮疡红肿热痛减轻大半，未再复发新疮，原方再进6剂。药后全身疮疡已经消失，病人要求再服以防复发，又进6剂。1个月后因他事顺便告知，病未复发。（傅文录治案）

**【点评】** 察病人全身状况，一派阳虚寒凉之象。阳虚阴盛，虚阳外越，化热生毒长疮，此热乃为假象、假火，郑钦安所谓阴火是也。

治疗一方面扶阳抑阴，一方面解毒消肿。温消各行其道，相互为用。方用薏苡附子败酱散加白芷、仙灵脾以扶阳解毒消疮；神效托里散（黄芪、当归、银花、炙甘草）托毒生肌，二方合用，正气得补，热毒得化，对于慢性疮疡施以温阳解毒之法行之有效，本例即为证明。

2. 高某，女，16岁，学生。2007年7月20日就诊：每年夏天，都会遍身生疮，彼此起伏，数月不断，甚为苦恼，长期应用抗生素消炎，不能根治。现症见：遍身疮疡，红肿热痛，痛痒难忍，抓破之后流脓水，畏寒肢冷，脘胀纳差，喜食冰冷食物。舌淡胖大，边有齿痕，苔白滑，脉沉细无力。证属阴盛阳衰，虚阳外越，化毒生疮。治宜回阳解毒，方用薏苡附子败酱散加味：薏苡仁30g，附子10g，白芷10g，石菖蒲20g，败酱草30g，生黄芪30g，当归10g，炙甘草10g，金银花20g。6剂，水煎服，每天1剂。嘱其不要再吃冰冷食物。

二诊：身疮渐愈，未再发生新的疮疡，痛痒消失，原方有效，再进6剂。

三诊：服药之后，发现身又出很多斑点，稍痒，问是否继续服药？告曰是体内排毒之表现，不影响服药。继服之后，斑点很快消失，病情渐愈。为巩固治疗，又服6剂。（傅文录治案）

【点评】本案遍身疮疡，若系阴证，似应冬重夏轻，何以反夏季加重？原因是，夏季阳气外浮，患者嗜食冰冷，阴盛格阳，浮阳与外热相合，则阳热化毒生疮，故而疮疡加重。

# 五、金匮肾气丸治案

1. **前阴热肿**：窟工某之妻，年四十余，正月经将断未断之候，患前阴热肿痛痒，赤白淋漓不止，极难忍耐，已逾一年，医治毫无一效。诊其脉沉微，舌色暗淡，微露湿白苔。口中干而不渴，头时眩晕，行动时两脚软弱，不能任身。审系肾家虚风所致。经云"肾开窍于二阴"，虚则内风扇扰，发生似热非热之症，故屡服清热祛风利湿之药，疾必益剧。乃以八味丸作汤，加蒺藜、牛角腮，进服二剂，症愈大半。五剂痊愈。（萧琢如治案）

**【点评】**此症前阴热肿，赤白淋漓不止，前医恐按湿热下注议治，"毫无一效"。从舌脉、两脚软弱等脉症已足证乃是肾家阳虚，故用肾气丸五剂痊愈。

萧氏论曰："外科必识阴阳，方能为人治病。否则药与证反，或杂乱无纪律，势必轻者变重，重者即死，害与内科同等，不可不慎。"

下面举萧氏另一前阴热肿案例，乃湿热下注所致，与上案做阴阳对比。机械工某之妻，患前阴热肿痛痒，最不能堪，医治逾月毫无寸效。其夫踵门乞为一诊。脉沉弦而滑数，舌色鲜红而苔白，口苦咽干，不喜饮，溲数而短热，知系厥阴风湿，久而化热生虫所致。即以龙胆泻肝汤加黄柏、知母，服五六剂，并外用杀虫、清热祛湿之药熬洗而愈。

2. **前后阴热肿：**周某之妻，年二十余，患后阴热痛而肿，继连前阴亦然，小溲短热，行动维艰。其夫请方，余疑其为淫毒也，却之。他医以发散及寒凉清利进，益剧，驯至咽喉亦肿痛，水谷难入，复再三恳求。诊之，脉沉微，舌苔白而滑。曰：经言"肾开窍于二阴"，肾阳不潜，浮游之火蔓延上下，故见此症。以济生肾气丸与之，一剂咽痛止，二剂肿痛减半，三剂顿愈。（萧琢如治案）

**【点评】**此症前后阴热肿、小溲短热，亦象湿热下注使然。但是脉象沉微，舌苔白滑，兼之咽亦肿痛，因断为"肾阳不潜，浮游之火蔓延上下"，亦即虚阳上浮下泄，处以济生肾气丸，三剂顿愈，确有"真识"者也。

## 六、姜附茯半汤治案

喻某，女，71岁。2013年7月30日初诊：右手腕长一疖肿如小豆粒大，疼痛，色不红，病已1周。有汗，余无异常。舌淡胖润，脉右浮滑寸弱，左沉滑。证属痰湿阻络，治以姜附茯半汤合桂枝汤加味：生姜20片，附子30g，茯苓30g，生半夏30g，桂枝25g，赤芍25g，桑枝30g，皂刺25g，牡蛎30g，炙甘草15g。5剂。服药后肿消痛止。（编者张存悌治案）

## 七、潜阳封髓丹治案

某男，60岁。务农，住大足区乡村。阴茎微肿痒痛伴多处溃烂已1月余。眠差多梦，纳不佳，大便时干时稀，尿黄刺痛，易出汗，曾服过中西药无效。脉浮紧稍数，苔白微腻润，质稍红。辨证：阳虚，相火不归位。方用潜阳封髓丹加味：炮附片15g，制龟板10g，广砂仁15g，黄柏10g，苍术15g，土茯苓30g，白芷15g，石菖蒲20g，川牛膝15g，生姜30g。5剂，水煎服。禁房事，留意卫生，忌食生冷。

复诊：症状已消失。再服用5剂巩固疗效，追访至今未复发。（编者黄建华治案）

【点评】此案阴茎微肿、溃烂，尿黄刺痛，似乎湿热下注，但从苔白微腻润，可以看出阳虚端倪。且服中西药无效，亦可反证不像一般湿热。此属虚阳下泄之证，因选潜阳封髓丹治之。另外黄柏、苍术、川牛膝三味药乃系三妙散，用于此症亦很妥当。

# 第三节 阴疽

## 一、阳和汤治案

1. 潘君，年七十有四，性情急躁，喜食酒肉，体格尚称强健，唯左腿忽然肿胀疼痛。疡医谓之膏粱之变，足生大疔，况酒肉皆能化热，热聚毒壅成病。处方：金银花 12g，连翘 12g，白芷 9g，蒲公英 15g，防风 9g，生甘草 6g。共服 3 剂，不见起色，患处平塌硬肿，日夜呻吟，莫可名状。

乃辗转至祝门求医，诊其脉沉缓，视其患处肤色灰暗，平塌硬肿，肿处有一白头，摸之则痛。师曰："此病实为阴疽而非痈也。属穿骨流注，缩脚阴疼一类之疾，为阴寒凝聚而成。"治以阳和汤温散之法：熟地 12g，麻黄 6g，白芥子 6g，炮姜 6g，炙甘草 6g，附子 12g，鹿角胶 9g，党参 9g，茯苓 9g，炒白术 12g，炙甲片 6g。此方仅服 2 剂，患处转为红肿，疼痛更增。病人信仰动摇，师嘱照前方续服 2 剂，患处化脓，脓赤白黏稠而出，肿痛立止，病人甚喜。（祝味菊治案）

**原按**：祝师医治内科各病以温药为主，外科亦不脱离此种方法，治阴疽每以阳和汤为主再加附子。尝曰："阴疽之病，皆由自身阳弱和感受寒凉得之，外受寒邪，理应温散，用辛凉苦寒甚至甘寒，邪留不去，日益加重。如阴疽平塌无头，边缘由软转硬，由阳虚所致，旷日持久，预后多凶。阳气者若天与日，若得其所则阴寒痰湿一扫而光，气血旺盛，血行流畅，则病斯愈矣。"

2. 张君，年三十余岁，体质一般，住于低洼之地，经常着水湿侵。为日既久，左足胯部生硬块一个，始则有蚕豆大小，逐渐发展有鸡卵大，边缘不清，不红。左下肢呈痉挛状不能屈伸，手触患处，痛不可忍，行路维艰。不能起立，动则疼痛更剧，硬块如铁板一块。面容晦暗枯萎，不思饮食，每日下午低热 37.5～38.5℃，已一月有余。自思此系一极恶之病，恐不起矣，思虑越多，病乃愈重。

一疡医为其诊治，曰："此病为寒湿交阻，瘀血内结，经络失和，故身不能动作耳。用活血化瘀、祛湿通络之品，如当归、赤芍、桃仁、红花、丹参、丝瓜络、防己之属。"临行时告病人曰："服此药数剂后，当可好转。"病人信其言，即服药 4 剂，但毫无效果，心中更急。

其友邀祝师诊治，病人详述病之经过，并递前医之方，祝阅后即曰："诊断尚属中肯，但用药太轻而不能中的，故病情无进步也。依余之见，首宜温阳化湿，活血化瘀次之。附子为阴疽必用之药，以温热鼓舞气血之流行，帮助正气之恢复，然后再活血化瘀，通利经络，则疗效指日可待也。"病人大喜曰："诚如君言，能使吾脱离病魔之苦，诚为幸事，不过吾系阴亏之体，服前医之药后头昏口干，附子为大热之品，其可服乎？"祝师曰："对症用药何所惧也，不听吾言，当敬谢不敏。"病人曰："由君决之，吾当照方服之。"处方：黄厚附片、大熟地各 18g，川桂枝、生白芍、麻黄各 9g，活磁石 30g（先煎），白芥子、炮姜各 9g，党参 18g，当归、炒白术、茯苓、炙甲片各 9g，黄芪 20g。服药 2 剂，自觉患处有热感，硬块略松。又 2

剂后，疼痛减轻一半，硬块已，胃纳转馨，精神渐振，再照原方服6剂而病愈。（祝味菊治案）

**原按：** 祝师曰："阴疽之病，皆缘人体正气无力抵抗外来之细菌。治疗之法，必须增加人体之力量，使由阴转阳，方为顺事。"故祝师治阴疽，每以阳和汤为主再加附子。

3. 杨某，男，34岁。1个月前左膝突然疼痛，痛若针刺，牵及下肢，屈伸不利，夜甚于昼。足凉过膝，不能盘腿，跛行。查左膝内侧长有一包，鸽蛋大小，质软，皮色微红，按之并不痛。饮食、二便正常，服过多种药不效。舌淡紫胖润，脉弦。分析此症肢膝疼痛，应按寒湿痹证论处；膝侧包块虽肿微红不痛，当以阴疽看待。统而观之，患者足凉过膝，舌淡紫胖润，显系阴证，治痹用桂枝芍药知母汤，阴疽用阳和汤，今以二方合用：附子15g，熟地20g，鹿角胶10g（烊化），干姜10g，桂枝10g，麻黄10g，白芥子15g，赤芍15g，白芍15g，知母10g，苍术15g，白术15g，防风10g，牛膝15g，乌蛇肉15g，炙甘草10g。

服药5剂，诸症均减。续服10剂，疼痛已无，包块消失，痊愈。（编者张存悌治案）

**原按：** 此案膝侧包块虽肿微红，但不能以阳热疮肿看待，观其总体脉症，纯系一派阴象，不难认定。


## 二、四逆汤加味治案

1. 从兄念农之长子莘耕，素羸弱，年10岁时，项背患疽。外科用药内服外敷，溃久脓尽，流清汁。更以凉药服之，身冷汗出，困顿不支。脉微弱，不可按指，为疏四逆加人参汤，大剂冷服。三日，

诸症悉平，疮口清汁转脓，改用阳和汤加附子而瘳。（萧琢如治案）

【点评】本案阴疽，外科显然按阳证施治，凉药致病人"身冷汗出，困顿不支"，已近阳脱，故先予四逆加人参汤回阳救逆，然后选阴疽正方阳和汤加附子，此中有轻重缓急之分。

2. 商人某，秋后疽发于背，延医治之未效也。其弟叩头迎余，问何病，则曰背疽。至则肺俞处溃烂口如茶碗大，不红、不肿、不痛，肉色带青，流出黏黄水，非脓非血。而病人昏昏欲睡，精神全无。余曰："疡医谓是阴症，良不谬。然转阴为阳，尚有方术，何竟无知之者？"其弟急请之，余曰："此病余实不能动手，况此时外治亦无益，须建中提气，觉肿痛则有望矣。"乃开补中益气汤，重用参芪，并加桂附、干姜命服之。越二日，其弟又来曰："家兄疽已红肿，精神顿生，饮食小进，请施外治。"余辞曰："外治则吾不能，宜仍请前外科家治之，彼能动手，必无虑矣。"乃延前疡医敷药去腐，凡二日一洗涤，半月后疮合而愈。（王蓉塘治案）

【点评】此例阴疽"病人昏昏欲睡，精神全无"，提示整体状况虚弱，不要仅仅着眼于局部之症，王氏所谓"此时外治亦无益，须建中提气"，即是此意。果用补中益气汤加桂附、干姜使病人"精神顿生，饮食小进"，为外科治疗创造了条件。

## 三、真武汤治案

1. 雇工房某，忽一日不能行动。其左膝之后，结一大疽，敷药无效。余曰"此系大症。"怜其贫困，赠以真武汤加大温之药研末，以姜葱汁煎敷之。数日，气化脓尽而平复矣。（黎庇留治案）

【点评】"外治之理即内治之理，外治之药即内治之药，所异者法耳。"外治宗师吴师机之语竟在此案中找到注解。黎氏以内服之方为外治之剂，为扶阳法别开生面。黎氏所谓"大温之药"未指何品，据云"当时所用的大温之药一般为四生散（生南星、生半夏、生川乌、生草乌），录出供读者参考。"（《广州近代老中医治案医话选编》）

2. 冯某小孩，家境贫极。生阴疮在背项之下，大如鸭蛋。浑肿无头，皮色不变，余断为阴疽——上搭手也。以三生料加玉桂、北细辛等为散，煎敷，稍愈。孰料其父母为旁人所惑，杂以他医医治，疽穿痛甚，复来求余。嘱仍用前药外敷，而内服真武加味，数剂而愈。（黎庇留治案）

【点评】此案亦用外治法，三生料不知是否为三生饮？即生川乌、生附子、生南星和木香，留待高明识之。

# 第四节　痄　腮

## 一、封髓丹加味治案

1.陈某，女，25 岁。住某医院诊断为腮腺炎，用夏枯草等中药及青霉素等，久治无效。邀余会诊：左耳下虽肿，但皮色不红，触之欠温，不思饮。舌质青滑，脉沉缓。此因肝寒木郁，阴寒之邪凝滞少阳经脉，致成此症。予封髓丹加味：焦黄柏 9g，砂仁 6g，甘草 6g，吴萸 6g，肉桂 6g。

本方以交通阴阳为目的，黄柏、甘草苦甘化阴，砂仁、甘草辛甘化阳，合以吴萸、肉桂温肝、散寒、解凝。如此则阴阳得以交通，肝胆之气机得以升降。连服 2 剂，肿势已减。再服 2 剂，病即痊愈。（戴丽三治案）

附：热毒发颐——银花甘草汤加味治案

高某，男，10 岁。患发热，两耳垂下部肿大、疼痛，西医诊断为腮腺炎，用西药治疗已十余日，请余往诊。症见张口困难，饮食难下，便秘，舌紫，两脉弦数。脉症合参，系感受风温之毒，热毒壅结于颐部，病在少阳、阳明两经。用银花甘草汤加味：金银花 9g，甘草 6g，紫草 6g，黑豆 15g，绿豆 15g。此方乃轻扬之剂，功能清热解毒，凉血养肝，导引热毒外散。

上方服 2 剂，热减，肿势大消，疼痛较缓，口已能开。原方加紫花地丁 9g，夏枯草 9g，以增强清热解毒、清肝散结之力，服 2 剂即愈。

此案热结阳经，因势利导，给予凉散，不可过用苦寒，以防热毒内陷，致生他变。（戴丽三治案）

**原按：** 以上 2 例发颐（腮腺炎），一寒一热，寒者所见皆阴象、阴色，热者所见皆火形、热象，可资对比。其中寒凝发颐经用清肝及消炎而久治不愈，症见肿处不红、不热，不思饮，舌质青滑，脉沉缓等寒象，断为阴证，以交通阴阳，调和气机而愈。

**【点评】** 两例发颐，用药均在 5 味之数，均收良效，经典火神派风格，令人佩服。尤其前例寒凝发颐，用封髓丹加吴萸、肉桂即效，真善用封髓丹者也，堪为示范。

2. 马某，女，23 岁，2008 年 6 月 18 日初诊：3 个月前左腮似被虫咬，抹了一种药水而发病，腮部红肿，灼热感，天热则发。心烦，足凉，畏冷，咽炎时发。舌淡胖润，脉滑软寸弱。曾在某中医学院、市医院皮肤科治疗 2 周不效。分析足凉、畏冷，参以舌脉可知系阳虚之体，局部虽见腮部红肿，可视为阴盛逼阳上浮所致，治以温阳潜降，封髓丹加味投之。处方：砂仁 20g，附子 15g，炙甘草 30g，黄柏 10g，牛膝 15g，炮姜 15g，肉桂 10g，木蝴蝶 10g。7 剂，水煎服日 1 剂。服药后即愈。（编者张存悌治案）

**原按：** 专科好犯"只重局部，忽视整体"的毛病。揣摩前医见腮部红肿，只顾局部那一亩三分地，无视全身阴霾之象，径按火毒论治，投以寒凉泻火，无怪乎治疗 2 周不效。《十问歌》有"再兼服药参机变"之训，亦提示这是阴证也。

## 二、桂枝柴胡汤治案

李某，男孩，5岁。1964年2月患腮腺炎已四五日。发热恶寒，两腮于耳下赤肿疼痛。其母用臭灵丹叶捣烂外敷，另服六神丸，效果不明显，反觉腹中冷痛不适，延余诊视：寒热未退，两腮仍肿痛，腹内亦痛，不思饮食，精神疲惫，脉弦细，舌苔薄白根部稍显黄腻。此乃风寒外袭，邪遏太阳、少阳两经，经气受阻，脉络不通所致，亦属太少二阳合病之证。拟用桂枝、柴胡合方加味治之：柴胡6g，黄芩6g，明党参9g，桂枝9g，杭芍6g，法夏6g，板蓝根9g，甘草6g，生姜3片，大枣3枚。

服1剂，发热退，恶寒减轻，两腮肿痛消退大半，腹痛亦止，已思饮食。脉细缓，舌根部黄腻苔已退。继上方去黄芩，加甲珠6g，败酱草6g，连服2剂而愈。（吴佩衡治案）

【点评】痄腮多按热毒辨治，前服六神丸即着眼于此。吴氏从寒热未退、两腮肿痛等脉症辨析，认为风寒外袭，邪遏太阳、少阳两经，用柴胡桂枝汤解此二阳合病之证，体现"把好太阳关"之旨。

# 第五节　头面肿胀

## 金匮肾气汤治案

1. 乙亥秋，家云逸之仆名来旺，卧病六七日，头面肿大如斗，紫赤色，起粟粒如麻疹状，口目俱不能开。咸以为风热上涌，又以为大头瘟，服清散五六剂，绝不效。渐口唇胀紧，粥汤俱不能进口，其主乃托余为视之。

两寸脉浮而不数，两尺脉沉而濡。余曰："此寒中少阴也，连日小便必少，大便必溏。"问之果然。用八味地黄汤，略兼用麻黄附子细辛汤，为定方用：大生地四钱，附子一钱，山萸、山药、茯苓、丹皮各一钱，泽泻一钱五分，加麻黄五分，细辛三分。服一剂色退淡，略消三之一。再剂消去一半，能进粥食矣。再除去麻黄、细辛，服四剂而痊愈。（吴天士治案）

【点评】吴天士、杨乘六、郑重光等名家擅用本方，称之为"八味地黄汤"，用治虚阳上浮、外越各症，颇有独到之处，有很多例案可证。对于虚阳上浮而又脉躁、证躁之证，"要攻阴寒，则不可不用热药，然脉躁、证躁，则热药又不可用于上焦，是当用八味地黄汤，从阴以敛阳，即从阳以驱阴"，由是倡用本方。本案因夹表证，故合麻黄附子细辛汤。

2. 甲戌初冬，呈坎罗君玉文，在潜口典中，患伤寒已三日，始迎余诊视。脉数大无伦，按之豁如，舌色纯黑，大发热，口渴，头面肿如瓜，颈项俱肿大，食不能下，作呕，夜不能卧。余见病势，殊觉可畏。问："何以遂至于斯？"答曰："前日犹轻，昨服余先生附子五分，遂尔火气升腾，头面尽肿，颈项粗大，锁住咽喉，饮食不能下，实是误被五分附子吃坏了。"余笑曰："附子倒吃不坏，是'五分'吃坏了。"问："何以故？"余曰："此极狠之阴证也。前贤所谓阴气自后而上者，颈筋粗大；阴气自前而上者，胸腹胀满。项与头面俱肿大，正此证之谓也。附子要用得极重，方攻得阴气退，若只数分，如遣一孩童以御千百凶恶之贼，既不能胜，必反遭荼毒。今日若延他医，不能辨证，见此病状，先疑为火，又闻尔被附子吃坏之说，彼必将前药极力诋毁一番，恣用寒凉一剂，病人必深信而急服之。呜呼！一剂下咽，神仙莫救矣。此阴极于下，致阳浮于上。今当先用八味地黄汤一剂，攻下焦之阴寒，摄上焦之孤阳。待面项肿消，再换理中汤，方为合法，若用药一错，便难挽回。"

余定方用：大熟地七钱，附子三钱，肉桂二钱，人参三钱，茯苓、泽泻各一钱，丹皮八分，山萸一钱五分，加童便半杯。服一剂，头面颈项之肿尽消，口亦不渴，始叹服余之认病用药如神。次日，再换用理中汤，桂、附、参、苓、泽俱同前用，去地黄、山萸、丹皮，加白术一钱五分，半夏八分，炮姜一钱。服一剂，脉症如旧，舌上黑苔丝毫未退，仍作呕。乃知一剂犹轻，照方每日服二剂，共用附子六钱，参亦六钱，胸膈仍不开，舌苔仍未退。又照前方将熟附换作生附，每剂三钱，亦每日服二剂。服二日，舌苔始退，胸膈略开。连服五日，始换熟附，又服五日，始减去一剂，每日只服一剂，仍用参四钱。服数日，再加入熟地、山萸。又服十日，共服月

余而后起。（吴天士治案）

**原按：**其令郎感极，谓此病幸害在潜口，若害在舍下呈坎地方，断不知有此治法，万无复活之理矣！其后遇余先生，亦云罗某之恙，幸赖先生救活，不独罗兄感激，弟亦感激。若遇他医，以寒凉杀之，仍归咎五分附子之害也，不永受不白之冤耶？余笑应之曰："弟曾有拙句云'恩微怨反深'，正此之谓也。"

3. 庚辰二月，接霞家婶头面肿大，起粟粒，镇中名医谓是风热上涌。服清散药如防风、荆芥、柴胡、薄荷、元参、麦冬之类五六剂，不效。鳞潭家叔嘱为诊之，问是大头瘟否？余诊其脉，尺沉涩而寸浮软，口中作干。答曰："寒入少阴，每有此证，八味地黄汤可立奏功。"遂用八味一剂，次日消三之一，口已不干，唯气不接续，微觉眩晕。次日照前方加参一钱，服二剂而全消。再予补养气药，调理一二剂而痊愈。（吴天士治案）

4. 茜泾朱松泉之妻，年三十左右忽患头顶心突起如覆碗状。自以为外证，请外科医生治之，用寒凉退毒药外敷内服，反头面肿胀如斗，眼目紧闭，咽喉窒塞，喘急舌痦。予切其脉，两尺已脱，即用大剂金匮肾气汤加磁石、薄荷服之。一剂肿势即退其大半，咽喉通而气急顿平。又服二剂而诸恙若失。（王雨三治案）

**原按：**此症奇险异常，危在顷刻间矣。按其病在上而用温补下元之药，似乎漠不相关。况此系急症，人皆曰急则治其标，而予则用极王道之温补药以治其本，服之果奏效如神，人皆不能信之，以为王道无近功也。

要知此症由于元海无根，龙雷已上升至极巅。医不知为龙雷之火而用寒凉药以泼之，必愈泼愈炽致变端莫测，危象频形。予用此导龙入海之法，为此症独一无二之治法，故能起死回生，谓为王道无近功，其可信乎？

# 第六节 乳 痈

## 一、麻黄附子细辛汤加味治案

尹某，25岁。产后6日，因右侧乳房患急性乳腺炎经用青霉素等针药治疗，病情不减。改延中医诊治，投以清热解毒之剂，外敷清热消肿软膏。诊治十余日，寒热不退，乳房红肿疼痛反而日渐增剧，遂延吴氏诊视：发热而恶寒，体温37.4℃，午后则升高至39℃左右。头疼，全身酸痛，右乳房红肿灼热而硬，乳汁不通，痛彻腋下，呻吟不止。日不思饮食，夜不能入眠，精神疲惫，欲寐无神。脉沉细而紧，舌质淡而含青，苔白厚腻。辨为产后气血俱虚，感受风寒，经脉受阻，气血凝滞。后又误服苦寒之剂，伤正而助邪，遂致乳痈加剧。法当扶正祛邪，温经散寒，活络通乳，方用麻黄附子细辛汤加味：附片30g，麻黄9g，细辛5g，桂枝15g，川芎9g，通草6g，王不留行9g，炙香附9g，生姜15g，甘草6g。

连服上方2次，温覆而卧，遍身漐漐汗出，入夜能安静熟寐。次晨已热退身凉，头身疼痛已愈，乳房红肿热痛减半，稍进稀粥与牛奶，脉已和缓。舌青已退而转淡红，苔薄白，根部尚腻。继以茯苓桂枝汤加味调之。乳房硬结全部消散，乳汁已通，眠食转佳，照

常哺乳。（吴佩衡治案）

　　**原按：**治妇人乳痈初起：每因产后乳妇气血较虚时，抵抗力弱，易患此证。新产之妇，尤易患此。本证良由哺乳时，乳房外露，易受风寒而成。在初起时，乳房内肿硬作痛，畏寒体酸困，或则发热，头体痛，舌苔白滑不渴饮，亦有清涕鼻阻者，如感风寒较轻，乳房肿不甚者，即以此方加桂枝24g，通草9g，香附12g，生姜24g。服一剂汗出表解肿消，痛亦止，最多服两剂即愈。如表解乳痛止而肿块未全消，再以白通汤加细辛、通草服一二剂，无不特效。倘外敷清火拔毒消肿药，内服苦寒之剂，必致红肿溃脓，痛苦万状，抑会影响哺乳及母子健康。若红肿有脓，服药不能消散，即请西医开刀挑脓为要。

　　**【点评】**此证乳房红肿疼痛、发热，极易判为热证，但是"投以清热解毒之剂，外敷清热消肿软膏。诊治十余日，寒热不退"，可知并不支持热毒判断；而从恶寒，头疼，全身酸痛来看，是为表证；再从精神疲惫，欲寐无神，脉沉细而紧，舌质淡而含青来看，显系阳虚之兆。外见表邪，内已阳虚，故投麻黄附子细辛汤而收效，药证相符，自然取效。识证之准，用药之确，确显吴氏功力。

## 二、白通汤加味治案

　　谢某，女，24岁。产后六七日，因夜间起坐哺乳而受寒，次日即感不适，恶寒、发热，头身疼痛，左乳房局部硬结、肿胀疼痛。当即赴省某医院诊治，服银翘散、荆防败毒散等方加减数剂，发热已退，仍有恶寒，左乳房硬结红肿不散，反见增大，疼痛加剧。1周后创口溃破，流出少许黄色脓液及清淡血水，经外科引流消炎治疗，半月后破口逐渐闭合。但乳房肿块未消散，仍红肿疼痛，乳汁不通，眠食不佳。每日午后低热，懔懔恶寒，历时一月未愈，延吴佩衡先生诊视：患者面色㿠白，精神疲惫，脉沉细而弱，舌质含青色，苔白厚腻。此乃寒邪失于宣散，阻滞经脉血络，迁延未愈，血气耗伤，正气内虚，无力抗邪外出。局部虽成破口而脓根未除尽，创口虽敛而痈患未能全部消除，此即所谓养痈而遗患也。法当温通里阳，排脓消肿，散结通乳。方用白通汤加味：附片150g，干姜15g，川芎10g，当归15g，桔梗10g，皂刺9g，赤芍10g，通草6g，细辛5g，白术12g，葱白3茎。

2剂后，恶寒、低热已解，体温退至正常，左乳房红肿硬结渐消。唯乳头右下方复觉灼热、刺痛，局部发红，稍见突起。此系得阳药温运，气血渐复，血脉疏通，正气抗邪，已有托脓外除之势。脉沉细而较前和缓有力，舌质青色已退，舌心尚有腻苔。继以上方加香附9g，连服2剂。腐败之血肉已化脓成熟，局部皮肤透亮发红。服3剂后，脓包自行溃破，流出黄色脓液半盅多，疼痛顿减，红肿消退。再以四逆汤合当归补血汤加白术、杭芍、桂枝、川芎等连进4剂，脓尽肿消，创口愈合，病告痊瘳。（吴佩衡治案）

【点评】此症乳房红肿疼痛，午后低热，容易认作阳热之证。观其"面色㿠白，精神疲惫，脉沉细而弱，舌质含青色，苔白厚腻"，则是一派阴象，因此断为虚阳外越所致，竟用附子150g大剂治之，非吴氏这等火神派大家，难以有此手眼。审其用药，尚含有当归四逆汤之意。

## 三、桂枝汤加味治案

李某，女，33岁，学生傅某爱人。哺乳15个月。2014年4月15日初诊：左乳房右半部发生肿胀、拒按、痛不可触，不红，乳汁不通。发病当日由傅予小剂桂枝汤1剂，次日乳汁已通，肿消。隔日肿胀复发，4月17日请余诊视，查脉浮软，舌润。按乳痈初发论治，学郑钦安法，予桂枝汤加味，处方：桂枝25g，白芍25g，炙甘草15g，香附10g，青皮10g，王不留行30g，生姜10g，大枣10个。服药1.5剂，肿消乳通而痊。（编者张存悌治案）

**原按：** 郑钦安对外科也颇有经验，"外科者，疮科谓也。凡疮之生，无论发于何部，统以阴阳两字判之为准"，强调划分阴阳两纲。"阴证其疮皮色如常，漫肿微疼，疮溃多半清水，清脓，黄水，血水，豆汁水，辛臭水。其人言语、声音、脉息、起居动静，一切无神，口必不渴，即渴定喜滚饮，舌必青滑，大小便必自利。……初起无论现在何部，或以桂枝汤加香附、麦芽、附子，调和营卫之气。佐香附、麦芽者，取其行滞而消凝也；加附子者，取其温经而散寒也。阳证其疮红肿痛甚，寒热往来，人多烦躁，喜清凉而恶热，大便多坚实，小便多短赤，饮食精神如常，脉息有力，声音响亮，疮溃多稠脓。此等疮最易治，皆由邪火伏于其中，火旺则血伤。法宜苦甘化阴为主……初起无论发于何部，或以桂枝汤倍白芍，加香附、麦芽、栀子治之。"

本案即遵郑氏之法，用郑氏之方，按阴证处以桂枝汤加味，因阳虚不甚明显，故未加附子；因系哺乳期，另加王不留行通络且兼下乳；郑氏原意加麦芽取其行滞，因麦芽有回乳之功，故而回避之。

问题是大多数外科人员，凡见疮疡大都按阳证论处，果真是阳证，确如郑氏所说，"此等疮最易治"。关键是不少疮疡属于阴证，其所现肿痛火形，乃阴盛逼阳于外所致，系假火、阴火，若按阳证论处，那是方向性错误，郑钦安喻为"雪地加霜"。这也是最常见最容易误治的病种之一。

# 第七节 肠 痛

## 薏苡附子败酱散治案

1. 张某，男，23岁。由饮食不节而诱发腹痛，发热呕吐，继则腹痛转入右下腹，经西医诊断为急性化脓性阑尾炎。先后用抗生素等药物治疗，疼痛持续不解，发热呕吐，建议手术治疗，家属不愿而求诊于周氏。

症见面色青黑，神采困惫，右少腹持续疼痛，阵发性加剧，畏寒发热，剧痛时四肢冰冷，右少腹有明显压痛、反跳痛及肌紧张，包块如掌大，舌黄有津，脉滑数。此属寒湿热郁结，治宜温阳祛湿清热：薏米90g，炮附子30g，败酱草30g，浓煎频服。

服后疼痛大减，呕吐止，4剂后体温正常，但余留右少腹下包块不消，继以上方服20余剂包块消失。（周连三治案）

**【点评】**周氏谓："肠痛是内痛，气血为毒邪壅塞不通所致，若气血畅通，痛无由生，而气血的运行依凭着阳气的鼓动，今阳郁湿盛，气血不能畅流，是其主要病机之一。"肠痛之病血象多高，认为："今血象虽高而呈寒象，就应温阳散寒，仲景立温阳之法，热药治之收效。"总结六十余年经验，用仲景薏苡附子败酱散治疗急性、慢性肠痛，辨其证有寒湿证者屡见速效，附子用量在30～45g之间，薏米 90g，败酱草 30g，若腹痛甚加白芍 30g，大剂频服，药少性猛，功专力宏。曾诊治数百例病人，每收捷效。编者仿之曾治疗 2 例阑尾炎，即用薏苡附子败酱散原方，均治愈。

2.周某，男，37 岁。2018 年 11 月 3 日诊：阵发性腹痛 2 个月，呈窜痛，发作时偶欲排便，得便后痛减。不易出汗，畏寒，纳可，不乏力。既往 20 年慢性阑尾炎病史，荨麻疹数年，遇冷则发。舌淡胖有痕，脉左沉滑尺弱，右滑软尺弱。予薏苡附子败酱散合麻黄细辛附子汤加味：薏苡仁 50g，附子 30g，败酱草 20g，干姜 15g，大黄 10g，麻黄 10g，细辛 10g，生姜 10g，大枣 20g，炙甘草 15g。服药 10 剂。

2019 年 1 月 15 日复诊：感觉良好，腹痛等诸症皆减，荨麻疹未发，汗多。前方去麻黄、细辛，加桂尖 25g，白芍 25g。再服 10 剂后，腹痛消失，大便规律。（编者张存悌治案）

**原按：** 慢性阑尾炎自当投以薏苡附子败酱散；荨麻疹遇冷则发，系营卫失和，故合麻黄细辛附子汤；腹痛欲便，便后痛减提示肠胃积滞，因加大黄。全方熔开表通里，温中扶阳于一炉，所谓"杂合之病，须用杂合之药治之。"（清·何梦谣语）

# 第八节 肠梗阻

## 一、旋覆代赭汤治案

1.王某，男，50岁，2007年正月初二初诊。宿有克罗恩病，经治病情已稳定。昨天春节聚餐，饮酒饱食，夜半发作肠梗阻，疼痛异常，脘腹胀满，恶心呕吐，大便不通，精神萎靡，X光示肠道多个液平面。在市某医院外科观察室做胃肠减压处理，静滴抗生素，建议手术未允，电话邀余赴诊。症如上述，舌淡胖，苔白腻，脉沉弦。胃肠积滞，腑气不通，拟旋覆代赭汤加味：人参15g，代赭石50g，枳壳15g，川朴30g，椰片30g，旋覆花15g，木香10g，沉香10g，莱菔子30g。2剂，急煎。另用白萝卜5斤切片，水10斤，分3次下入萝卜，煮熟则换，得汁浓缩煎取500mL，加芒硝125g，每服125mL。两方各服2次后便通，证情缓解出院。（编者张存悌治案）

**原按：** 此后2年内复发2次，均以此法获效，免予手术。所用白萝卜芒硝汤系张锡纯所制硝菔通结汤，治大便燥结久不通，身体羸弱者。原方组成：净朴硝200g，鲜白萝卜5斤。将萝卜切片，同朴硝和水煮之。初次煮用萝卜片1斤，水5斤，煮至萝卜烂熟捞出，其余汤再入萝卜1斤。如此煮五次，约得浓汁一大碗，顿服之。若不能顿服者，先饮一半，停一点钟，再温饮一半，大便即通。若脉虚甚不任通下者，加人参数钱，另炖同服。

2.邓某，男，60岁，北京人。2011年4月30日电话求诊：胃癌术后复发，肠梗阻已经3天。便秘、腹胀、疼痛、嗳气、呕恶、肠鸣，西医采取禁食措施。其爱人电话求诊，旋覆代赭汤加味处之：旋覆花10g，代赭石30g（先煎），红参15g，半夏30g，茯苓30g，五灵脂15g，丁香10g，郁金20g，生姜30片。3剂。考虑到进药呕吐，嘱其每次呷服，能喝多少就喝多少。服药2次，总计约100mL，大便得通，胀消，腹痛即止。（编者张存悌治案）

## 二、乌梅汤治案

杨某，男，42岁。3天前于晚饭后外出开会，因受凉而致阵发性脐周疼痛，呕吐不止，以"不完全肠梗阻"收住院，经胃肠减压、补液等措施，病无好转，邀中医会诊。症见：脐周发作性绞痛、拒按，饥不欲食，食则呕吐，口干苦，大便稀、不畅、量少，四肢厥冷，舌尖红苔根部白腻，脉沉细。证属厥阴上热下寒，肝胃失和，气机逆乱。治宜清上温下，调和肝胃，缓急止痛。方用乌梅汤加味，药用：附片60g，乌梅10g，肉桂10g，干姜10g，旋覆花10g，蜀椒6g，黄连5g，黄柏10g，细辛3g，当归15g，党参12g。

二诊：服药1剂后，脐周疼痛减轻，其他变化不大，病见机转，续服上方2剂。

三诊：脐周阵痛未作，呕止，能进少许食物，神疲肢软，便溏，舌淡红苔薄白腻，脉细。证属脾气受损，健运失权，四肢失禀，治宜益气健脾，方用香砂六君子汤加味调理，纳谷香，便成形，痊愈

出院。(《著名中医学家吴佩衡诞辰一百周年纪念专集》)

**原按：** 患者外出受凉，形成上热下寒证。肝气横逆犯胃，寒水之气结于下焦，阳气不能温通而阵发脐周疼痛、呕吐、厥冷，用附片、干姜、肉桂、细辛温散下焦寒结；黄连、黄柏清上热；乌梅、当归缓急和血止痛。下温上清，阴阳和调，为肠梗阻的治疗探索一条新径。

# 第九节 脱 疽

## 一、真理五物汤治案

徐某，男，57 岁。1969 年 4 月 13 日诊治：1967 年因严冬涉水，受寒冷刺激而诱发左下肢发凉、麻木、跛行、疼痛、色变暗紫，确诊为"血栓闭塞性脉管炎"，后于某医院做左侧下肢腰交感神经节切除术，服中西药均无效。有四十年的吸烟史，每天 1 包以上。症见四肢麻木凉困、剧烈疼痛，夜难成眠，痛时发凉，暖则稍减，左下肢呈潮红，抬高苍白，下垂暗紫，左第 2、4 趾尖部干性坏死，其他足趾暗紫，趾甲干枯不长，肌肉萎缩，汗发脱落，肌肤枯槁，腿肚围长左腿 29.5cm、右腿 32cm，腿不能伸直，左足背、胫后、腘动脉均消失，合并浅表性静脉炎。形体消瘦，面色青黑，腰背痛，小便清长。舌质淡苔薄白，脉沉迟细。证属阳虚正亏，脉络瘀阻。治宜温阳益气，通瘀活血：炮附子 30g，干姜 30g，潞参 30g，黄芪 30g，甘草 30g，当归 30g，白芍 30g，川牛膝 30g，乳香 9g，没药 9g，红花 15g。

上方服 20 剂时疼痛消失，35 剂时伤口愈合，共服 116 剂，皮温恢复正常，行走 10 里无跛行感。趾甲汗毛开始生长，肌肉明显恢复，右腿肚 33cm、左腿肚 31.5cm，腘胫后动脉搏动恢复，能参加工

作。(周连三治案)

【点评】周氏认为脱疽乃心、肝、肾三经之证,病属阴证范畴。治疗以温肾舒肝,通阳复脉之法。常用炮附子、白芍、白术、茯苓、桂枝、潞参各30g,干姜、甘草各15g,黄芪60g,治疗各种脱疽多能收效。疼痛甚加麻黄;湿重加苍术、薏米;病在上肢增桂枝,病在下肢加牛膝;气血瘀滞加桃仁、红花、水蛭、乳香、没药;有发热者去干姜,但附子不可去,否则无效。曾报告6例脱疽治验,发表于《中医杂志》1965年第9期。据介绍,服药最少者22剂,最多60剂,确为成熟经验。

剖析本方是由真武汤、理中汤合黄芪桂枝五物汤而成,编者由是命其名真理五物汤。

## 二、桂枝芍药知母汤治案

**动脉硬化闭塞症:**田某,男,75岁,干部。患双下肢动脉硬化闭塞症已3年,两小腿发沉、发凉,行走200步则僵硬而胀且麻木疼痛,皮肤见有浅色紫斑,便秘而涩,尿有时憋不住,畏冷,无汗。舌淡赤胖润,脉弦、寸尺沉弱。高年阳虚,脉证一派阴象,便秘亦系阴结,复以寒湿痹阻经脉,故见下肢僵硬而胀、麻木且痛,以桂枝芍药知母汤加味治之:麻黄10g,桂枝20g,细辛10g,白术30g,附子30g,炮姜20g,赤芍20g,当归30g,防风10g,防己30g,牛膝15g,肉桂10g,独活15g,蜈蚣2条,白芥子10g,炙甘草30g。

7剂后走路稍轻快些,便涩、尿憋不住之症改善,病重药轻,麻黄加至15g,细辛加至30g,附子加至60g,改炮姜为干姜30g,守方再服7剂。已见微汗,各症轻减,守方附子渐加至100g,细辛

70g，干姜 50g，桂枝 50g，出入药物尚有补骨脂、益智仁、仙灵脾、苡仁、黄芪等，减掉赤芍、知母类阴药，服药 5 个月，下肢症状消失，二便基本正常。（编者张存悌治案）

**原按：**此症顽固重着，非重剂难以制胜，附子用至 100g，干姜 50g，而细辛用至 70g，为余用量最多的案例。治疗风寒湿痹、顽痰痼疾时，细辛之量须在 30g 以上，疗效方显。王清任所谓："药味要紧，分量更要紧。"

细辛是一味好药，外散风寒，内化寒饮，开窍止痛，善治很多奇症难病。

但自宋代起有"细辛不过钱"之训，现代《药典》亦规定细辛剂量为 1 ～ 3g。医家不敢越雷池一步，药房遇到细辛超过一钱者，也拒不调配，严重影响了细辛的正常应用。

考《神农本草经》将细辛列为上品："细辛，味辛温，主咳逆，头痛，脑动，百节拘挛，风湿痹痛，死肌。久服明目，利九窍，轻身长年。"

清·张志聪最先质疑问难："细辛乃《本经》上品药也，味辛香无毒，主明目利窍……岂辛香之药反闭气乎？岂上品无毒而不可多服乎？方书之言，俱如此类学者，不善评察而遵信之，岐黄之门终身不能入矣。"

陈修园赞成这一观点："陈承谓细辛单用末，不可过一钱，多则气闭不通而死。近医多以此语忌用，而不知辛香之药岂能闭气？上品无毒之药何可多用？方书之言类此者不少，学者不详察而遵信之，岐黄之门终身不能入矣！"

《伤寒论》《金匮要略》中有 18 个含细辛的处方，用量都比较大，多在二两或三两，如麻黄附子细辛汤中细辛用二两，小青龙汤和当归四逆汤中细辛用三两。以东汉一两合现代的 15.625g 来测算，细辛的用量就是 30～45g，可见仲景并未认为细辛过钱有毒。

以善用大剂量细辛著称的河北名医刘沛然著有《细辛与临床》一书，"为探讨细辛用量，有一次竟喝下 120g 生药药汁，体验服后与饮前无何不适之感，各种检验亦无何变化。"他一生用细辛，最大量一次用至 220g，治好过不少疑难杂症和危重病症。他说："药量者，犹良将持胜敌之器，关羽之偃月刀，孙行者之千斤棒也。"细辛小量，对一些顽重病症基本无效。

## 三、当归四逆汤合乌头汤治案

高某，男，51 岁。1941 年曾受严重冻伤，1966 年发现双下肢冷痛，多次住院治疗无效。1976 年病情恶化，确诊为脑动脉硬化、心肌下壁梗死、双下肢血栓闭塞性脉管炎，建议高位截肢，于 1976 年 9 月求治于李氏：双下肢膝以下冰冷，左侧尤重，足趾青紫，电击样剧痛日夜不休，左上下肢麻木。胸部憋胀刺痛，发作时以硝酸甘油片维持。脉沉细迟微，双足背动脉消失。面色苍白晦暗，畏寒神倦。此证由寒邪深伏血分，痹阻血脉，已成真心痛及脱疽重症。且病经三十年之久，已成沉寒痼冷顽症，非大辛大热、温通十二经表里内外之乌头、附子猛将不能胜任。遂拟当归四逆加吴茱萸生姜汤合乌头汤，加虫类入络搜剔，麝香辟秽通窍，合而为大辛大热，开冰解冻，益气破瘀，通络定痛之剂：

生芪 240g，附子 60g，当归 60g，川乌 30g，丹参 30g，黑小豆 30g，川牛膝 30g，防风 30g，麻黄 15g，桂枝 15g，细辛 15g，赤芍 15g，桃仁 15g，油桂 10g，吴茱萸 20g（开水冲洗 7 次），蜂蜜

150g，鲜生姜 40g，大枣 20 枚。加冷水 2500mL，文火煮取 500mL，兑入黄酒 500mL。另用麝香 1g，炮甲珠 5g，生水蛭 3g，全虫 3g，蜈蚣 2 条，研粉分冲。日 3 夜 1 服，4 剂。

李氏住其家中，寸步不离，以使家人放心。服 1 剂，当夜安然入睡。又连服 3 剂，诸症均退。原遗漏左足大趾内侧之溃疡亦收口愈合，心绞痛及下肢电击样剧痛亦消失。后注射毛冬青针 15 盒，遂痊愈。（李可治案）

【点评】此方疑遗漏炙甘草 30g，按李可先生用药习惯，凡用乌、附大剂时，必配合炙甘草 30g。

## 四、乌附桃红芎芍汤治案

华某，男，30 岁，部队干部。自 1998 年 4 月开始，左踝内侧皮肤发红、肿胀疼痛，扩散到整个左小腿肿胀，溃烂疼痛，曾考虑"浅表静脉炎"，做大隐静脉抽出术治疗未显效。逐渐双足冰冷，终日不能回温，又确诊为"血栓闭塞性脉管炎"，曾经多位中医治疗不效，外科要求截肢未接受。

症见：左下肢冰冷，脚趾皮色发青，甚至出现褐色点状溃疡，常疼痛不已，穿鞋行走困难。舌暗红苔白厚，脉沉细。证属阳气内虚，寒湿凝滞，血脉不通。治宜温肾扶阳，活血化瘀，兼以利湿，方用经验方乌附桃红芎芍汤加味，药用：附片 20g，制川乌 20g，制草乌 20g（3 味共同先煎），桃仁 20g，红花 15g，川芎 30g，赤芍 30g，土牛膝 15g，半夏 15g，白蔻仁 10g，甘草 7g。

以上方为基础方，气虚加生黄芪、白术；湿重加薏苡仁，使湿气得化。前后共服 160 余剂，历时 360 天，临床治愈。随访 2 年未

见复发。(《著名中医学家吴佩衡学术思想研讨暨诞辰 120 周年论文集》)

**原按：**此例脉管炎的病机初期为寒湿侵袭下肢经脉，阻络成瘀；患者病长达十年之久，病久必虚，穷必及肾。在治疗上，用温肾益阳的附片温阳散寒，胜湿止痛的川乌、草乌，使肾阳得复，寒湿得化，用川芎、赤芍等活血化瘀之品，疏通脉络而获著效。

第三章　妇科病证示范案例

# 第一节 痛　经

## 一、四逆汤加味治案

陈某，女，20岁。痛经6年。初潮就痛，加重2年，经期小腹觉冷。现胃胀食少，舌淡，脉沉细弱。素有胃病史，属脾肾阳虚之证。方药：附子70g，干姜30g，炙甘草30g，西砂仁20g，肉桂20g，菟丝子20g，淫羊藿20g，巴戟天20g。5剂。前后就诊5次，服药二十余剂，经来已改善正常，量增，胃不适未再出现，痛经已止。续予脾肾温阳之法。（曾辅民治案）

【点评】此例痛经，始终用大剂四逆汤加味治之，"治之但扶其真元"，起此痛经沉疴，扶阳理论得以生动体现。

## 二、当归四逆汤治案

1.丁某，女，23岁。少腹疼痛8年。15岁月经初潮，经至则痛。近5年，经前1周始痛，呈胀痛，心烦，至经净痛止。神倦畏寒，面色㿠白隐青。舌淡，脉沉细。此肝寒阳虚之证，予以乌头桂枝汤合当归四逆加吴茱生姜汤，佐以温散之品：当归30g，桂枝30g，白芍20g，炙甘草20g，大枣20g，北细辛15g，吴萸20g，生姜30g，川乌30g（先煎），乌药20g，干姜30g，蜀椒5g（去油，冲），黑豆30g，沉香5g（冲）。4剂。

药后少腹胀痛未减，月经未至，精神好转。药后口不干，二便同前。守方加重温阳散寒之品：川乌40g（先煎），干姜40g，附片60g，花椒10g（冲），吴萸20g，桂枝30g，白芍20g，沉香5g（冲），肉桂15g（后下），炙甘草20g，炮姜20g，蜜糖40g，黑豆40g。3剂。（曾辅民治案）

**原按：**此案未用四逆汤，而是选当归四逆加吴茱萸生姜汤加味，主要是有心烦、脉沉细等厥阴肝寒之症，有是证，用是方。

2.裴某，女，45岁，2008年8月14日初诊：痛经，经来第3天发作，连及左大腿痛，夜间尤甚。手足不温，病已3个月。脉左滑尺沉，右沉细弱，舌淡胖润。辨为寒瘀所致，治以益元暖宫汤。处方：当归25g，赤芍25g，桂枝20g，细辛10g，吴茱萸10g，川芎10g，炮姜15g，附子30g（先煎），干姜15g，丹参15g，炒艾叶15g，香附10g，炙草15g。水煎服。服药21剂，痛经解除。（编者张存悌治案）

**原按：**益元暖宫汤为吴佩衡教授所拟，功能温经散寒、理气养血，用治妇科官寒各症。组成：附子100g，干姜15g，当归15g，桂枝12g，赤芍9g，细辛6g，吴茱萸9g，炙香附12g，丹参15g，炒艾叶12g，甘草9g。剂量为吴佩衡所拟。

分析本方由当归四逆汤合吴萸四逆汤加艾叶、炙香附、丹参出入而成，用治妇科官寒各症，颇有效验。

3.吴某令政，因经行半月不止、腹痛相召。至诊其脉则弦紧也。予曰：此非血虚之脉，必因经血虚而寒袭之也，其证必头痛身疼，发热呕逆。询之果然，初以桂枝、细辛、当归、赤芍、炮姜、二陈之剂，不应。邪因药发，渐增寒热头痛，胸膈胀满，呕哕不食，脉犹弦紧，全见厥阴经病。用当归四逆汤加干姜、附子、半夏，表里双温，续续微汗，表解。因经行既久，血海空虚，邪乘虚而入血室，夜则妄见谵言，寒热混淆，胸中热痛，口干作渴，小便涩疼。煎剂用当归、赤芍、桂枝、木通、吴萸、附子、干姜、人参、甘草，兼服乌梅丸三十粒，以治烦热尿痛错杂之邪，随病机之寒热而圆活治之。两月后，经水再至方脱然而愈。（郑素圃治案）

【点评】此案痛经先予当归四逆汤"不应"，后加干姜、附子、半夏，表里双温，方才取效，乃火神派风格。因见烦热尿痛错杂之邪，故兼服乌梅丸，所谓"随病机之寒热而圆活治之"。

4. 靳某，女，23岁，系伤寒课学生。痛经极重，喜温喜按，量少，色紫暗，有血块，痛甚呕吐，腰腿酸，症已3年。平素食欲不振，怕冷，手脚凉，失眠多梦，便溏，偶有便秘，小便频，血压90/60mmHg。辨为冲任虚寒，治以温经散寒、理气养血，方用当归四逆加吴茱萸生姜汤加味：当归20g，白芍20g，桂枝20g，细辛5g，炙甘草5g，通草10g，吴茱萸15g，生姜15g，大枣3枚，龙骨15g，牡蛎15g，6剂。服药后痛经基本缓解，失眠好转，仍以上方加减服药21剂调理善后。（编者王松治案）

5. 尚某，女，23岁，系金匮课学生。自初潮起痛经，冷痛，喜温按，色暗，有血块，出冷汗，腰腿酸。平素情绪压抑，少腹胀，手脚凉，怕冷，食欲不振，睡眠浅，多梦，食凉后腹痛腹泻，舌下络脉瘀紫。辨为冲任虚寒，治以温经散寒、理气养血，方用当归四逆加吴茱萸生姜汤加味：白芍20g，桂枝20g，细辛3g，炙甘草10g，鸡血藤20g，吴茱萸20g，生姜20g，茯苓20g，白术15g，川芎15g，延胡索15g，当归20g，丹皮15g，党参20g，益母草15g，酸枣仁 20g，红花 10g，柴胡 15g。7 剂。

复诊：睡眠改善，痛经依旧。上方去丹皮，加肉桂 15g，干姜 15g，附子 15g，黄芪 20g，香附 10g，乌药 10g，薄荷 10g，熟地 15g。继服 7 剂。

三诊：服药后痛经基本缓解，睡眠良好。原方加减继服 21 剂调理善后。（编者王松治案）

**原按：**以上两案所治学生 2017 年毕业，两人临行前告别，我问及痛经现在如何，均言一直安好，未曾复发。当归四逆加吴茱萸生姜汤系《伤寒论》所载，原文"手足厥寒，脉细欲绝者，当归四逆汤主之。若其人内有久寒者，宜当归四逆加吴茱萸生姜汤"。

## 三、吴茱萸四逆汤治案

1.孙某，女，43 岁。2011 年 6 月 1 日初诊：痛经伴经期头痛半年，以头部两侧胀痛明显。气短，乏力，眠差。白带较多，大便溏软，冬季足凉。舌胖润，脉缓滑左尺、右寸弱。辨为肝经虚寒，胞宫夹瘀，吴茱萸四逆汤加味治之：吴茱萸 10g，附子 30g，炮姜 25g，红参 10g，茯神 30g，白芷 10g，枣仁 30g，砂仁 10g，川芎 25g，细辛 5g，蔓荆子 10g，怀牛膝 15g，炙甘草 15g。7 剂。

守方调理 3 周，痛经、头痛消失，睡眠转佳。（编者张存悌治案）

**原按：**因痛经伴有头痛，故以四逆汤合吴茱萸治之，前者扶阳，后者祛肝经虚寒。

2.刘某，女，24 岁。2011 年 2 月 11 日初诊：痛经 3 年，伴乳房胀痛，非经期时阴道亦见出血，经期延后，手足凉。舌赤胖润，脉沉滑关旺。卵巢囊肿。寒湿偏盛，兼有痰结，吴茱萸四逆汤加味治之。处方：附子30g，炮姜30g，吴萸10g，香附15g，麦芽30g，桂枝30g，肉桂10g，半夏25g，茯苓30g，川芎15g，当归25g，青皮10g，炙草15g。7剂。

服药后，痛经消失，经期正常，手足已温。再予7剂巩固。（编者张存悌治案）

3.张某，女，42岁，重庆人。痛经4年，西医诊断：子宫腺肌病。结肠炎病史10年余。每次月经时小腹及腰部酸胀痛为甚。睡眠、纳食一般，怕冷，小腹部经常凉如冰，大便不成形。脉浮紧弦，舌苔淡白微腻。学生黄某治疗半年，痛经减轻，但不巩固，且大便不成形，日二三次。电话求诊，处方：制附片45g，吴茱萸10g，肉桂10g，红参15g，五灵脂15g，白术30g，茯苓30g，广砂仁10g，丁香10g，肉苁蓉25g，炙甘草15g，生姜10片，大枣10个。7剂，水煎服。

复诊效果很好，附片逐渐加量至90g，出入药物尚有干姜、乌药、仙灵脾、生蒲黄、当归、小茴香等。总计服药42剂，痛经基本消失，自己在做艾灸。（编者黄建华、张存悌治案）

## 四、温通化瘀止痛汤治案

1.李某，女，32岁，某市医院妇产科医生。15岁月经初潮开始，即现少腹疼痛至今，每次经来时小腹疼痛难忍，服用中西药物无数未解除痛苦。来诊时月经将至，少腹坠胀疼痛，呕吐泄泻。脉沉紧略数，苔白腻。治宜温经散寒，用温通化瘀止痛汤主之：制附片60g，桂枝30g，小茴香20g，苍术、吴茱萸、当归、青皮、生蒲黄、广台乌各15g，陈艾12g，炙甘草6g，生姜50g，干姜30g。

服药2剂，经水畅，腹痛消，泄泻止。脉沉缓，苔薄白根略腻。仍宜温血海，暖胞宫，化寒凝，温水土，调冲任。上方增仙灵脾20g。

三诊：昨日月经来潮，色量均正常，无疼痛。脉沉缓，苔薄白。现气血已和，治当温中暖下，使冲任得调，仍用上方增损：制附片90g，苍术、上肉桂、砂仁、当归、青皮、吴茱萸、生蒲黄各15g，益智仁、大麦芽、小茴香各20g，炙甘草10g，生姜75g。5剂后，自觉一切正常，随访3年，痛经未再发生。（卢崇汉治案）

**【点评】** 卢氏应用自拟温通化瘀止痛汤治疗痛经206例，疗效显著，临床痊愈187例，占90.8%，好转19例，占9.2%。7剂为1个疗程，服药时间最短1个疗程，最多3个疗程。病程短者，疗效好、疗程短。病程长者，疗程较长。

温通化瘀止痛汤组成：制附片60g，桂枝30g，小茴香20g，生蒲黄、吴茱萸、青皮、台乌、当归、苍术各15g，炙甘草6g，生姜50g。每日1剂，水煎3次，分3次温服。

2.侯某，女，45岁。2011年6月4日初诊：受邀在葫芦岛某中药店出诊，适逢老板娘痛经发作，卧床不起，且头部两侧亦痛，伴心烦。告称素来痛经，本次头一天发作，痛得厉害。自谓每次月经来时，则折腾得"像死过去一回"，查舌淡胖，脉滑软寸弱。按虚寒痛经论治，处温通化瘀止痛汤：附子30g，干姜15g，炙甘草15g，乌药10g，吴茱萸15g，肉桂10g，苍术25g，青皮10g，蒲黄10g，小茴香10g，当归20g，白芷10g，细辛10g。7剂。

服药2次，痛经第二天即止。连续2个月经来未痛。后再发时，服上方仍效。（编者张存悌治案）

**原按：** 余用本方治痛经多例，均收良效。

3.刘某，女，21岁。痛经5年，痛至面色苍白，需贴暖宫贴缓解，月经量少。面部、前胸痤疮2年，瘙痒。恶寒，脚冷，汗少，易怒，易醒，喉中有痰，舌略胖苔白，脉右尺沉、左关沉迟。处以温通化瘀止痛汤加味：附子20g，生姜15g，炙甘草10g，乌药10g，吴茱萸10g，肉桂10g，青皮10g，苍术20g，蒲黄10g，当归15g，麻黄8g，白芷15g，皂角刺10g，黑芥穗15g，徐长卿15g。6剂。

复诊：痛经痊愈，心情好转，痰减，痤疮减轻，有汗出，舌胖大苔白滑，脉右关迟沉、左尺沉。处方：麻黄10g，附子20g，细辛6g，白术20g，茯苓20g，白芍10g，生姜15g，白芷15g，皂角刺15g，黑芥穗15g，徐长卿15g，蝉蜕5g。6剂。

三诊：痤疮基本痊愈，患者欲巩固痛经，遂处方：附子20g，干姜15g，炙甘草10g，乌药10g，吴茱萸10g，肉桂10g，青皮10g，苍术20g，蒲黄10g，当归15g，小茴香10g。6剂善后。（编者王松治案）

4.张某，女，22岁。2018年11月4日初诊：幼时喜食冰虾，自初潮起痛经至今，痛经时兼呕吐、泄泻。月经前左侧牙龈肿，乳房胀痛，多梦，脚凉，手心热，偶有头晕。舌胖大苔白腻，脉右略滑关尺弱、左寸尺沉。处方：附子20g，炮姜15g，炙甘草10g，乌药10g，吴茱萸10g，肉桂10g，青皮10g，苍术20g，蒲黄10g，小茴香10g，当归20g，川芎15g。6剂。

11月11日复诊：未至经期，服药后脚凉好转，上方附子加至30g，继服6剂。

11月18日复诊：未至经期，晨起有痰、略黄，上方加姜半夏10g，茯苓20g，继服10剂。

11月28日告知：本次月经来潮时，痛经基本未发。（编者王松治案）

5. 郑某，女，26岁。2016年12月8日初诊：自初潮起即发痛经，近年加重，需用布洛芬缓释片控制，曾服中西药物无效，纳、便、眠均可。工作压力大，常加班熬夜，时心慌、胸闷。舌略胖润，苔薄白。脉沉滑寸弱。胞宫虚寒，处温通化瘀止痛汤：附片30g，干姜15g，桂枝30g，小茴香10g，苍术25g，吴茱萸15g，当归20g，青皮10g，生蒲黄10g（包煎），乌药15g，艾叶12g，炙甘草10g，生姜10g。15剂。

12日收到药物开始服用，21日因出差外感风寒，出现咳嗽，咽痛咽干，怕冷，神差，有痰。遂嘱其停药，另开小青龙汤加味7剂，服药后表证解除，继服先前药物。

2017年元旦患者惊喜告知，这次经期没疼，没用止痛药，叹曰中医神奇。（编者傅勇治案）

## 五、少腹逐瘀汤加味治案

1. 张某，女，38岁。2006年8月31日首诊：痛经自初潮开始，经来第一天或第二天开始腹痛，月经量大、夹有瘀块，大便似干，畏冷。舌淡胖润，脉滑尺沉。此属血瘀寒痛，以夹有瘀块为特点。法当活血祛瘀，温经止痛，王清任少腹逐瘀汤主之：元胡15g，没药10g，当归30g，川芎15g，赤芍15g，蒲黄10g（包煎），五灵脂10g，干姜20g，肉桂10g，小茴香10g，桂枝10g，细辛5g，炙草10g，附子10g，茯苓30g。每于月经开始头一天服用，日1剂，连服7剂，水煎服。服3个月已愈。（编者张存悌治案）

**原按：** 少腹逐瘀汤为王清任治血瘀寒痛名方，临床应用以少腹胀满疼痛，或经期腰酸少腹胀痛，或有瘀块为辨证要点。本案另加桂枝、细辛、附子增强温通力量。

2. 袁某，女，35岁，市民。2年前正值经期用凉水洗衣服，又饮冰镇饮料，月经随即闭止。后来行经前1周小腹开始疼痛，经来时加剧。近来用杜冷丁竟也未止，经人推荐就诊于陈氏。症见：面色苍白，冷汗淋漓，四肢厥冷，少腹痛加刀割，用热水袋敷在少腹，暖后痛一阵并下血块儿如柿饼大，色暗紫。腰困如折，经期后错，色暗红有血块。舌质暗紫边有瘀斑，舌静脉迂曲，脉沉弦细。证属寒湿凝滞，治宜温经止痛，活血化瘀，散寒除湿，方以少腹逐瘀汤加味：川乌头30g，附子30g，干姜15g，小茴香10g，元胡15g，没药12g，当归15g，官桂10g，赤芍15g，蒲黄15g（包煎），五灵脂15g，川芎15g，血竭3g（冲服），桃仁12g，红花10g。黄酒二两为引。乌、附、干姜3味先煎2小时，后下余药，水煎分2次服，6小时1次。2剂。

复诊：腹痛基本消失，面色已红润，经行顺畅，血块减少，血量较上次为多。效不更方，原方3剂。

服完停药，下次经前10天开始再服此方。患者遵医嘱如期服药，调治3个月，月经恢复正常，健康如初。（陈守义治案）

【点评】经血下行，宫口开放，寒邪易于入侵。冷水洗衣，寒从外袭；饮入冰凉之物，寒从内入，内外合邪，凝滞经脉，不通则痛。采用大剂乌、附各30g祛寒镇痛治本，配合少腹逐瘀汤活血化瘀治标，此系成方再加温阳之品，为火神派广用附子一大思路。由于月经周期的特殊性，需连续服用3个周期，经前服药，防患于未然，自是成法。少腹逐瘀汤原方活血药不少，血竭、桃红似无必要。

## 六、温脾汤治案

福建闽侯陈君洁如之内政，每月事将行时，必腹中痛，大便下白脓。诊之，脉弦迟。曰：此内有积寒，当以温药下之，疏方用温脾汤。后陈君云：时期已过即愈，前方尚未进服。余心知其疑畏也，笑而颔之。

嗣于数月后又延诊，云旧病曾请某医举方，屡治未效。余曰：方犹前也，毋庸疑阻。嘱以一剂不应，必连二剂或三剂。不料其内政仍心怀疑畏，每日止进一杯。越二日，又延诊。余曰：药虽对症，日服一杯，药不敌病，乌能有效？自后务必连服数杯，药乃接续有力，以大便下尽黑粪或白脓为度。始照法服之，下黑粪甚多而愈。以后月事如常，旧恙不复作矣。（萧琢如治案）

【点评】痛经而见腹痛很正常，但是大便下白脓则不正常，萧氏断为内有积寒，当以温药下之，果然"下黑粪甚多而愈"。

# 第二节　崩　漏

## 一、甘草干姜汤治案

1. 吴某，女，43 岁。自 1971 年因失眠与低血压时而昏倒，1975 年以后发病频繁，尤其经量多，间隔短，长期大量失血，不能坚持工作。北京数家医院均诊断为"功能性子宫出血"并发"失血性贫血"，经治疗无效。1978 年 6 月来诊：行经不定期，停后数日复至，淋漓不断，色暗淡，夹乌黑瘀块甚多。头痛，浮肿，纳呆，蜷卧，失寐，惊悸，气短神疲，肢软腹冷，恶寒身痛。面色苍白，形容憔悴。舌淡苔白滑，根部微腻，脉沉而微细。辨为太阴少阴证崩漏，法宜温经散寒，复阳守中，以甘草干姜汤主之：炮姜 30g，炙甘草 30g，3 剂。服药后胃口略开，仍恶寒身痛。继以甘草干姜汤合麻黄附子细辛汤，温经散寒，表里兼治：制附片 60g（久煎），炮姜 30g，炙甘草 30g，麻黄 9g，辽细辛 3g。上方随证加减，附片加至 120g，炮姜 120g，共服 25 剂。

全身浮肿渐消，畏寒、蜷卧、头痛、身痛均好转。崩漏已止，月事趋于正常，瘀块显著减少。舌质转红仍偏淡，苔白滑，根腻渐退。病已明显好转，阳气渐复，阳升则阴长，但仍有脾湿肾寒之象。法宜扶阳和阴，补中益气，以甘草干姜汤并理中汤加味主之，随证增减，共服四十余剂：制附片 60g（久煎），干姜 15g，炙甘草 30g，党参 30g，炒白术 24g，茯苓 20g，炮姜 30g，血余炭 30g，上肉桂 10g（冲服），鹿角胶 6g（烊化）。

至 1978 年 10 月，月经周期、经量、经色已正常，诸症悉愈，恢复全日工作。（范中林治案）

【点评】凡治血证，当分阴阳。以郑钦安看法，阳火引起的血证少见，阴火引起者则多见，"十居八九"。妇科月经诸证属血证范畴，须知亦是"阴邪上逆，十居八九，邪火所致十仅一二"。此案结合舌脉，长期漏下，首"属太阴，以其脏有寒故也"。为此，始终以温脾为主，先用甘草干姜汤守中复阳以摄血。后因外连太阳畏寒、头痛身痛之证，以甘草干姜汤合麻黄附子细辛汤，温经散寒，表里兼治。见证由脾胃局部虚寒而发展为全身虚寒少阴证，故取附子为主药。善后以附桂理中汤加味收功，皆具见地。

2. 某女，月经时有提前或错后，干净二三天后又来，七八天或半月淋漓不断。其人面色苍白，神疲嗜卧，饮食不多，脉沉细。辨为阳气虚弱，不能统摄阴血所致。先以炮姜甘草汤加棕榈炭以止血；继以附子理中汤，连服 4 剂，经漏已止；最后以附子理中汤合当归补血汤善后，巩固疗效。此后，每次月经均在四五天即干净。（范中林治案）

【点评】此案判为阳虚失于摄血，自是常理。前后三步选方用药颇具示范意义，清代《女科经纶》有著名的治崩三法："初用止血，以塞其流；中用清热凉血，以澄其源；末用补血，以复其旧。"示后人以此症治疗圭臬，本案塞流用炮姜甘草汤加棕榈炭止血；唯用"清热凉血，以澄其源"是指血热引起之崩漏而言，本案乃由阳虚所致，故澄源用附子理中汤以扶阳温中；复旧则用附子理中汤合当归补血汤善后，移步换法，思路清晰。

3.陈某，女，46岁。阴道流血已二十余天，色鲜，无块。血红蛋白90g/L。气短，乏力，心难受，喜叹息，口干不欲饮，二便尚调。舌淡赤胖润，脉弦，左寸弱。子宫肌瘤2年，约4.8cm×4.7cm。此大气下陷，血失固摄，治以益气升阳，固摄止血，以炮姜甘草汤合升陷汤加味：炮姜25g，黄芪30g，当归15g，升麻10g，柴胡10g，桔梗10g，血余炭30g，炙甘草10g。

1剂后出血即止，共服10剂。半年后，阴道流血又作，原方再服仍效。（编者张存悌治案）

## 二、附子理中汤治案

1.同邑施澜初，虽不知医，然闻予谈及仲师之理则鼓掌称善。亲友有病，力荐延予诊视。其妾于癸巳岁患有月事下陷（经血不止），适在乡中，故得病数十日始延予诊。头眩心悸，腹满，六脉小弱，断为阳虚阴走。投以附子理中汤加蕲艾、炮姜、石脂、鹿茸数剂即止。药力稍缓又即发，若连日不服药，则子午时大下。时医有谓宜清宜通者，澜初不屑也。守服前方，日二服，附子加至一两以上，血虽止，仍服药不辍，卒收全功，然药已百剂有奇矣。澜初唯知予深，故外议无从而入。该妾亦聪明，善体澜初意，故服药不辞，其殆相得益彰乎？（易巨荪治案）

【点评】俗医治崩漏，多从血热或阴虚火旺，迫血妄行着眼。无怪乎本案"时医有谓宜清宜通者"也。易氏凭"头眩心悸，腹满，六脉小弱，断为阳虚阴走"，附子用至一两以上，且日服二剂，服药百剂，卒收全功。

2.黄某,女,26岁,辽宁中医药大学研究生,来自台湾地区,慕名找到我学习火神派,跟我侍诊半年。期间阴道出血3周,色暗,不痛,血量有增加趋势。口渴,心悸,纳眠尚可,膝软。舌淡胖润有痕,苔薄黄,脉右沉弦、左弦双寸弱。辨为阳虚失于统血,拟温阳摄血,附子理中汤加味主之:炮姜30g,红参10g,白术30g,附子25g,血余炭30g,黄芪30g,当归15g,艾叶10g,炙甘草15g。7剂。服药出血即止。(编者张存悌治案)

**原按:**崩漏乃妇科常见病,世习多以实热或阴虚论处,大学时亦是这样学的。掌握火神派理论以后,转变观念,多从阳虚失摄着眼,疗效可靠。郑钦安对月经诸症的辨识亦是"总要握其阴阳,方不误事",如"经来淋漓不断一证,有元气太虚,统摄失职者;有因冲任伏热,迫血妄行者。因元气太弱者,或由大吐、大泻伤中,或过服宣散、克伐,或房劳忧思过度,种种不一,皆能如此。其人起居动静、脉息声音,一切无神,法宜温固,如附子理中、黄芪建中、香砂六君之类。因冲任伏热,热动于中,血不能藏,其人起居动静、脉息声音,一切有神,法宜养阴清热,如黄连泻心汤、生地芩连汤之类,总要握其阴阳,方不误事。"

3.邱某,女,23岁。本次月经来半月不止。面暗少华,时有胃痛,欲呕,疲乏无力。舌淡白,苔白润,脉细缓。处方:红参20g,五灵脂20g,干姜30g,炙甘草20g,丁香15g,郁金10g,砂仁20g,附子70g,炮姜20g。5剂。

服药2剂,月经即止。疲乏无力好转,胃痛减轻,喜重味食物,偶有胸闷。舌淡红,白润苔,脉细缓。调方:红参20g,五灵脂20g,干姜40g,炙甘草20g,丁香20g,郁金10g,砂仁20g,附子100g,炮姜20g。5剂。(曾辅民治案)

**原按：** 此例月经半月不止，通过四诊，曾师辨证为脾胃阳虚气弱，中气虚而经血不摄，处以附子理中汤加减，服药2剂，经血自止，胃痛减轻，疲乏无力好转。二诊加重附子、干姜用量，温扶脾胃之阳。未用一味止血药而血自止，正如郑钦安所述："辛温扶阳之药，实为治血之药也。"

4. 吴女士，41岁。平素月经量少迁延，两次月经中间会出血十余天，自诉几乎整月都在少量出血。腹胀痛，便秘，嗜睡怕热。舌暗润，苔白腻，脉沉弦。处方：黑顺片30g，炮姜30g，白术50g，厚朴15g，仙鹤草30g，炙甘草15g，生姜15g，大枣6枚。7剂。

二诊：服药2天后出血量加重，大便量多稀便。目前出血已止，大便日1次。少气懒言，话都懒得讲，头顶木胀，心前区憋闷。舌胖润苔薄，脉浮弦。处方：黑顺片60g，干姜30g，葱白60g，麻黄10g，细辛10g。7剂。

三诊：服药一天就觉头部特别轻松，心前区特别舒畅，愿意讲话，疲劳感明显减轻，脸部浮肿也消失。病人觉得这次的药特别好。原方再服用1周。（编者王天罡治案）

**原按：** 此案崩漏属阳虚失摄。选附子理中丸治之，因有腹胀痛，故去红参，加厚朴。服药后症状先加重后消失，当属中病反应。二诊脉转浮弦，并有头部胀木，断有邪自表出之象，用白通汤合麻黄附子细辛汤，收到意想不到的疗效。验证了火神派用药精纯，方显力宏的特点。

5. 王女士，49岁。月经大量出血，第一天血下如崩，夜间换护垫5～6次，不能入睡，彩超检查"子宫内膜异位症"，收入院拟行手术。经人介绍治疗：血流暗红，有血块，伴腹痛。面色苍白，无力。舌苔薄白胖大，脉弦细无力。诊断：崩漏，阳虚失于固摄。治以益气温阳止血，方药：炙附子20g，红参15g，甘草10g，干姜15g，血余炭15g，茜草25g，香附10g，大枣6枚。5剂，水煎煮150mL，每日2次口服。第二天经血减少，第三天经血已无。善后调理，面色红润，精神十足。（编者吴红丽治案）

6. 刘某，女，50岁。患者系爱人亲属，在西医院做护士。2016年2月21日初诊：因崩漏用西药无法控制而求治，血流不止，眠差，后背颈项痛，食欲略差。舌胖润，脉沉滑尺弱。当以温阳统血为治，拟附子理中汤合桂枝龙骨牡蛎汤：附子30g，炮姜炭30g，干姜10g，龙骨30g，牡蛎30g，茯苓30g，肉桂10g，炙甘草15g，白术30g，白芍25g，桂枝25g，党参15g，麻黄12g，生姜20g，大枣10枚。7剂。

3月10日复诊：血流已止，感觉很好，唯独胃有些胀，上方加陈皮10g，再服1周。（编者傅勇治案）

7. 李某，女，48岁，家住山东。2019年3月9日在营口同仁堂初诊：于2018年9月份来月经开始一直淋漓不止，曾服某中医处方半年，仍然淋漓不净。面色灰暗憔悴，语声无力，微咳，月经每月均至，色暗有块，微痛，头3天量多，但从第4天开始淋漓不止。纳眠差，大便不成形，尿频，喜静怕冷。舌淡胖苔薄白，边有齿痕，脉沉弱。辨为阳虚夹表，治宜温阳益气开表，处方麻辛附子汤合理中汤加味：麻黄10g，制附子30g，细辛10g，炮姜30g，白术30g，炙甘草30g，血余炭30g，肉桂15g，黄芪30g，龙骨30g，牡蛎30g，桔梗25g，山萸肉30g，生姜10片、大枣10枚为引。10剂，日1剂，分3次水煎服。

3月26日电话复诊：称服药后底气足了，走路有劲儿了。咳嗽已好，大便成形，尿频尚有。尤为可喜的是服药后正赶上月经，此次月经 4 天即止，而且量也少了，痛经明显改善，尚有白带样分泌物。晨起有口渴、唇干，喝完水即缓解。分析此为阳复邪祛佳兆，调方理中汤合当归补血汤加味：制附子 45g，炮姜 30g，干姜 30g，白术 30g，茯神 30g，血余炭 30g，黄芪 30g，当归 30g，山萸肉 60g，龙骨 30g，牡蛎 30g，肉桂 15g，桂尖 30g，细辛 10g，生姜 10 片、大枣 10 枚为引。10 剂。

4 月 13 日电话三诊：症状进一步好转，体力明显增强，不像以前那样怕冷了，分泌物亦减少、无血色，期间曾连续 3 天发低烧，体温 37.5℃，如在以前需打点滴，此次 3 天后自愈，说明阳气进一步提升，原方附子加至 60g，续开 10 剂巩固。（编者李俭治案）

**原按：** 此患崩漏淋漓不止 9 个月，身体非常虚弱且思想负担很重，因在当地中药治疗半年，未有显效，已失去信心。此次回营口娘家，由其姐姐介绍来诊，如果不好就做手术切除子宫。查前医用药均以补气补血药为主，今运用阴阳辨诀，虽为崩漏血证，但所现一派阴象，以扶阳为主收此佳效，避免了手术之苦。

## 三、四逆汤治案

1. 戴某，女，49 岁。月经紊乱，每次经来淋漓不净。某日忽血崩不止，头晕眼花，冷汗如洗，卒然倒地，昏迷不省人事，其势甚危，急来求诊。症见舌淡无华，两尺脉芤，面色苍白，手足逆冷。此冲任之气暴虚，不能统摄阴血，血遂妄行。当务之急，宜速补血中之气。所谓"有形之血不能速生，无形之气所当急固"，嘱急取高丽参 30g，浓煎服之。服后元气渐复，神智苏醒，流血减少。续予扶阳之剂，以恢复气血阴阳平衡。拟方用四逆汤，干姜易炮姜：附片

90g，炮姜30g，炙甘草9g。

服1剂，肢厥回，冷汗收，流血止。仍感头晕、神倦，面色尚淡白。此乃肾精亏耗，阴阳俱虚，宜补阴回阳，阴阳并治。方用龟龄集2瓶，每次服5分。上药服后，头晕及精神好转。改以温中摄血，加固堤防之剂，方用归芍理中汤加炮姜：当归15g，炒杭芍9g，潞党参15g，白术12g，炮姜15g，炙甘草6g。

连服3剂，症状消失，面色红润，唯觉神倦。继用人参养荣丸调理而安。（戴丽三治案）

**【点评】**此案初因病势危急，本"血脱益气"之旨，用人参大补元气，挽救虚脱。继用四逆汤回阳固阴以治本，干姜易炮姜以止血，终获止崩之效。崩后肾精亏耗，阴阳俱虚，故以龟龄集补肾添精。接以归芍理中汤加强统血之功，终用人参养荣丸气血双补以善后。思路清晰，信是高手。

2.黄某，女，43岁。1周前因感寒身体不适，经来淋漓不断，自购西药口服无效，且经来之势有增无减。现症见手足心热，烦热，全身阵阵发热，神情倦怠，脚胀，下肢肿，腰膝酸软，全身怕冷。脉沉细，舌淡。询及患者有2年经漏病史，易患外感。

此阳虚外越之经漏证，因其经漏有年，阴损及阳，虚阳外浮，治当以回阳为治。此病已入少阴，不容忽视，误以感冒治疗，阳气益亏，病必深重。处方：附片30g，干姜40g，炙甘草30g，肉桂10g（后下），炮姜30g。2剂。

服药后经漏已净，精神转佳，手足心热及身热消除，脚胀，头昏重，白带多，手指冷。舌淡边有齿痕，脉沉细。以温肾散寒之剂收全功。（曾辅民治案）

**原按：**经漏以其经来不止而量少，淋漓不断，有如屋漏而名。

历来治疗崩漏之法，不出清热与温摄两大纲，尤其治崩以温摄为要。而于漏证，因其久而不止，必有伏热，逼血妄行，而反宜清。本例患者不仅不用清法，反而一派辛热纯阳，实为治漏之变法也。或曰，《金匮要略》有言"妇人年五十，所病下血数十日不止，暮即发热，少腹里急，腹满，手掌烦热，唇口干燥"，仲景以温经汤治疗，今本例与《金匮要略》所言如出一辙，不以温经汤治疗，却以大辛大热之剂收功，此处最需留意。

久漏之证，虽有血去阴伤之根基，然而血能载气，病程久延必致阴损及阳；气为血帅，阳气向外浮越之际，势必带出阴液。此二者相因为患，形成恶性循环。病证初起虽以热为主，但病至此际，亦成阴阳并损之候，温摄一法无妨，且舍此再无他法。方中看似一派大辛大热，实则暗含阴阳之至理，阳固而阴留，阳生而阴长之妙。附片、干姜、炙甘草，辛甘和化阳气，炮姜虽温经炮制，已化辛为苦，与甘草苦甘化阴，阴阳并补，阳生阴长。尤为至要者，肉桂、炮姜二者引血归经，故而收到显效。

【点评】本例经漏兼有手足心热、烦热、全身阵阵发热之症，极易判为血脱所致阴虚内热，但从神情倦怠、全身怕冷、脉沉细、舌淡来看，明是阴象阴色，故而断为"虚阳外浮"之证，此系认证关键。本例兼有脚胀、下肢肿、白带多等湿盛之症，似可加用茯苓等利湿之品。

3.王某，女，44岁。2个月来经行淋漓不尽，每次20天左右。近2周欲寐，疲倦，怕冷，经前小腹胀，久站腰酸困不适，面暗。舌淡青，苔白润，脉沉细。处方：附子80g，炙甘草30g，干姜30g，桂枝30g，当归15g，白芍15g，阿胶20g（蒸化），焦艾叶20g。4剂。

尽剂而愈，继以温补肝肾。（曾辅民治案）

**原按**：此例虽属月经不调，淋漓不尽，患者有阳虚之本质，故曾师处以重剂四逆汤加桂枝，采用扶阳固摄为大法，兼以归、芍补阴，阿胶、艾叶补血止血。

## 四、四逆当归补血汤治案

1.方夫人，35岁，罗平县人。素患半产，此次怀孕五月又堕。初起腰腹坠痛，继则见红胎堕，血崩盈盈成块，小腹扭痛，心慌目眩，气喘欲脱。脉芤虚无力，两寸且短，唇淡红，舌苔白滑，舌质夹青乌。据其丈夫云，是晚曾昏厥二次。因素患半产，肾气大亏，气虚下陷，无力摄血，阳气有随血脱之势，以气生于肾，统于肺，今肺肾之气不相接，故气喘欲脱。以四逆汤扶阳收纳，启坎阳上升为君，佐以当归补血汤，补中益气而生过伤之血，艾、枣温血分之寒，引血归经：黑附片150g，炮黑姜45g，炙草24g，北口芪60g，当归24g，蕲艾叶6g（炒），大枣5枚（烧黑存性）。

1剂后，血崩止，气喘平，病状已去十之六七，精神稍增，仍用原方1剂服完，症遂痊愈。（吴佩衡治案）

【点评】下部出血诸症如血崩、便血等，以四逆汤启坎阳上升为君，佐以当归补血汤，补中益气而生血，艾叶、大枣温血分之寒，2剂即收痊愈之功，吴氏此案用药堪作范例。

2.杨某，女，41岁。适值月经来潮，抬重物用力过猛，骤然下血如崩。先后诊治，皆云血热妄行，服用清热、止血之剂，血未能止，迁延十余日以致卧床不起，延吴氏诊治：面色蜡黄，精神疲倦，气短懒言，不思饮食，手足不温。经血仍淋漓不断，时而如潮涌出，皆清淡血水兼夹紫黑血块，腰及小腹酸胀坠痛。舌质淡，苔薄白少津，脉沉涩。此乃阳气内虚，冲任不守，气不纳血，血海不固，致成崩漏之证。方用回阳饮加人参扶阳固气：附片120g，吉林红参9g，炮黑姜9g，上肉桂9g（研末，泡水兑入），甘草9g。

服2剂后，流血减少其半，血色淡红，瘀块减少，呼吸已转平和，四肢回温。原方加炒艾15g，阿胶24g（烊化分次兑服），炒白术9g，侧柏炭9g。

连服3剂后，流血大减，仅为少量淡红血水，精神饮食增加，面色已转润泽，已能起床。舌质显红润，苔薄白，脉缓弱。阳气回复，气血渐充，欲求巩固，仍须与甘温之剂调补之，以四逆当归补血汤加味：附片90g，口芪60g，当归30g，干姜15g，上肉桂12g（研末，泡水兑入），炒艾叶15g，阿胶12g（烊化，分次兑服），甘草9g。

连服5剂，流血全止，精神、饮食基本恢复，颜面唇舌已转红润，脉象和缓，能下床活动。继服四逆当归补血汤加上肉桂、砂仁，服20余剂，气血恢复，诸症获愈。（吴佩衡治案）

【点评】崩漏之症，出手即用附子120g，药仅5味，不滥加冗药，确为经典火神派风范。吴氏所谓回阳饮系指四逆汤加肉桂而非加人参，他称之为"大回阳饮"。所加艾叶、阿胶、肉桂、砂仁，俱可借鉴。

3.范某之妻，28岁。身孕6个月，因家务不慎，忽而跌仆，遂漏下渐如崩状，腰及少腹坠痛难忍，卧床不起。延至六七日，仍漏欲堕。吴氏诊之，认为气血大伤，胎恐难保，唯幸孕脉尚在，以大补气血，扶阳益气引血归经为法，拟方四逆当归补血汤加味治之：附片100g，北口芪60g，当归身24g，阿胶12g（烊化兑入），炙艾叶6g，炙甘草10g，大枣5枚（烧黑存性）。

服 1 剂，漏止其半，再剂则全止。3 剂霍然，胎亦保住。至足月而举一子，母子均安。（吴佩衡治案）

**原按：** 附子补坎中一阳，助少火而生气，阳气上升，胎气始固；芪、术补中土之气，脾气健运，则能统摄血液以归其经；入当归、阿胶以资既伤之血；艾、附相伍，能温暖下元以止腰腹之疼痛；姜、枣烧黑，取其温经止血，且烧黑变苦，得甘草之甘以济之，苦甘化阴，阴血得生。阳气温升，阴血能朴，则胎不堕矣。《内经》云："治病必求其本。"本固而标自立矣，若只以止血为主，而不急固其气，则气散不能速回，其血何由而止？

**【点评】** 此案似应有炮姜一药，吴氏称炮黑姜，试看"原按"中有"姜、枣烧黑，取其温经止血"之语可知。查吴氏其他血证案均用了黑姜。

## 五、当归四逆汤治案

1. 毕某，女，36 岁。近 2 月来经后 2 天复流血，淋漓不尽，延至下次行经，出现轻度贫血。曾服某医丹栀逍遥散加四物汤治疗，血仍未止。易疲倦乏力，精神差，怕冷，烦躁，手足冷，眠差多梦，经期烦躁，乳房胀痛，痛经明显，易腹泻，面暗黄少华，纳可。舌淡白，边齿痕，苔白，脉弱。

拟方：桂枝 45g，白芍 45g，生姜 90g（去皮），炙甘草 30g，大枣 25 枚，吴茱萸 45g，当归 45g，细辛 45g，川乌 20g（先煎），黑豆 20g，砂仁 20g，白酒 120mL。4 剂。药后病愈。（曾辅民治案）

**原按：** 曾师归纳当归四逆汤运用有三大症结：曰虚：因贫血面见暗黄少华，因肝虚及肾而疲倦，乏力，神差；曰厥：手足冷，怕冷；曰痛：痛经严重。此案以原方剂量，加川乌、砂仁主之，识证准确，方药精准。

2.高某，女，26岁。小产后经血淋漓近月而后止。1周前家务劳累后又出现信水，量多，色红。面色㿠白，乏力。平素畏寒，四肢冷，腰冷，月经后冷痛甚。眠纳均可，大便干结，三天一次。舌淡嫩红，苔白滑，脉沉弱。诊断：脾肾阳虚，气血虚弱。治以扶阳益肾，益气止血之法，方以四逆当归补血汤加减：生黄芪75g，全当归15g，白附片60g，炮姜炭50g，党参20g，伏龙肝60g，炒白术24g，血余炭30g，棕榈炭30g，醋艾炭12g，仙鹤草60g，炙甘草30g。3剂，机器煎药，每次1袋，每日3次。忌生冷辛辣、海鲜、牛羊肉。

4天后经血全止，服人参归脾丸巩固疗效。（编者赵建枫治案）

**原按：**小产后伤及气血，复以劳累损伤冲任，气虚无力固摄，信水复来，以前以归脾汤或者补中益气汤治之。今入火神派门墙，按钦安用药金针辨识，平素畏寒、四肢冷、舌淡嫩等，乃是一派阳虚之候。治本当求之于脾肾，特别是肾阳，乃一改以前风格，处以四逆当归补血汤，直补脾肾阳气固摄阴血而获效显著。

【点评】由从补益气血着眼，改从温阳摄血入手，乃一大进步。扶阳治本是关键，止血治标药用得多了些，像足球赛用了五六个前锋，一般一二味足够了。

## 六、真武汤治案

内兄梁瑞阶，世医儿科巨擘也。妻马氏患漏下，日投芎归俱未获效。痰喘咳逆，手足面目微肿，畏寒作呕，无胃（没有食欲），四肢沉重，不能自支，脉细滑。予曰："此阳虚水寒用事，阳虚阴必走，故漏下。"用大剂真武汤，照古法加姜辛味，以温寒镇水止咳，再加吴萸以治呕，石脂、蕲艾以固血，一日二服。再用白术二两，生姜一两浓煎代茶，十余日痊愈。（易巨荪治案）

**原按：** 或曰："病在漏下，有形之血当用有形之药以补之，地黄芎归胶芍在所必需，何以先生舍而不用？"予曰："人身一小天地，天统地，阳包阴，此症气不统血，即阳不包阴之义也。且又见恶寒，咳喘呕肿，诣阴症，再用滋阴之药，阴云四布，水势滔天而死。唯温其阳气，塞其漏，俾阳气充足得以磨化水谷，中焦取汁奉心，化赤成血，此即补火致水之义，道理最精，今人不讲久矣。"

# 第三节  闭  经

## 一、益元暖宫汤治案

宋某，女，27岁。禀赋素弱，婚后多年未孕。初始月经参差不调，需用药调治方能应期而潮。但每次行经量少而黑，少腹坠胀冷痛，如是两三年后，经血渐少以至闭结，迄今已经6年之久。面色萎黄不泽，神情倦怠，少气懒言，毛发稀疏而焦黄。自月经闭止以来，常感头昏耳鸣，心中烦闷。日间困倦思睡，入夜又不能安眠。口淡无味，不思饮食。腰脊酸痛，腿膝酸软无力，手足厥逆，少腹亦感冰冷不适。脉象沉涩，舌质淡嫩色暗夹瘀，苔薄白而润。

此系元阳不足，冲任俱虚，血寒气滞，胞宫寒冷所致。治当温扶下元，温经活血，散寒暖宫，自拟益元暖宫汤治之：附片100g，干姜15g，当归15g，赤芍9g，桂枝12g，细辛6g，吴萸9g，炙香附12g，丹参15g，炒艾叶12g，甘草9g。

服3剂后，腹部疼痛减去七八，少腹冰冷感觉减轻，尚有坠胀感。食思增进，手足四肢回温，心中已不烦闷，夜已能熟寐。脉仍沉涩，舌质淡，瘀暗稍减，苔薄白。继以上方加红花5g以助温经活血之功，并嘱服药时滴酒少许为引，以促其温行血脉之效。告知患者，服药后诸症均见好转，唯腰及少腹又复酸胀痛者，为月经欲潮之兆，幸勿疑误。

上方连服 8 剂，果如所言。原方中去赤芍加川芎 9g，阿胶 15g（烊化兑服），药炉不辍连服 5 剂，经水即潮，先行者为黑色血块，继则渐红。次日，腰腹疼痛随之缓解，行经五日而净。继以八珍汤加香附、益母、炒艾等调补气血。连服十余剂后，面色毛发润泽，精神、眠食转佳。其后经信通调，应时而潮，1 年后顺产一子。（吴佩衡治案）

【点评】闭经 6 年之症，判为"元阳不足，冲任俱虚，血寒气滞，胞宫寒冷所致"，从温扶下元，温经活血，散寒暖宫着眼，调理月余而愈，确是火神派风格。所拟益元暖宫汤由当归四逆汤合四逆汤加吴萸、艾叶、香附、丹参等而成，用治妇科宫寒所致各症，当有效验。

## 二、四逆汤加味治案

1. 胡某，女，38 岁。经闭 4 年，渐至形寒，肢冷，颤抖，全身水肿，行动需人搀扶。全身水肿，下肢尤甚，按之凹陷，遍体肌肉轻微颤抖。头昏，畏寒，不欲食，神疲倦卧，四肢清冷，声低气短。面色青暗无泽。舌淡胖，有齿痕，苔薄白，脉伏。辨为少阴证经闭，阳虚水肿。法宜通阳渗湿，暖肾温中，以茯苓四逆汤加味主之：制附片 120g（久煎），茯苓 30g，潞党参 15g，干姜 60g，桂枝 12g，炒白术 12g，炙甘草 30g。

服完 1 剂，小便清长，肿胀略有减轻，每餐可进食米饭一两。继服 2 剂，肿胀明显好转，颤抖停止。原方再进 3 剂，并以炮姜易干姜，加血余炭 30g，返家后续服，月余病愈。（范中林治案）

【点评】此证属脾肾阳虚，阴寒内积，其畏寒、肢冷、神疲倦卧、声低气短、面色青暗、舌淡脉伏，皆一派少阴寒化之明证。治以茯苓四逆汤，姜附回阳逐阴，甘草缓中，茯苓渗利，党参扶正。加白术补脾燥湿，桂枝以通心阳而化膀胱之气；加炮姜易干姜，取其温经助血之行；再加艾余炭，既有祛瘀生新之效，又具利小便之功，以促其肿胀消除。全案始终未用一味通经活血之药，径予大剂姜附温阳直取病本，功夫全用在扶阳治本上。

2. 张某，女，22岁。其母代述，闭经3月余。素有癫痫兼偏头痛，13岁以后发病，多在晚上发作，每晚都发作，吃过许多中药、偏方效果不佳，在大医院诊断为"脑血管畸形"。脸部布满黑痘疹，舌短小，发音不太清，手潮凉。大便2～3天一行，面色青白，表情僵硬、呆板，不爱说话。脉沉而无力，左手尤甚。其母说能不能治闭经的同时，捎带治癫痫。我说癫痫没治过，但这药对癫痫有好处。

诊为胞宫阳虚，痰湿过盛，阻碍经脉不通引起闭经。治法以扶阳化痰，温经通脉为主，拟方四逆汤合苓桂术甘汤加味：蒸附子30g，干姜30g，云苓30g，炒白术30g，桂枝40g，炙甘草30g，小茴香25g，白豆蔻15g，菟丝子15g，泽兰15g，香附15g，鸡血藤40g，姜、枣为引。8剂，水煎服，饭后温服，日3次。

复诊：月经没来，但感觉快来了。头已不痛，原每晚发癫痫，从第5天晚上起没有再发病，母女甚是高兴。原方再服8剂。

三诊：药吃完4剂后，月经即已通达。癫痫十余日未发作。

后用真武汤加干姜、磁石、泽兰、白豆蔻、怀牛膝、川芎善后。服药24天至今良好。脸上黑豆疹不见了，气色红润，面部表情也不呆板了，爱说话了。更奇怪的是，舌头也不那么短小了，语言表达

也比之前好多了。（编者刘水治案）

**原按：**此病真是无心插柳柳成荫。主要是治闭经，没想到把癫痫治好了。此案启示：先辨阴阳才是中医的真谛，登堂入室的不二法门，阴阳明了，百病可治。

**【点评】**郑钦安有"万病一元论"："总而言之，万病起于一元伤损。"强调万病皆因元阳受损引起："外感内伤，皆本此一元有损耳。""病有万端，亦非数十条可尽，学者即在这点元气上探求盈虚出入消息，虽千万病情，亦不能出其范围。"那么顺理成章，治疗就应从扶助元阳着眼，由此，他提出一个重要的治疗大法，即"治之但扶其真元，内外两邪皆能绝灭，是不治邪而实以治邪"，"此处下手，便是高一着法"。本案即体现这一宗旨，元阳扶养充沛，其他兼症"皆能绝灭"。


## 三、真武汤治案

护士许某，女，24岁。2018年7月10日初诊：停经1个月。面部痤疮，汗正，二便正常，纳差。舌胖润，脉沉滑。辨为阳虚湿盛，阻碍经脉。处方真武汤加味：附子30g，白术30g，干姜15g，茯神30g，白芍15g，麻黄15g，益母草30g，生姜10g。7剂。

8月7日复诊：服药2天月经即至，面部痤疮皮损明显缩小。调方如下：附子30g，白术30g，干姜15g，茯神30g，白芍15g，麻黄15g，当归15g，黑芥穗10g，生姜10片。7剂。（编者王天罡、张存悌治案）

## 四、温通化瘀止痛汤治案

1.辛某，女，41 岁。2011 年 5 月 6 日初诊：月经素来提前，痛经。但半年前开始，1 个半月左右 1 次，血色浅淡，至今已 6 个月，此次又逢经期未至。舌淡紫胖润，脉左滑数软寸浮尺弱，右滑寸弱。卵巢囊肿 4cm×4cm。考虑之前有痛经，后来经闭，总归胞宫有寒，气血凝滞所致，温通化瘀止痛汤正可一用，处方：乌药 10g，吴萸 10g，肉桂 10g，附子 25g，干姜 15g，炙草 10g，苍术 25g，青皮 10g，蒲黄 10g（包煎），小茴香 10g，当归 25g，黄芪 30g，桂枝 25g，茯苓 30g。7 剂。

服药 3 日，经血即至。（编者张存悌治案）

**原按**：温通化瘀止痛汤本来为寒瘀痛经所设，余用治妇科寒瘀所致其他病症亦多收效，正合异病同治之旨。

2.葛女士，25 岁，辽宁人在香港工作。2018 年 11 月 7 日来诊：自述 3 月份来最后一次月经，至今闭经，宿有痛经。怕冷，无汗，手心热，脚底凉，头痛，多梦，右下腹痛，易饿。近半年胖了十余斤。舌瘦小水润，脉弦浮。在香港当地就诊西医未效。此属阳虚无以温煦，经血因之不畅而闭，治宜温通化瘀，组方：黑顺片 30g，干姜 20g，吴茱萸 10g，蒲黄 15g（包煎），小茴香 10g，肉桂 10g，苍术 20g，茯苓 35g，生姜 20g，砂仁 15g，乌药 15g，青皮 15g，麻黄 10g，细辛 10g，炙草 15g。15 剂。早晚饭前服，忌食生冷。

因次日回香港，故而开了 2 周中药。服药 4 天后，微信告知月经来了，当天较痛，之后转轻。继而告之，吃 5 天中药瘦了 5 斤，睡眠规律，偶有多梦。人也精神了许多，十分感叹中医的神奇。（编

者王天罡治案）

**原按：** 月经病治疗是中医的长项，但闭经半年以上 4 剂药就解决，堪称速效。患者舌瘦小水润，提示元阳不足，为少阴寒化之证。理应从回阳化阴、温经活血着眼。同时有怕冷无汗、近期肥胖兼症，提示有表邪不解，痰饮凝聚。应以"开表"为先，宣肺利水，通调水道；再以温扶下元、散寒暖宫之法。无奈患者远在香港，复诊不便，故双管齐下，竟然速效。患者每次服药都会出大汗，半小时后恢复正常。足见解表在治疗中发挥了重要作用。此案也让编者对"开表"法，有了切身体悟。

# 第四节　月经后期

## 温通化瘀止痛汤治案

1.郭某，女，33岁。系杏林学院同事。2018年6月2日诊：唇周起痘2个月、红肿。服益母草膏后连续2次例假延期20天，月经量少、微痛、色红，失眠，手脚凉，怕冷。舌胖大薄白、尖红。予温通化瘀止痛汤加味：附子15g，生姜15g，乌药15g，吴茱萸10g，肉桂10g，青皮10g，苍术20g，蒲黄15g（包煎），小茴香15g，当归15g，大枣3枚，皂角刺15g，荆芥穗15g。7剂。

6月10日复诊：服药后痤疮消失。因患者不愿服用附子，遂去之。处方：生姜15g，乌药15g，吴茱萸10g，肉桂10g，青皮10g，苍术20g，蒲黄15g（包煎），小茴香15g，当归15g，桂枝15g，细辛5g。7剂。

7月11日告知服药后月经周期恢复正常。（编者王松治案）

【点评】例假延期系由寒凝所致，异病同治，用温通化瘀止痛汤取效在情理之中。有意思的是，服药后痤疮亦消失，扶阳治本之义也。

2.吴某，女，22岁。2018年10月28日诊：平素月经延期1周，月经量少。本次延期1个月未至，兼见多梦、手脚冷。舌胖大苔白腻，脉左寸尺弱、右寸弱尺沉。处方：附子 20g，干姜 15g，炙甘草 10g，乌药 10g，吴茱萸 10g，肉桂 10g，青皮 10g，苍术 20g，蒲黄 10g（包煎），小茴香 10g，当归 20g。6 剂。

11 月 4 日复诊：自诉上次服药 2 剂，即来月经，未痛，眠差，冬天下肢冷。上方加茯神 30g，川牛膝 30g，桂枝 20g。6 剂，善后。

（编者王松治案）

# 第五节 带 下

## 一、四逆汤加味治案

1.邹某，女，24岁。因在水中劳动，接触污水患尿路感染，某医院确诊为"霉菌性阴道炎、双侧附件炎"，屡用消炎止痛药及清热渗湿之剂不效，缠绵3年未愈。现症见：白带逐日增多，腥臭而浓，侵浊外阴部刺痛，且白带中常混有血丝。小腹胀痛而冷，走动时足跟疼。月经后延，2～3个月1次，色淡，行经第1天腰痛。大便常稀。舌苔薄白润，脉关尺细小。证属脾肾久亏，带脉虚寒。治宜温肾健脾，补益带脉，暖其下元，方用四逆汤加味：附片30g，吴茱萸6g，肉桂3g（研末调服），黄芪30g，当归15g，白术15g，山药15g，莲须6g，海螵蛸24g，炮姜9g，炙甘草3g。每天1剂，3剂。

服药后，小腹转温，胀满渐消，足跟痛减，白带减少，质变稀薄。舌仍白润，脉两尺细弱。前方加减续治：附片60g，吴茱萸6g，肉桂6g（研末调服），黄芪30g，枸杞15g，白术15g，山药24g，芡实24g，煅牡蛎24g，海螵蛸24g，炮姜9g，炙甘草6g。5剂。

三诊：腰腹及足跟痛渐止，白带已不多，月经来潮推后10天，后延时间大为缩短，痛苦之状若失。（李继昌治案）

【点评】此证白带量多、腥臭而浓，西医诊为"霉菌性阴道炎、双侧附件炎",凭此常医多辨为湿热下注。但从"舌苔薄白润,脉关尺细小"来看,明属阴寒之证,这才是辨证眼目,难怪"屡用消炎止痛药及清热渗湿之剂不效,缠绵3年未愈"了。临证切勿"只见树木,不见森林",置全身阴色阴象于不顾,仅仅着眼于局部白带腥臭而浓之症,那叫"捡了芝麻,丢了西瓜",郑钦安阴阳辨诀此际最启心扉。

2. 王某,女,42岁。已生四胎,2年内又人工流产3次,正元亏耗。面色不华,头昏眼花,腰酸肢凉,食少疲乏,每次月经量较多,半年来清带如溺,经某医院妇科检查,诊断为"轻度宫颈炎",经抗炎、理疗及中药六君、完带、理中等方药治疗未瘳。脉细缓无力,舌淡,苔白滑。此脾肾阳虚,带脉不束,非辛温重剂难以消其阴霾,方用四逆建中化裁以治,忌食酸冷。处方:附片30g,黄芪30g,上桂心3g(研末调服),炒杭芍12g,白术15g,苍术12g,芡实24g,煅牡蛎24g,莲须6g,炮姜15g,炙甘草6g。

服3剂后,自觉症状改善,又照方自服3剂,精神食欲渐增,清带减少过半,四肢渐温,腰酸缓解,守上方加赤石脂12g,炒杜仲15g,以壮腰肾而固带脉,续服6剂即愈。(李继昌治案)

【点评】此案带下清稀,舌苔白滑,脉细缓无力,前用六君、完带、理中等方治疗未效,乃是治脾未治肾。李氏认为系脾肾阳虚,带脉不束,"非辛温重剂难以消其阴霾",故选四逆、建中化裁以治,脾肾兼补,疗效迅捷。

## 二、桂附理中汤治案

王氏妇,体虚经错,三旬犹未育,时以为忧。肝气郁结,因之白带不绝，清稀无味。脉细数而涩，食减身倦，月经三十八天始来，来则半月方尽，其为胞冷经寒，肝郁脾伤，由此概见。治宜温暖下元、调理肝脾为要，处完带汤加吴茱萸温经解郁。十剂而精神稍振，食欲增进，带则依然。脉象细数，舌苔滑润，腹有痛感，下肢畏寒特甚，其下元虚寒、胞宫清冷至于斯极。唯温脾胃以健运化，暖元阳以消阴寒，改进桂附理中汤，力较前药为胜，五剂无变化。详审胞冷，药力犹轻，于本方加重分量：附子24g，党参30g，白术30g，干姜15g，炙草15g，肉桂9g。浓煎，日进2剂。

二日后，证情较前进步，脉觉有力，腹不痛，恶寒大减，带下仍多。复于原方配用金匮白术散（白术60g，川芎15g，蜀椒21g，牡蛎45g，研散），每服18g，一日两回，酒水送下。暖胞宫、燥脾湿，以大其用。接服一旬，带减大半，已不恶寒，一切改善。后以治带为主，仅用白术散（改汤）加艾叶、鹿角霜、芡实、椿皮等，大剂煎服，五日带尽。随进十全大补汤、养荣汤各十剂，调补气血，温暖冲任，以是体气健复，经期正常，次年育一儿，喜出望外。（赵守真治案）

【点评】傅青主完带汤乃治带名方，医家颇多赏用。但"十剂而精神稍振，带则依然"，此因完带汤（白术、山药、人参、苍术、白芍、柴胡、芥穗、车前子、甘草）着重于益气利湿，于此"下元虚寒、胞宫清冷"之症，"药力犹轻"，改予桂附理中汤且加大剂量方才收效，后用金匮白术散而收全功。本案再次证明扶阳理论的价值。

# 第六节 胎 胀

## 附子汤治案

1.张某，女，22岁。妊娠6个月，经常少腹冷痛，又感受寒邪引起剧痛，腹胀如鼓，不能入眠，剧痛眉皱，微觉恶寒，小便清长，大便溏薄。舌白多津，四肢常冷，痛时尤甚，脉弦有力。此乃肾寒阳微，胞宫失于温煦，治以温经散寒扶阳抑阴，方用：炮附子30g，茯苓30g，白芍30g，白术30g，潞参15g。

上方服后，疼痛止，胀满减，少腹仍冷。继服上方10余剂，诸症悉除，至10月顺产一男婴。(《河南中医学院学报》，1979年第3期)

**原按：** 此案由于肾阳衰微，胞宫失于温养，故少腹冷痛。阴寒之气壅遏于内，则腹胀肢冷。微恶寒发热者为阴盛格阳之证，病机属虚寒。思仲景《金匮》"妇人怀孕六七月，脉弦，发热，其胎愈胀，腹痛恶寒者，少腹如扇，所以然者，子脏开故也，当以附子汤温其脏"的论述，用附子汤以温经散寒，益气止痛。治合病机，故能获效。本案用附子，乃遵《内经》"有故无损，亦无损也"之旨，辨证正确，故有祛邪之功，而无堕胎之弊，何况仲景垂法，证脉分明，焉有不用之理？

2.有何姓妇，娠已七月，发热腹痛，脐以下如泼冷水，舌苔白滑，脉弦。他医概以四物汤加味，久之不愈。余曰：此乃附子汤症，何不照服？一医谓附子为孕妇禁药，谁敢用之？余曰：《金匮》"怀妊六七月，脉弦发热，其胎如胀，腹痛恶寒，少腹如扇，所以然者，子脏开故也。以附子汤温其脏。"岂仲师而不知禁忌者？遂疏附子汤与之，一服而愈。（萧琢如治案）

**原按：**世医固守胎妊禁忌，往往遇病而不敢用药，遂至孕妇之疾迁延不愈，卒至母子俱伤，皆由食古不化之过也。《内经》："黄帝问曰：妇人重身，毒之何如？岐伯曰：有故无殒，亦无殒也。"旨哉言乎！

治妊妇不宜拘守禁忌，亦不可毫无顾忌，总以适可为止，斯为妙手。《内经》曰："大积大聚，其可犯也，衰其大半而止。"示医者以斟酌审慎，何等周到。

尝记曾治一孕妇，胎结已三月，呕恶不止，米饮不能入口已数日矣。腹中饥，大汗，脉两寸浮，两尺如无，气息奄奄，势甚危急，医皆束手。余以六君加旋覆花、代赭石与之，同道皆咋舌，不敢赞辞。乃告其夫曰：舍此万无治法。即令从速备药，徐徐灌之，始得吐少咽多，药完一剂，约咽下十之七八；再一剂，即不呕吐矣。遂令止药，待观后效。越二日又呕，又进药两剂而止。如此者先后三次，平复如初。

夫有其病而不敢用其药，是谓无识；病已止而过剂，是谓叛道，二者皆不足以言医。

# 第七节　胎　逆

## 真武汤治案

郭伟三之妹，妊娠7个月。患发热咳喘，误治症变，乳大如斗，腹部膨隆减小，气喘，面赤，发热，大汗不止，手足厥冷，目斜视，阳气有欲脱之状，危在顷刻。先君诊之，脉沉微，断曰：急则治其标，先固阳止汗为急务，及收胎气上逆之水。借用真武汤治之，一剂而乳略平，再剂而安。后二月举一男，颇雄壮，母子皆安。(陈伯坛治案)

【点评】此案辨证准确，选方精确。陈伯坛乃岭南伤寒"四大金刚"之一，善用重剂，人称"陈大剂"，应用附子亦颇擅长。

# 第八节　妊娠恶阻

## 小半夏加茯苓汤治案

张某，怀孕近 2 个月，恶心呕吐近 40 天，其间曾用附子理中汤治疗，效果不显。近日胃痛腹胀，恶心呕吐，饮水即吐，近 4 天乃至不能进食。舌胖润，脉沉。此属妊娠恶阻，痰湿为患。处方如下：生半夏 25g，生姜 25g，茯苓 30g，5 剂水煎，口干即饮，频频呷服。患者以此药煮水放保温杯内，时而饮一小口，坚持 3 天后恶心呕吐好转，已能进食汤水和稀粥，至第 5 天已能正常进食，用藿香正气片调理而愈。（编者任素玉、张存悌治案）

**原按：** 恶心呕吐不论在什么情况下出现，都是胃气上逆而致。脾胃为气机升降枢纽，胃气一降则呕恶必除。方中半夏虽为妊娠禁忌药，古人说："有是病用是药，有故无殒亦无殒也。"

# 第九节　妊娠冲疝

## 当归四逆汤治案

吴饮玉兄令眷，未出室时，左肋下素有气积，时时举发而痛，在家皆用逍遥散治之罔效。嫁后怀孕三月，此积竟冲心而痛，痛甚昏厥，手足逆冷，口出冷气，脉沉弦而紧。此肝经积冷，结为冲疝，非桂附莫效。又属世医之女，且怀有孕，举世皆禁桂附，予何敢用焉？其太翁言修先生曰："大人要紧，胎且置之。"遂投以当归四逆汤：桂枝、当归、芍药、炮姜、附子、吴萸、甘草、茯苓，服下即应手取效。每食生冷必发，发则必须前剂，怀孕在腹，屡发屡医，而胎竟不伤。今所生之郎，已十有余岁矣。后以东垣酒煮当归丸，服三年未断，其冲疝不发并形俱消，屡屡生育。经曰：有故无殒。先圣之言，岂欺人哉？（郑素圃治案）

**【点评】**此案怀孕三月而发冲疝，判为肝经积冷，虽说"举世皆禁桂附"，郑氏毅然投以当归四逆汤加桂附、吴萸辛热之品，应手而效。且再发再投，"而胎竟不伤"，应验了"有故无殒"之义。

# 第十节　不孕症

## 一、桂附理中汤加味治案

王某，夫妻和谐，多年未育。某日其夫谈及其妻下腹清冷，尤独阴内寒冷如冰，难以合欢，带下清稀，从无间止。然以事关房帏，隐秘莫深，知先生长者，将烦治之。后月余迎往其家。君妇体肥胖，脉细如丝，重按则无，带多腹冷，恶寒特甚，严冬重裘犹不足以御寒，不欲一刻离火，阳气之虚由此见之。推寻其病理，盖由冲任亏损，脾肾虚寒，气血不营经脉，脾湿不能运化，肾水失于蒸发，阴寒益盛，水湿结积，胞宫浸淫，冷如冰谷，所以痰湿下流而成白带，如此阴寒沉沦、阳气衰微之证，理合温补。为拟桂附理中汤加鹿龟二胶、补骨脂、巴戟天、胡芦巴等药，大温元阳，培补脾肾，早晚用甜酒冲送硫黄，每次0.9g，持续一月，畏寒大减，白带由稀转稠，量亦微少。前方已效，嘱仍继进一月，同时配用当归生姜羊肉汤（羊肉500g，当归60g，生姜30g，隔水清蒸）作饮食营养，两日一次，病状显著改进。下身畏寒、带下减少，脉象虽细，可按而有神。嗣以阳回阴去，殊不必若前之峻温峻补，换方人参养荣汤加龟胶、鹿胶，每日一剂，服至五十日而腹暖肢温，阴内无复有冷气鼓吹，带下全无。继服一月，精神倍增，肌肉丰满，大异往昔气象，

遂停药，翌冬生得一子。（赵守真治案）

**【点评】**本例扶阳用药有3点较为独特：因女科冲任亏损，加入鹿龟二胶血肉有情之品以助气血，此其一；早晚用甜酒冲送硫黄，是为温阳要药，此其二；药治同时，辅以当归生姜羊肉汤食补，亦为独到之处。至阳回阴去之后，认为"殊不必若前之峻温峻补，而以培养气血，通调经脉"为治，换方人参养荣汤加龟胶、鹿胶，均堪借鉴。

## 二、真武汤治案

1.黄某，女，34岁。已婚7年未孕，男女双方经检查生理正常。1959年冬开始，自觉头昏、乏力，早晨脸肿，下午脚肿，月事不调。1965年春，病情发展严重，同年7月20日来诊：闭经半年，白带多。全身轻度水肿，下肢较重。周身疼痛，畏寒，多梦，纳差，血压有时偏高。小便不利，大便先结后溏。舌质淡胖嫩边有齿痕，苔白滑，中间厚腻，脉沉。此为邪入少阴，火衰水旺，肾阳虚衰，经水不调之不孕症。首以真武汤加减，温阳化气行水为治：炙附子120g（久煎），茯苓30g，生姜30g，桂枝15g，炮姜30g，炙甘草15g。4剂。

二诊：全身水肿显著消退，食欲增加，原方再服4剂。

三诊：神疲、恶寒等症虽有好转，仍有血枯经闭，原方合并当归补血汤主之：炙附子60g（久煎），茯苓20g，白术15g，生姜30g，桂枝10g，黄芪30g，当归10g，炙甘草10g，炮姜30g。

四诊：上方服至8剂时，月经来潮。色淡量少，有瘀块。小腹发凉隐痛，仍有宫寒凝滞之象，以温经汤加减主之：吴茱萸6g，当归 10g，川芎 6g，白芍 10g，血余炭 20g，炮姜 20g，炙甘草 10g。2 剂。

五诊：小腹冷痛消失，瘀血显著减少，诸症明显好转。嘱戒房事半年，处方缓服调养：炙附子 60g（久煎），肉桂 10g（研末，冲服），炮姜 30g，血余炭 20g，菟丝子 20g，肉苁蓉 10g，黄芪 30g，当归 10g，南沙参 15g，炙甘草 15g，枸杞子 20g，巴戟天 12g。

1979 年追访，前后共服药百余剂，1967 年怀孕，现已有两个孩子。（范中林治案）

原按：本例病根在于少阴真火虚衰，肾阳不振，又累及于脾。故现龙飞水泛，后天生化乏源，日益气虚血枯，寒凝胞宫，经脉受阻，月事不下。故首投温阳化气行水之剂，重用姜附，镇纳群阴。再以补血益气，温经散寒为治。脾湿除，气血调，任脉通，血海盛，经期正，连生二子。

【点评】本案治疗并未着意于不孕之套方套药，只是依据证情，予以温阳利湿，在改善阳虚湿盛的同时，竟然受孕，再次证明郑钦安"功夫只在阴阳上打算"的重要意义。

2. 曹某，女，28 岁，葫芦岛某中药店员工。2011 年 3 月 19 日初诊：结婚 5 年未孕，其夫家三代单传，家庭关系已受影响。患盆腔炎半年，中等量积液，腰以下发凉，小腹胀痛，白带量较多，大便偏干艰涩，经期尚准。舌淡胖润，脉浮滑尺弱。子宫肌瘤 2.1cm×2.8cm。考虑胞宫寒湿偏盛，种子着床不易，真武汤加味温阳利水，胞宫温暖，自易受孕，处方真武汤加味：附子 30g，苍术 30g，白术 30g，茯苓 30g，干姜 20g，吴茱萸 10g，肉桂 15g，沉香 10g，泽泻 20g，猪苓 25g，蒲黄 10g（包煎），艾叶 10g，乌药 10g，牡蛎 45g，生姜 10 片，炙草 10g。10 剂。

二诊：小腹胀痛显减，腰以下发凉转温，便干改善，寸脉见沉象，前方去沉香、蒲黄、乌药，加黄芪30g，当归30g。再服10剂，不觉竟已受孕，喜出望外，辞去工作，专意保胎，足月顺产一男，今应3岁矣。（编者张存悌治案）

**原按：** 余先前治疗不孕症多选少腹逐瘀汤，王清任称"此方种子如神，每经初见之日吃起，一连吃五副，不过四月必成胎"。曾用治2例，均成功受孕产育。自学习火神派后，崇奉"治之但扶其真元"之论，本案即遵此旨，并未投种子之套方套药，而是"但扶其真元"，竟收佳效，诚如郑钦安所言："此处下手，便是高一着法。"

## 三、当归生姜羊肉汤加味治案

袁女，27岁。自幼体弱，婚后2次自然流产，近2年久不受孕。诊见面白畏冷，腰膝酸软，舌淡紫，脉沉细等一派阳虚阴寒之象，认为治宜缓图，药膳调理为妥：附子50g，黄芪30g，白术30g，当归10g，生姜20g，羊肉500g。每周1～2次，患者坚持服用半年，面色红润，体力大增，终于受孕，顺产一男婴。（《中医杂志》，1996年11期）

**【点评】** 李氏推崇附子药膳疗法，认为"久病虚寒，需要长期调治者，此法最佳"。

## 四、温通化瘀止痛汤治案

1.贾某，女,29岁。2019年2月14日诊：婚后7个月未孕来诊。症见：平素月经后期，痛经，偶尔头痛恶心。舌胖大苔白滑，脉略滑。治以温通化瘀止痛汤：附子30g，干姜15g，炙甘草15g，乌药10g，吴茱萸10g，肉桂10g，青皮10g，苍术20g，蒲黄10g（包煎），小茴香10g，当归20g，川芎15g。18剂。

3月7日复诊：本次月经延后7天，痛经缓解，头痛恶心痊愈，胃胀，上方去川芎、干姜，加生姜20g，生麦芽30g，陈皮10g，厚朴10g。6剂。

3月14日三诊：胃胀减轻，上方去生麦芽、陈皮、厚朴，加续断15g，菟丝子10g，桑寄生15g。12剂。

4月2日电话告知：查出已怀孕1个月。（编者王松治案）

【点评】温通化瘀止痛汤本系卢崇汉所拟治疗痛经的验方，编者移来用治不孕症，屡获佳绩，算来也有二三十个成功案例了，本案系弟子的一个案例。

2.平某爱人杨某，女，33岁，居苏州。患者为朋友之妻，相隔万里不能面诊，但体质比较熟悉。2019年1月24日初诊：结婚2年多未孕，一直求治未果。经期肚子非常疼痛，经血有大量血块，怕冷，喝红糖姜水轻微缓解。乏力，入睡难，浅睡多梦。舌暗胖润有痕，苔薄白。辨为少阴病胞宫虚寒，处麻黄附子细辛汤合温通化瘀止痛汤：麻黄10g，附子30g，细辛10g，炙甘草10g，青皮10g，蒲黄10g（包煎），小茴香10g，乌药10g，干姜10g，吴茱萸10g，当归10g，肉桂10g，苍术30g。抓中药配方颗粒30剂。嘱避风寒，忌食生冷。

2月23日一大早，平某发微信激动地告知，爱人已怀孕。起初怀疑试纸假阳性，再测一遍，依然显示阳性。至10月14日顺产一女。（编者傅勇治案）

【点评】本案以治疗痛经为目的，服药22天却意外受孕，似乎无心插柳柳成荫，歪打正着，其实是在情理之中。温通化瘀止痛汤在四逆汤温暖胞宫的基础上，兼顾理气活血，不仅治疗痛经，且让女子胞成为阳光普照、气血和煦之温暖宫巢，为精卵受孕创造良好条件。

# 第十一节　产后身痛

## 一、当归四逆汤治案

程农长兄令媳，二月大产。天气尚寒，未满月便开窗梳洗，方满月便尔洗浴，因受风寒，次日头痛身疼，遍身筋惕，汗多而热不退，脉不浮而单弦。初诊便告病家，此产后中风大病，不可轻视。用当归四逆汤：当归、赤芍、桂枝、细辛、茯苓、炮姜、甘草，姜、枣为引。医治三日，因本气大虚，风邪不解，更头疼如破，筋惕肉瞤，汗出如浴，手足抽搐，时时昏厥，病甚危笃。余曰：此产后气血大虚，风邪直入肝经，已现亡阳脱证，须急用人参固里，附子温经，使里气壮，逼邪外解。否则风邪入脏，必昏厥不语，手足逆冷，呕哕不食，不可治矣。未几果哕，病家遂信予言，重用参附加于当归四逆汤中，更加吴萸以治哕，间加天麻、半夏，兼治虚风。如斯大剂，日服人参两许，附子六七钱，半月后方渐次而回。再去细辛、吴萸，增芪、术，四十日方能起床。（郑素圃治案）

**原按**：此证幸病家不吝人参，而任医得专，故获收功也。

## 二、归芪建中汤治案

1. 钱某，产后头昏乏力，脚骨与臂膀作痛。处方：生黄芪60g，川芎6g，归身9g，桂枝9g，生白芍24g，炙甘草9g，生姜9g，大枣12枚，饴糖2匙。三诊后诸恙皆愈。（范文甫治案）

**原按：** 先生认为气血阴阳俱不足者，补阴则碍阳，补阳则损阴，唯有用甘温之剂如黄芪建中加归、芎之类治之，使脾胃健复，气血自生，营卫和调，则诸恙自愈。

2. 张康甫妇，新产患虚证，治之者反以攻表出之，犯虚虚之禁。今见舌胀大而色淡，虚证一；脉洪无力，不耐重取，虚证二；大便不通，无气推下，虚证三；口噤，是牙关硬，不能大开，非咬牙之比，其虚证四；遍体麻木，血失濡养之权，气失温煦之力，其虚证五。头痛亦是虚阳上冲。全是虚证，而反以攻表之剂投之，宜乎？故愈医愈剧也。不得已，姑救之。桂枝4.5g，白芍12g，炙甘草4.5g，当归身9g，生姜6g，红枣8枚，化龙骨9g，饴糖2匙，真阿胶6g。（范文甫治案）

**原按：** 本方为当归内补建中汤加味，出于《千金要方·妇人方》，"治产后虚羸不足，腹中疠痛不止，呼吸少气"，先生每用此方治产后虚损诸疾，常获卓效。

## 三、四逆汤治案

汪公肃兄令眷，夏初大产，天气犹寒，生时亦快。而不解事之稳婆，已至不令上床，令其久坐秽桶，以俟下血。次日即腹痛，大小便皆不通，玉门肿闭，小便反自大肠渗出。第五日请救，脉沉紧。先医用芎归消瘀不效，又用理中补中亦不效，痛胀益甚。细询病状，盖由产后玉门未敛，久坐秽桶，寒气袭入下焦，阳气不通，前阴肿闭，阴阳乖错，小便反从后阴渗出。此非交肠之病，乃属厥阴中寒明矣。所幸者尚未厥逆于上耳，但乙癸同源，肾肝同治，且肾主二便，开窍于二阴，又属厥阴纯寒，只得借用少阴治法，以四逆汤主之：附子三钱，干姜二钱，甘草一钱，肉桂、当归各钱半，日进三剂。小便微通，肿处微消。如此药三日九剂，小便通而瘀血甚少，五日大便通。（郑素圃治案）

**原按：**半月臀上生痛，盖因瘀血未净，寒因热化而作脓溃也。病者幸因前药见效，不致怨热药贻患。

# 第十二节 褥 劳

## 一、桂枝新加汤治案

安某，女性，32 岁。在月子内发汗太多，产后 2 个月，动则汗出，乏力，怕热，大便干，时发口疮，腰腿沉重，食纳尚可。经文"发汗后，身疼痛，脉沉迟者，桂枝加芍药生姜各一两人参三两新加汤主之"，正合此证。桂枝新加汤加附子：桂枝 25g，白芍 25g，茯苓 30g，附子 30g，砂仁 15g，当归 25g，红参 10g，白术 30g，炙甘草 15g，生姜 10g，大枣 10 枚。

服药 7 剂后，汗出明显好转，乏力减轻，大便不干，因哺乳期见效即停药，诸症也逐渐好转。（编者任素玉、张存悌治案）

**原按：**张老师组方取桂枝新加汤调和营卫，益气养阴，又合真武汤之扶阳固表利水，调整多汗之功效，阳气一回则卫表自固，诸症则除。

## 二、当归生姜羊肉汤治案

1.马彬五别驾（州府长官的助理），未出仕之十年前，尊阃大产，去血过多，昏晕大虚。前医重用人参、芪、术，已虚回血止，饮食如常。唯昼夜卧于床，不能坐起，坐则头眩耳鸣，必睡下乃可。如此已七十日，日服人参四五钱不效，招予治之。

诊脉唯细迟无力，而饮食不减平时，肌肤、声音似无病者。此产后不慎起居，肝肾气虚，肝虚不摄气，故眩晕也。仲景谓之褥劳，久则成痨，用仲景之羊肉汤治之。用精羊肉二两，煮熟去肉，再以黄芪五钱，当归五钱，人参一钱，入汤煎熟，日服二剂。十日后即能坐起，二十日即可步履，回母家调治而痊。（郑素圃治案）

【点评】产后褥劳，用此当归生姜羊肉汤，体现食疗经旨。

2.周师母，产后，腹中苦寒痛。前医作气滞，久治无效。舌淡脉弱。处方：精羊肉30g，当归9g，生姜12g。隔数日，病家前来感谢，谓药到病除，诸恙若失。（范文甫治案）

**原按：**病家云：吾腹痛日久，治之无效，特从远地请范老先生高诊，并非到菜场买小菜，处方何用生姜、羊肉？一味当归能治病乎？答曰：此仲景当归生姜羊肉汤，治虚寒腹痛甚效，服之当愈。

3.周吉人先生内人，冬月产后，少腹绞痛。诸医称为儿枕之患，祛瘀之药屡投愈重，乃至手不可触，痛甚则呕，二便紧急，欲解不畅，且更牵引腰胁俱痛，势颇切。急延二医相商，咸议当用峻攻，庶几通则不痛。余曰：形羸气馁，何胜攻击？乃临产胎下，寒入阴中，攻触作痛，故亦拒按，与中寒腹痛无异。然表里俱虚，脉象浮大，法当托里散邪。但气短不续，表药既不可用；而腹痛拒按，补剂亦难遽投。仿仲景寒疝例，与当归生姜羊肉汤，因兼呕吐，略加陈皮、葱白，一服微汗而愈。得心应手之妙，不知其然而然者有矣。（陈匊生治案）

**原按：**当归生姜羊肉汤：黄芪、人参、当归、生姜、羊肉（煮汁煎药）。如恶露不尽，加桂行血。

### 三、金匮肾气丸治案

周姓妇，年三十许。产后已逾两月，忽心中烦热，气短，不能安枕，欲小便不得，腹胀满，杂治半月，益剧。幸饮食如常，脉之弦缓。一医欲与五苓散，余曰：当用肾气丸。《金匮》曰："妇人烦热不得卧，反倚息，此名转胞，不得溺也，肾气丸主之。"主人正检前方中有五苓散。即疏肾气丸与之，一服知，二服愈。（萧琢如治案）

【点评】萧氏熟记经文，方证对应，诚为高手。

## 第十三节　妇人缩阴

### 当归四逆汤治案

魏妇，45岁。天气严寒，日在田间劳作，汗出解衣，因而受寒。归家即觉不适，晚餐未竟便睡，极畏寒，夜半抖颤不已，盖双被尚不温。旋现肢厥，屈伸不利，少腹拘痛，恶心欲呕。约半时许，阴户出现收缩，拘紧内引，小便时出，汗出如洗。自觉阴户空洞时有冷气冲出，不安之至。清晨其夫来迎诊，切脉细微，舌苔白润，身倦神疲，言食如常，余症若上述。

据此辨认，病属虚寒，由于肝肾亏损，遽被贼风侵袭，气血寒凝，经络拘急，颇类三阴直中之象；又其证所患部位，与男子缩阴证同，治法谅亦无异。不过俗传妇人缩阴多指乳房缩入，至于阴户抽搐牵引则少见也。其治当以温经祛寒为法，投以当归四逆加吴茱萸生姜汤，祛风寒，温肝肾，经血得养，其病自已。该汤日进三大剂，遂告全安，未另服药。(赵守真治案)

【点评】此案妇人缩阴证判为"与男子缩阴证同，治法谅亦无异"，唯"日进三大剂"则显用药之功。阴户属于厥阴，方选当归四逆加吴茱萸生姜汤，辨治准确，效若桴鼓。赵氏另治本病1例，亦用本方获效，但合用艾灸气海、关元十余炷，以锡壶盛开水时熨脐下，配合外治。

# 第十四节　乳房胀痛

## 一、真武汤治案

赵某，女，50岁。2012年3月9日初诊：乳房胀痛1个月，连及胸部，晚上加重，触之作痛，夜里头汗，晨起腰困，便溏，尿频，足凉。舌胖润，脉沉弦。月经已停半年。考乳头属肝，乳盘属胃，因断之病在肝胃。夜间痛加，兼之尿频，足凉，腰困，俱是阳虚之症；便溏、夜汗，提示水湿偏重。治当温经利水，略佐理气，真武汤加味：附子30g，白术30g，茯苓30g，仙灵脾30g，泽泻20g，干姜15g，肉桂10g，白芍15g，生姜10g，青皮10g，砂仁10g，炙甘草15g。7剂。

复诊：服药3天，月经竟然复致，随即胸乳胀痛消失。足凉亦减，仍尿频，头昏沉。前方出入续服。（编者张存悌治案）

**原按**：女性七七之年天癸已绝，经水已尽，今用药后竟然来复，出人意料。而且由于经血之至，胸乳胀痛随即消失，颇感奇妙。细思其理，此必寒湿滞碍胞宫，经血受阻，当至不至，胞络气逆随之上僭，致令胸乳胀痛。今以温经之法致使月经通下，逆气随之下泄，胸乳胀痛自然应之而解。

忆及孙思邈曾治皇妃术才人案与本例有异曲同工之妙。术才人患眼疾，众医不能疗治，或用寒药，或用补药，皆无效验。皇上召孙思邈诊治，孙曰："臣非眼科专家，乞求不要完全责于臣。"皇上降旨曰有功无过。孙乃诊之，肝脉弦滑，认为不是积热，乃是肝血不通。遂问术才人，知道月经已三月不通矣。遂用通经之药，月经通行，眼疾亦愈。《十问歌》云："妇女尤必问经期"。为诊治妇人病之重要环节，经闭导致目疾，通经乃治本之策，可谓深谙治病求本旨趣。

## 二、潜阳封髓丹治案

李某，女，60岁，小学老同学。双乳发胀2周，不痛，不红。手足素凉，时有头汗，舌淡胖有痕，脉寸弱尺沉。分析手足素凉乃阳衰之征，阳衰阴盛而元气发泄于肝胃经络，此非肝火作祟，故色如常而发胀。治法终不出回阳、纳气，拟潜阳封髓丹加减：附子20g，砂仁20g，黄柏10g，吴茱萸10g，肉桂10g，青皮10g，炙甘草20g。5剂。

复诊：乳胀消失，手足仍不温，不愿再服药。（编者张存悌治案）

**原按：**方用潜阳封髓丹加吴茱萸、肉桂以温肝，减去龟甲，意其价昂，不用也未影响疗效。

## 三、麻黄附子细辛汤加味治案

高某，女，33岁。乳房胀痛，时发低热，畏寒，心烦，乏力，纳、便正常。舌淡润，脉沉数。此阳虚复感风寒，似有化热倾向，麻黄附子细辛汤加味治之：附子30g，细辛10g，麻黄10g，桂枝15g，川芎10g，通草6g，王不留行15g，蒲公英20g，甘草10g，生姜15g，大枣10枚。3剂，水煎服，早晚饭后服。服1剂后乳房胀痛显减，3剂后症状消失。（编者任素玉治案）

　　**原按：**2018年5月参加张存悌老师的培训班，张老师曾经讲过用桂枝汤治疗乳痈的案例，深受启发，见到这类患者就用此法每每取效。因见患者畏寒无汗，故合麻黄附子细辛汤而取速效。

　　**【点评】**学习又能变通，此真善学者也。

第四章　儿科病证示范案例

# 第一节　小儿发热

## 一、麻黄汤治案

1.刘某，女，8岁。发烧4天，体温38～40℃，服用美林热退旋即复热。无汗，头痛，咽痛，曾鼻中出血，咳痰稍黄，纳差，精神尚可，尿少而黄，发烧至今未大便。舌略胖润，右脉浮滑数而软，左脉浮滑尺沉。诊为太阳伤寒表实证，予麻黄汤加味：麻黄10g，桂枝15g，杏仁15g，姜半夏15g，云苓30g，甘草15g，生姜10g。常规煎药，每次服50mL，嘱2小时一服。服药1次后汗出，体温稍降。服药3次后汗出，覆被而眠，次日体温正常。停药无反复。（编者张存悌治案）

**原按：** 俗医一见感冒开方就是桑菊饮、银翘散等辛凉剂，若是风热感冒或可取效。关键是感冒初发，以风寒侵袭多见，自有太阳经见症可供判断，如本案发热、无汗、头痛、咽痛、舌略胖润等，明是伤寒表实证，因予麻黄汤服药三次而解。太阳为六经之藩篱，病邪侵入人体，首伤太阳。因此要"把好太阳关"，将疾病控制于萌芽初期。

2.傅某，男，2岁半。2015年8月2日早晨参加一个幼儿园活动，一切正常，午后突然发热，量体温39.4℃，无汗，舌略胖润。

室外气温已达40℃，酷暑难耐，考虑无汗而高热，乃太阳表实证，处方麻黄汤：麻黄10g，杏仁10g，桂枝10g，炙甘草6g。2剂。

至傍晚时，共服药约1/4，热退身安，一切如常。（编者傅勇治案）

【点评】如此热天，如此高热，认证准确，用药精纯，收效迅捷。

## 二、麻黄附子细辛汤治案

1.冯女，19个月。2013年1月9日初诊：该女从9个月大起，即因咳嗽感冒几次服余中药，不愿意上医院打点滴。母亲电话求诊：昨晚与爸爸玩耍受惊吓，夜半忽惊叫哭闹，呕吐几次，体温38.6℃。服美林2次，又服小青龙汤几次，发热不退。现体温38.1℃，无神，一天都在趴着。无汗，小便清。因曾几次为其看病，熟识她体质，虽未见人亦可处治。揣摩太少两感，无神提示阳气不足；无汗提示表邪未清。治当温阳开表，麻黄附子细辛汤主之：麻黄10g，附子20g，细辛10g，姜半夏20g，炙草15g，生姜10g，大枣10枚，葱白1个。3剂，每剂煎1次，煎约200mL，每次服60mL，2小时后如未见汗，再服1次，直至出汗热退。余治小儿病一般均用成人剂量，如法煎制，但每次口服药量以50mL左右来体现小儿剂量，这样做省却换算麻烦。

次日特意电话告称，服药3次，第二天早晨即热退身凉，玩耍如常。其父抓药，走了三四个药房，俱嫌附子、细辛量大有毒而不敢抓。有一家还嫌药费太贱，3剂药才30多元钱，其父多给了点钱，才总算给抓了。（编者张存悌治案）

**原按：**如此小儿发热，能用麻黄、附子、细辛等温药治疗的儿科医家恐怕不多。一般而论，俗医一见感冒开方就是板蓝根、大青叶等凉药，说能抗病毒；遇发热就是黄芩、黄连、金银花、连翘苦寒之类，谓能清热泻火；再不就是静脉滴注抗生素，说是消炎，总之见热退热。如果真是实热，这么治没问题。关键是很多情况下，小儿发热并非实热，而是由阴寒引发出来的假热、假火，规范点儿说，是阴火。寒是真寒，热是假热，假热而用治实热的方法治疗，就是方向性错误，说白了就是治反了，坦率地说，这种情况太多见了。

问题出在哪儿呢？其源盖出于不识阴阳寒热的分辨，本案小儿虽然发热，但精神萎靡，"一天都在趴着"，小便清。仅凭这两点，虽未看病人，就可以断定阳气已虚，小便清也提示并无里热，可以说，没有一个内有实热者小便会色清的。

证属太少两感，麻黄附子细辛汤乃对证之方。前服小青龙汤3次，发热不退，是因为本案并无咳喘痰饮兼症，方证不合。

2. 张小，男，9岁。下午放学后人觉困顿，在车上倒头昏睡，内人摸其头极烫，发热，面红目赤，少咳，无汗恶寒，即与葛根汤合麻杏石甘汤，当晚发热至39℃，服了2次退烧药。次日上午与小青龙加石膏汤，仍持续高热至39℃，服用退烧药后体温退至38℃，旋即又高烧。以为暑湿，与甘露消毒饮加扁豆花、青蒿，仍困顿乏力，倦卧于床，述头晕头痛。至傍晚时分又烧起，于39℃左右徘徊，始终不降。述头晕，嗜睡，精神不振，欲呕，恶寒无汗，肘膝关节以下厥冷如冰，指甲暗淡，毫无血色，蜷缩成团，大热天捂着被子，口不甚渴。舌暗红，舌前中部有散在芒刺突起，舌苔薄白润，脉不浮反沉。《伤寒论》说："少阴病，始得之，反发热，脉沉者，麻黄附子细辛汤主之。"遂拟麻黄附子细辛汤加味，方如下：制附子20g，细辛5g，麻黄5g，炙草30g，炮姜10g，生龙骨30g，生牡蛎30g，乌梅3枚，官桂3g。1剂，急煎后冷服。下半夜汗出，热势渐退，四肢回温。次晨起床知饥索食，并排便2次，皆黏稠极臭秽。精神大振，唯仍少许头晕，低热，以吴茱萸汤加味调理而愈。（编者张泽梁治案）

**原按：**此证前用麻杏石甘汤、甘露消毒饮均未效，忆及三四天前外出旅游，天气炎热，汗出喝冷饮、吃雪糕，已伤阳于里；外受空调冷气，复寒束于外。予以麻黄附子细辛汤温阳散寒，终于扭转局面而向愈。

3.傅某，男，5岁半。2018年6月13日下午开始发烧，无汗，烦躁，精神差，舌胖润，脉沉滑寸弱。因在外随身没有带药，急忙返家，测得体温39℃。处方麻黄附子细辛汤：麻黄10g，附子30g，细辛10g。

因没有精神、烦躁而给药困难，至夜间22点，经劝说开始少量服药，大约50mL。凌晨仍发热且开始呻吟，孩子妈妈开始担心，再看神差而发热，小儿难以给药，已有小汗，病重药轻再给药一次约60mL。早晨天亮后，热退身安，孩子自己起来，喊饿，要小便，恢复正常。（编者傅勇治案）

**原按：**儿科古称"哑科"，因为儿童不容易精确描述自己的症状，难在问诊；但儿科疾病却又好治，只要认证准确，投药则效，所谓脏气轻灵，随拨随应。孩子从出生到现在6岁，没有看过西医，生病都是编者亲自处方煎中药喂服。

## 三、麻杏石甘汤治案

孙女，7岁。2011年6月24日初诊：发热2天，体温39.5℃，畏冷，无汗，前额痛，渴饮，时吐，手足时冷时热。舌胖润苔白，脉沉数。白细胞17.54×10⁹/L，中性粒细胞80%。昨天输液消炎，热退复热，无奈求治于中医。察此证由外感风寒，入里化热所致。治宜外散表邪，内清里热，麻杏石甘汤主之：麻黄10g，杏仁15g，石膏30g，炙甘草10g，清半夏25g，白芷10g，茯苓20g。3剂，常规煎药，每次服50mL，4小时饮1次。

服药后汗出，未再发热。（编者张存悌治案）

**原按：** 本案外寒里热，俗称"灯笼热"。外寒表现为虽发烧，但畏冷，无汗，前额痛；里热表现为渴饮，脉沉数。患者为编者邻居，以前经常感冒、发烧，每发病则去打点滴，虽一时降下体温，但免疫力亦即阳气也遭到损害。稍遇点风吹，别家孩子没事，她总被感染，我称之为"风吹草动即感冒"。于是再去打点滴，如此循环往复，遗下后患。患儿面黄肌瘦，自是证明，历年所见多矣。本次治好后，患儿家长开始信服中医，再有发病则找我来吃中药，真所谓花钱少、见效还快，且体质增强，气色亦好，个头长得也快，已久不发病。


## 四、小青龙汤治案

1. 张某，8岁。禀赋不足，形体羸弱。受寒起病，涕清，发热、恶寒，头昏痛，喜热饮，咳嗽而加痰涌。脉来浮滑，兼有紧象，指纹色淡而青，舌苔白滑，质含青色。缘由风寒表邪，引动内停之寒湿水饮，肺气不利，阻遏太阳经气出入之机，拟小青龙汤加附子助阳解表、化饮除痰。附子用至30g，服后得微汗，身热始退，表邪已解，寒痰未净。守原方去白芍、麻黄加茯苓10g，白术12g，连进2剂，饮食已如常。唯仍涕清痰多，面浮，午后潮热，自汗，腹中时而隐痛。

孰料病家对吴氏信任不专，另延中医诊视，云误服附子中毒难解，处以清热利湿之剂，反见病重，出现风动之状，双目上视，唇缩而青，肢厥抽搐，汗出欲绝。又急促吴氏诊视，乃主以大剂四逆汤加味治之，附子用至100g，连服2次，风状已减，不再抽搐。原方加黄芪、白术、茯苓连进数十剂始奏全功。（吴佩衡治案）

【点评】本案发热、恶寒、头痛等症缘由风寒侵染，引动寒湿而咳嗽痰涌，小青龙汤正是为此而设。吴氏不仅在成人中投用大剂附子，对婴幼儿童也敢于放手加量，胆识的确非常医可及。本案8岁小儿前后共服附子量逾5000g，"并无中毒，且患儿病愈之后，身体健康，体质丰盛胜于病前，多年无恙"。

2. 某6岁男童。感冒咳喘半月，夜晚重，后半夜才能勉强入睡。口服抗生素和清热解毒中药无效。近日出现肚子疼，没有食欲，大便溏，形体消瘦。舌淡润，苔薄白，脉沉弦。处方：麻黄15g，桂枝20g，细辛10g，姜半夏20g，白芍15g，生姜15g，干姜15g，五味子15g，炙草15g，附子15g。3剂，水煎服，1剂服2天。当天晚上服药，夜里即没有咳嗽。

二诊：基本不咳嗽了，即使咳嗽喝点水也能止住，然后入睡。活动后咳嗽会重些，原来感觉不到有痰，现感觉有痰咳不出。食欲转好，舌脉同前。调方：黄芪20g，陈皮15g，党参20g，姜半夏

20g，茯苓 25g，白术 30g，桔梗 20g，炙甘草 15g，生姜 10g，大枣6 枚。3 剂，服法同前。

电话回访，现已不咳嗽，食欲及二便正常。（编者王天罡治案）

**原按：**小儿咳喘要辨证，切忌一味按热证处置。该患儿体瘦，胃肠较弱，复又外感风寒，兼进寒凉药品，造成脾胃更伤，致使腹痛、便溏，土不生金，肺气不足使咳嗽迁延不愈。先用小青龙汤加附子，解表温中，治标为主；后用补气健脾法治本收功。

# 第二节  急惊风

## 桂枝汤治案

柯某之子，1 岁半，住昆明市。清晨寐醒抱出，冒风而惊，发热，自汗沉迷，角弓反张，目上视。纹赤而浮，唇赤舌淡白，脉来浮缓，由风寒阻塞太阳运行之机，加以小儿营卫未充，脏腑柔嫩，不耐风寒，以致猝然抽搐而成急惊，此为风中太阳肌表之证。以仲景桂枝汤主之，使太阳肌腠之风寒，得微汗而解：桂尖 9g，杭芍 9g，生草 6g，生姜 9g，小枣 7 枚，入粳米一小撮同煎，服后温覆，微汗。1 剂即熟寐，汗出热退，次日霍然。（吴佩衡治案）

【点评】此案认证准确，选方切当，虽见猝然抽搐，并未用止痉定惊套药，而是认定"风中太阳肌表之证"，以桂枝汤治之，效如桴鼓。仲景服桂枝汤惯例，服药后啜热稀粥，以助胃气。本例则将粳米一小撮同煎，已含医圣之意，此善用经方者也。

# 第三节　慢惊风

## 一、理中汤加味治案

1. 某小儿，眼扯嘴歪，二三分钟扯一次，面容青白而暗，手足冰凉，鼻孔煽动。予附子理中丸，温开水化服，其后延至五六分钟一次，十来分钟一次。再后，一小时抽搐二三次，逐渐减轻，手足稍温。改以附子理中汤加砂仁、半夏、琥珀治之，连服 8 剂痊愈。此后用本方治愈慢惊风患儿数十人。（唐步祺治案）

【点评】郑钦安论小儿惊风："因内伤而致者，或饮食伤中，或大吐后，或大泻后，或久病后，可偶受外邪，发散太过，或偶停滞，消导克伐太过，积之既久，元气日微，虚极而生抽搐。诸书称慢脾风者是也。其人定见面白唇青，饮食减少，人困无神，口冷气微，或溏泻日三五次，或下半日微烧，微汗，抽搐时生，此是元气虚极，神无定主，支持失权，由内而出之候。只有扶元一法，如附子理中加砂、半，回阳饮加砂、半。昧者不知此理，一见抽搐，便称惊风。若妄以祛风之品施之，是速其亡也。"唐氏本案即遵郑氏之理，而用郑氏之方。先用"附子理中丸，温开水化服"，是为便于救急。

2. 刘孩，五六岁，先患泄泻，请曾医士诊之，继而转为慢惊风。观其下利清谷，口不渴，身热微汗，舌苔灰白厚滑，目上视，气喘，手足躁扰而厥，切脉沉弦而劲。余难之，谢不出方。病家恳请再四，乃主附子理中汤加吴茱萸大剂冷服，嘱其不避晨夜进服，勉希万一。次日其母舅以既进温补大剂，即取关东鹿茸入药并服。明日疾即大瘳。其父云："尝见医士治风，必用钩藤、蝉蜕、僵蚕等味，兹独摒绝不取；数岁小儿以温补大剂投之，将来必患别症。"曾医闻而愤甚，踵门以告。余曰："恩将仇报，古今同慨，非独医也。"相与大笑而罢。（萧琢如治案）

【点评】患儿父亲只知其一，不知其二，所言"治风，必用钩藤、蝉蜕、僵蚕等味"，皆治标之药；萧氏认定三阴不足，主以附子理中汤加吴茱萸大剂，从温阳治本着眼，自是高超。

3. 棠友弟之子，甫二岁，禀质弱极。癸亥年七月间，向幼科处讨末药予服。服后每日必泻五六回，弟媳辈甚喜，谓是痰滞皆去，颇归功于末药。泻至第七日，夜发大热，至天明不退。更加吐泻，一日计吐泻各三十余次。下午接幼科视之，云一块火，药用清解，加黄连二分。服一剂，是夜吐泻不休，发热更甚。

余次早方闻之，急令抱出一看。唇白面青，瘦脱人形，喉间喘急之甚。强抱竖起，眼略开即闭下，如欲睡状，此慢惊将成时也。余且恨且惧，急命倾去前药勿服。余用白术、黄芪、茯苓、炙甘草、陈皮、半夏、附子、肉桂、炮姜、丁香，投人参八分在药内，速令煎服。服下吐遂止，大睡一二时。醒来喘觉稍定，热亦温和，泻只一次。午后仍照前再予一剂，热退喘定。至夜深又复发热，次日仍照前药服一剂，泻全止，热全退。夜又服前药一剂，热退尽，夜不复发。次日去附子，只用六君子汤，加姜、桂，仍用参八分。服四剂而神采始旺，吐去痰涎若干，始不复嗽。仍予人参五钱，服六君子十日而后复元。（吴天士治案）

**原按：** 当日若再服黄连一剂，脾气虚绝，立刻成慢惊，神仙不能救矣。凡小儿吐泻起，即防成慢惊。慢惊者，以上吐下泻两头夺其脾气，致脾气虚绝而成也。凡吐泻证速用参、术、姜、桂温补脾土，即可无恙。幼科遇吐泻证，往往反用凉药，以速绝其脾土而慢惊立成。既成慢惊，则又用牛黄、全蝎之类以速之死，真可哀也。

## 二、人参四逆汤治案

王儿，3岁，病吐泻，初不以为意，病亟始求医，治不如法，半日间病转剧，吐如涌，泻如注，旋又搐搦，继则肢厥神昏，气如悬丝，认为不治，弃于地，待气绝葬之。时吾师出诊经其门，邻人不忍而代邀诊：见儿僵卧地上，肢厥如冰，关纹不见，以手掐人中不呻，又掐合谷亦不呻，呼吸若有若无，抚心有微热。重手按其腹，儿目忽启，神光莹晶，切足三部脉亦沉笃，而神光未散，尚存一线生机，有可为力之处。先以艾火灸气海、关元、天枢、阳强及两足三里诸穴，并儿脐满填食盐，切生姜薄片，戳细孔无数，置盐上，再放艾团烧之，以做急救处理。急处人参四逆汤：

党参18g，生附12g，干姜9g，炙草6g，急火浓煎。陆续灌下，尚能咽，两时内服完两煎，无转变，接进2剂，约四时许，身肢转温，目能启视，不吐不泻，气虚不能言。病庆再生，已无顾虑，接服黄芪理中汤3剂调理即愈。（《治验回忆录》）

**【点评】**此赵守真业师蔡仁山先生之验案，其症九死一生，救急先以艾灸气海、关元、脐眼等穴，是为要着。随后以人参四逆汤，四个时辰连进4剂，救人之际，剂量不得不重，3岁小儿而用生附子48g，非此无以救生，足见胆识。

此案在气如悬丝之际，见患儿目光尚"神光莹晶"，而判为"神光未散，尚存一线生机，有可为力之处"而奋力抢救，足见"神光"在危急关头辨证的重要性。

## 三、真武汤治案

儿童抽动症：某患儿，4 岁。2018 年初发病，身体筋肉不自主抽动，挤眉弄眼，睡觉时腹部、臀部抽动，去北京找儿童专家疗效不明显，父母异常焦虑。8 月 3 日初诊：患儿身体多动、抽动、疲乏，眠中汗出，四肢痒，舌淡胖润，两脉沉弦寸弱。小儿本弱，平素贪凉饮冷，阳失温煦，水渍筋肉造成抽动，真武汤证中所谓"身𥆧动"也。处方：附子 25g，白术 30g，茯神 30g，白芍 20g，龙骨 30g，牡蛎 30g，红参 10g，生麦芽 30g，炙草 30g，大枣 20g，生姜 15g，黑芥穗 10g。7 剂，1 剂服 2 天。

8 月 17 日复诊：抽动减轻，眠中仍汗出，似疲惫。处方：附子 30g，白术 30g，茯神 45g，白芍 20g，龙齿 30g，牡蛎 30g，红参 10g，白芷 10g，黑芥穗 10g，炙草 30g，大枣 20g。7 剂，服法同前。

8 月 31 日三诊：抽动明显改善，上方去白芷，余同前。7 剂。

9 月 14 日四诊：抽动已不明显，守上方 7 剂。回访未再现抽动，治愈。（编者王天罡、张存悌治案）

## 四、回阳救急汤治案

1.杨某，男，3 岁，住昆明市。病经半月，始发烧咳嗽，呕吐腹泻，经服中西药物，发热渐退而腹泻不止，呕吐仍频。又进清凉退热剂，反而抽风阵作。延三日神迷抽搐，面目指甲青暗，指纹青紫透过三关。且自汗，便溏，呕逆，手足厥冷。舌淡苔白，脉细微。此因发热后脾胃虚弱，误服寒凉，伤及中阳，发为慢风之症，急拟下方：川附片9g（开水先煨透），川干姜4.5g，焦白术9g，茯苓9g，潞党参9g，法半夏9g，广陈皮3g，西砂仁3g（冲），生甘草2.1g，炒老米6g。

1剂后，神迷未全苏，抽搐尚作，而脉较起，略进饮食，啼声不扬。此脾胃阳虚，惊风未平，原方加减：川附片9g（开水先煨透），川干姜4.5g，潞党参9g，焦白术9g，茯苓9g，炒吴萸1.5g，西砂仁3g，双钩藤2.4g，生甘草3g，炒老米6g，烧鸡内金1个。

进2剂神识全苏，抽搐、呕泻均止。手足转温，面色转润，爪甲、口唇青暗全消，啼声清扬。指纹淡红，退至风关，舌润，脉调。此惊风已平，中阳渐复。仍气虚脾弱，续宜温暖调理：上党参9g，焦白术9g，茯苓9g，西砂仁3g，川干姜4.5g，炒杭芍3g，生甘草3g，大枣2枚，炒玉米、老米各6g，川附片9g（开水先煨透）。连进5剂，痊愈。（姚贞白治案）

**原按：**发热呕泻，误进凉遏，致脾虚气弱，阴寒难散。心阳不振，神明不安，筋脉失濡，遂发抽搐。《内经》云："阳气者若天与日，失其所则折寿而不彰，故天运当与日光明。"方投加味理中，温寒健运，阴霾散，日照当空，病遂愈。

2.李某，1岁零3个月。患结核性脑膜炎住某医院儿科，因病情危重，入院时即下病危通知，邀李氏会诊。

泄泻月余不止，日二至四次，色绿黄，蛋花状。近一周来高热39℃以上，出冷汗，口鼻气冷，沉睡露睛，双目凹陷，瞳左大右小，手足瘈疭，微咳作呕，时吐清涎，呕时爪甲、面目俱青，颈项强直，四肢厥冷。舌质淡苔薄白，脉虚数，指纹青紫，射至气关以上。此脾肾阳虚，阴寒至极，元气无根，孤阳外越，脾虚则风木乘之，发为痉厥。法当温补脾肾，回阳救逆，佐以息风定痉，方用：川附片15g，小白附子9g（开水先煎1小时），吉林红参6g（另煎兑服），白术9g，化橘红4.5g，法半夏6g，朱茯神12g，磁石15g，明天麻9g，全蝎4枚，甘草4.5g，生姜汁一小酒杯（分次兑服）。

连服3剂，体温降至37.8℃，指纹退至气关以下，色转淡红，舌质淡苔薄白润，脉虚细，咳、呕、泻均减，仍沉睡，咽中痰声，手足瘛疭，病有转机，守前方加减续治：川附片15g，小白附子9g（开水先煎1小时），干姜6g，吉林红参6g（另煎兑服），化橘红6g，京半夏6g，制南星3g，石菖蒲4.5g，炙远志6g，郁金4.5g，甘草3g，八宝盐蛇1瓶，分次调入药汤服。

连服3剂，脉静身凉，饮食略进，咳、呕、泻均止，唯身体羸弱，神志呆钝，惊惕，口唇、手足瞤动，有时头摇，此正元未复，余风未净，清窍不利之故。方用：明天麻、石菖蒲、炙远志、上琥珀各15g，碾为末，每日6g用猪脊髓30g，蒸熟和药粉三次服，服完痉厥一直未作。（李继昌治案）

【点评】此案在用六君子汤合四逆汤即回阳救急汤格局的同时，另加小白附子、天麻、全蝎以息风定痉；石菖蒲、远志、郁金以醒恼开窍；制南星化痰，均属对症治标，唯四逆汤乃是扶阳治本。

## 五、逐寒荡惊汤治案

1.张某次子，生甫一岁，住会理县鹿厂街。患惊风证，病颇危笃，三日来抽搐不已。余诊视之，指纹青黑透达三关，脉沉细而弱，舌苔白滑，面唇青暗，闭目沉迷不省，时而手足拘挛抽掣，乳食不进，夜间发热，大便泄泻绿色稀粪。询及病由，患儿始因受寒感冒起病，初有发热咳嗽，大便溏泻。某医以清热解表药2剂，服后白昼身热见退，夜晚又复发热，咳、泻未止。继又拟消食清热药2剂，服后病不减，忽而风动抽搐。该医以为肝经风热，又以平肝驱风镇惊药2剂，病情反趋沉重而成是状，时病已十余日。病势危重，若辞不治，实非我医者应尽之责，力主逐寒荡惊汤挽救之：上肉桂6g（研末，泡水兑入），公丁3g，炮姜10g，白胡椒3g（捣），灶心土130g（烧红淬水，澄清后以水煎药）。

上方喂服2次，稍顷呕吐涎痰一小盏，风状略减，抽搐较轻，两眼已睁，目珠已能转动寻视。再喂1次，又吐涎痰盏许，风状已定，抽搐不再发作，咳嗽亦平，夜晚已不再发热。患儿父母见病已恢复，甚为欣慰，但见其子体质羸弱，认为宜培补脾胃，自拟理中地黄汤1剂喂服，孰料移时风动抽搐又起。余往视之，询问缘由，方知患儿虽有转机，然寒痰邪阴尚未逐尽，滋补过早，固必增邪，且有碍于阴邪外祛，寒痰内阻遂致慢风复作，病家始知误施补剂亦有弊端。余仍以逐寒荡惊汤并加附片15g，服后又吐涎痰盏许，畅泻酱黑色稀便2次，抽搐平息，且能吮乳，并闻啼声。照原方去胡椒、公丁，加砂仁6g，甘草6g，附片增至30g，煎汤频频喂服。2剂尽，诸症痊愈。（吴佩衡治案）

**原按：**良由小儿气血未充，脏腑娇嫩，不耐克伐。风寒初起，只需轻宣透表，其病当愈。乃误以清热之剂，又复以消食、平肝、驱风等法，元阳受损，正不胜邪，遂致寒痰内壅而成三阴虚寒之慢惊风证。

2.金某，男，3岁，昆明市人。泄泻旬余，色黄绿，质稀薄，日七八行。呕吐不食，时有自汗。自服参苓白术散等方无效。继见唇口青、四肢厥冷，服附子理中汤，病势仍无转机，竟趋垂危，抱负来诊：颜面及口唇苍白夹青，神迷，肢厥，抽搐阵作。口流白沫，下利不止。舌淡苔白，脉象沉微，指纹隐没。此因久病吐泻，脾阳欲绝，虚寒至极，厥逆生风。急用逐寒荡惊汤加味挽救：上肉桂4.5g（开水兑服），公丁香3g，白胡椒1.5g（冲），川干姜6g，川附片6g（开水先煨透），荜澄茄3g，炙吴萸3g，灶心土1块（烧红，淬，开水煎药）。

服上方2剂，抽搐渐平，呕吐减少。下利未止，面色苍白，四肢未温，神迷嗜睡，脉稍起。此里寒稍化，而泻久中虚，真阳不足，以前方加减：上肉桂4.5g（开水兑服），公丁香2.4g，川附片9g（开水先煨透），川干姜6g，西砂仁3g（冲），炒老米9g，生甘草1.5g，白胡椒1.5g（冲），烧大枣2个。

服2剂后，抽搐已止，呕泻轻减，四肢转温，神识渐清，发声啼哭。能进少量饮食，但面色仍苍白。舌淡红，脉象较前有力，指纹显露，色淡青。此真阳渐复，脾虚中弱，续以温固调理：红人参4.5g（另煨，分次兑服），炒白术6g，上肉桂3g（开水兑服），云茯神6g，川附片9g（开水先煨透），西砂仁3g（冲），川干姜6g，生甘草3g，大枣2个。2剂。

四诊：证情大见好转，呕、泻均止，四肢温暖。食增，面色红润。舌粉红，苔薄，脉象调和。再拟下方调理：上党参6g，炒白术6g，白茯苓9g，炙甘草3g，川附片6g（开水先煨透），广陈皮3g，川干姜6g，西砂仁3g（冲），大枣2个，炒玉、老米各6g。（姚贞白治案）

**原按：**脏腑阴寒至极，惊抽厥逆，故投加味逐寒荡惊汤。此方选用肉桂、丁香、胡椒、附片、干姜、吴萸等一派温热峻品，直驱脏腑阴霾沉寒，荡惊回阳。患儿服后阴寒渐散，脾阳复苏，惊定风平，体现了"寒者热之"的治疗大法。

【点评】本例慢惊风曾"服附子理中汤，病势仍无转机，竟趋垂危"，乃因抽搐之症病涉厥阴，改用逐寒荡惊汤加味方收速功。其方以四逆汤扶阳，另选上肉桂、白胡椒、吴萸等温肝，郑钦安所谓"病情有定向，用药有攸分"，确有道理。

## 第四节　小儿癫痫

### 一、附子理中汤治案

1.安女，8岁。早产出生 1 个月，当时发生缺氧性脑病，4 岁时始发癫痫，屡服中西药物，疗效不显。现每天发病一两次，发则失去知觉，手足抽搐，口吐痰涎，移时自醒。发育迟缓，智力低下，纳差，消瘦，性情急躁，睡中易惊，便干如矢。舌淡胖润，脉滑软。此先天不足，阳虚生痰，痰扰动风，培补脾肾元气方为治本之策。此前之治，揣摩皆平肝潜阳、见风治风之法，只知治标，不知治本，难怪无效。方取附子理中汤加味：附子 25g，干姜 15g，红参 10g，白术 30g，茯神 30g，砂仁 10g，白蔻 10g，半夏 20g，远志 10g，菖蒲 20g，郁金 20g，龙齿 30g，磁石 30g，肉苁蓉 25g，炙甘草 25g，生姜 10 片，大枣 10 枚。10 剂，水煎服，每剂按成人煎法，两煎混匀得 250mL，每次服 40mL，日服 3 次。

复诊：服药头 3 天便泻如水，但精神反而较前振作，此系阳药运行，阴邪从下而出之反应，郑钦安早有明文。且连续 27 天未发病，大便已趋正常，性急改善。上方稍作调整，附子、炙甘草均增至 30g，另加麦芽 30g，佛手 10g，全蝎 2 条（研冲），服法同前。

三诊：连续 2 个月仅发作 1 次，且程度较轻，余症显减，其间

曾淌口水较多，亦系排邪反应。前方出入当归、陈皮、琥珀（研冲）以求巩固。（编者张存悌治案）

**原按：**郑钦安论治癫痫："缘由先天真阳不运，寒痰阻塞也。""以予所论，真气衰为二病之本，痰阻是二病之因，治二症贵宜峻补元阳，元阳鼓动，阴邪痰湿立消，何癫痫之有乎？"本案正是遵此而治。

2.霍某，女，13岁。6岁时确诊为癫痫病。在某医大附属二院就诊，专家指导用药6年，口服抗癫痫药物若干种，每年住院一次用激素治疗（输液给药）。因病情不得控制，开始常规服用激素药物。

每次住院用激素都感觉异常痛苦，生不如死。心烦易怒，多梦易惊，头痛明显，日常不能看电视、听音乐、看手机。多汗，乏力，大便溏稀，食欲尚可。舌淡胖，脉沉细。此先后天俱虚，培补脾肾元气方为治本之策，拟附子理中汤合桂枝汤加味：桂枝35g，白芍20g，附子35g，干姜20g，茯苓35g，白术30g，红参10g，生麦芽30g，生姜15g，大枣10枚。15剂。

二诊：睡眠改善，头痛缓解，仍汗出乏力，偶尔悲伤欲哭。调方：附子60g，干姜25g，桂枝45g，淮小麦50g，炙甘草50g，吴茱萸15g，红参10g，龙骨30g，牡蛎30g，生麦芽35g，肉桂10g，生姜15g，大枣10枚。15剂。

三诊：心烦好转，已能正常看手机、看电视、听音乐，激素开始减量。现头晕目眩，汗出乏力。处方：附子90g，干姜30g，葱白60个，吴茱萸15g，浮小麦50g，炙甘草50个，龙骨30g，牡蛎30g，桂枝50g，茯神35g，生姜20g，大枣10枚。20剂。

四诊：复查脑电图明显改善，激素逐步停用，自行将抗癫痫药物逐步减量至二分之一，并没有出现癫痫发作。睡眠中未再出现惊吓易醒现象，出汗也有缓解，仍感到疲劳。舌胖润，脉两关沉弦。处方：附子120g，桂枝50g，吴茱萸15g，红参10g，干姜20g，龙骨60g，牡蛎60g，当归30g，浮小麦60g，炙甘草50g，白芍25g，砂仁15g，肉桂10g，生姜15g，大枣10枚。30剂。

五诊：抗癫痫药物已减至常用量的五分之一。诸症缓解，仍有轻微疲劳汗出。上方附子加至150g。15剂。嘱其隔日服药，再行观察。（编者王天罡治案）

【点评】癫痫为儿科疑难病症，时俗多以平肝潜阳、重镇安神为治。其实本病亦有阴阳之分。阳证用平肝潜阳自是正治，阴证用之则大悖于理。该案舌脉诸象俱显阳虚之症，故组方不离附子，逐步加量至150g，可谓艺高胆大。患者并见有肝内结石，肝阳不足也是其发病特点之一，因此吴茱萸也是方中主药。主治者虽未接触过癫痫，但运用火神派理论辨证用药，取得显效，也算圆通活法。

## 二、星附四君子汤治案

治傅孔岳乃孙，忽然默默，手足抽搐，口开眼闭，面白痰鸣，一日十数发。此症原因小儿脾气未健，寒痰堵塞经隧，治宜健脾暖痰，于是以星附四君子汤与之。一剂不发，二剂神爽。众皆称奇。（陈匊生治案）

**原按：** 众云：此儿之病，与伊女之症相符，昨先生服大黄一剂而愈，兹未周之儿，敢用附子乎？余叹之曰：昨之痰，热痰也，今之痰，寒痰也。寒热迥别，岂曰相符？寒热不知，何复言医？余曰：医者，理也。凭症望色，又何奇哉？姑笔之，以为后学法耳。

# 第五节　扁桃体肿大

## 潜阳封髓丹治案

王某，男，8岁。扁桃体肿大反复发作1年，屡治乏效。此次复发已2天，咽痛、咽干，不渴。查：咽部微赤，扁桃体略显肿大、色稍红。平日经常腹痛、肠鸣，手足心热。舌淡胖润，脉滑软，寸弱。此元阳不足，阴气上僭，手足心热并非阴虚，乃虚阳外越之候，潜阳封髓丹加味：附子10g，砂仁15g，龟甲10g，黄柏10g，炙甘草10g，牛膝15g，泽泻15g，僵蚕10g，桔梗10g，肉桂5g。5剂后，咽痛缓解，扁桃体肿大未显，原方略作出入以巩固。（编者张存悌治案）

【点评】扁桃体肿大是小儿多发病，也是最容易误治的病症之一。本病亦分阴阳，俗医一见扁桃体肿大即称火毒，家长也附和之，遂投以寒冷泻火之药，阳证可治，阴证则差远了。本案幼儿平日经常腹痛，参以舌脉，明是阴证，温阳潜纳自是正法。前贤说得好："小儿阳气嫩弱……谓小儿火大者，是其父母欲自杀其儿。"慎之。

## 第六节　麻疹变症

### 一、四逆汤加味治案

1.余八女儿1岁，体质较弱，忽又发热而加咳嗽。以为感冒风寒，即以桂枝汤治之，不料服后更觉发热而加惊烦。值余出诊，内人以为内有伏热，即以芍药甘草汤加麦冬煎汤喂之。发热虽退，但脉来紧急，呼吸迫促，不喜吮乳，观之则面项上隐隐现出紫黑疹点，始告之为麻疹，绝不能再服寒凉之剂，若不设法将麻疹升提发泄出来，必至危殆。以白附片300g加入甘草数钱，煮沸后与服两茶盏。隔约1小时之后，麻疹渐出，色亦转红活。又复发热，再加干姜30g，频频喂之。其喘促更甚，鼻翼胸部均煽动，咳嗽声哑，哼挣不息。每半小时喂药1次，均呕吐涎痰（寒痰温化由上窍排除）。下午又煎附片300g、干姜30g、上肉桂6g（泡水兑入），日夜频频喂之。病势虽如是沉重，但麻疹逐渐透达。每日仅服汤药，乳食不进。次晨仍照原方早1剂，晚1剂，三日夜共服附片6个300g，仍继续呕吐痰涎和泄泻稀粪，疹方出透渐灰，鼻扇、喘挣始平，发热亦退，且乳食已进，平息而愈。（吴佩衡治案）

【点评】吴氏擅治麻疹，民国期间即享誉天下。其独特之处在于麻疹因处治不当，如过于表散或误用苦寒、滋补，致使阳证转阴，元气欲脱，当机立断，用白通、四逆奋力挽狂澜，救治很多濒危患儿。

吴氏认为小儿是稚阳而非纯阳，不宜过于表散，更不宜动辄苦寒清下。凡属虚寒小儿，只有放胆使用四逆、白通等汤，方易挽回颓绝，此案重用附片300g，实属千钧棒手段。

2.严某，4岁，出麻疹已六七日，疹出已齐渐灰，但发热不退，舌苔白滑，不渴饮，唇色青紫焦燥而起血壳，脉沉细而紧，大便泄泻，小便赤而长，下午夜间发热尤甚，烦躁不寐，咳嗽痰滞难唾，食物不进，精神缺乏，其证已转危笃。复查所服方剂，始而升提发表，继则养阴清热解毒，以致阴寒之气益甚，逼其真阳外越，故见内真寒而外假热，且有衰脱之势，姑拟白通汤加味治之：附片60g，干姜15g，葱白4茎，肉桂6g。

次日复诊：服药后旋即呕吐涎痰盏许，咳嗽已松，夜已能寐二三小时，泄泻次数减少，略进稀粥半杯。视其身热渐退，脉较缓和，唇口流血已止且较润，均为大有转机之象，仍宜扶阳抑阴，以四逆汤加味主之：附片90g，干姜25g，甘草9g，法夏9g，上肉桂6g，化橘红6g。

三诊：病状已大松，脉静身凉，夜已熟寐，白苔退去十之八九，唇舌红润，津液满口，食量较增，咳嗽亦止。再以四逆汤加北黄芪、砂仁连进2剂，诸症痊愈。（吴佩衡治案）

【点评】此证舌脉、神色一派阴寒之象，再察"始而升提发表，继则养阴清热解毒"，而病势转重，可以判定阴证。其"唇色青紫焦燥而起血壳"，"烦躁不寐"，则属虚阳外越之象，极易误解为阴虚燥热。

3.甘某之女，2岁余。1924年3月出麻疹，发热，涕清咳嗽，目赤多泪，面部隐隐已现红点。因上年冬季曾患慢脾风症，经吴氏治疗，体质尚未复元，故未敢用发表寒凉之剂，乃主以桂枝汤加附子、细辛：桂枝 6g，杭芍 6g，甘草 3g，生姜 10g，大枣 2 枚，附片 15g，细辛 3g。服 1 剂麻疹渐出，2 剂透齐，3 剂渐灰。但微见烦躁，因当时经验不足，竟疑为服温热药后之燥象，即用上方减去辛、附，倍芍药加当归以补阴血，加麦冬而清烦热。

次日复诊：服上方后脉反紧急，发热烦乱，喘挣痰鸣，鼻翼扇动，唇色青乌，舌苔白滑，指纹青黑出二关，有欲作惊风之状。此已有阴盛逼阳于外之势，当即以扶阳抑阴之四逆汤加肉桂、茯苓治之：附片 24g，干姜 10g，甘草 5g，上肉桂 6g（研末，泡水兑入），茯苓 12g，公丁香 1.5g。

服后旋即风动，手足抽掣，角弓反张，喘挣痰鸣，鼻扇不乳，以药饮之，则涌吐涎沫，泄泻绿粪，颇属危笃。诊其脉象，已较前和缓，身热约退十分之二三。此是药与病相争之兆，亦即"若药不瞑眩，厥疾弗瘳"之瞑眩现象，告其勿疑惧，当即照原方增量主之：附片 50g，干姜 15g，甘草 6g，上肉桂 6g（研末，泡水兑入），茯苓 12g，公丁 1.5g。连夜煎服，次日复诊，见其脉静身凉，已能吮乳，唯尚咳嗽略挣，大便尚泻而色渐转黄，面唇指纹青乌之色已退。照原方再服 1 剂，泄泻止，喘挣平。复以上方加口芪 12g，砂仁 6g，去公丁、茯苓，连服 5 剂，遂得痊愈。（吴佩衡治案）

**原按：**此等病症，若认为阳毒热重，以清热解毒之品投之，势必变症危笃，此时虽有识者用温热药以补救之，但如剂量过轻，或配伍不当，亦难生效。故应辨别阴阳，分析寒热，随症施治，则可免误治也。

## 二、白通汤治案

甘某之子，3岁。1924年3月出麻疹，初时发热咳嗽，请某医诊治，服升提表散而佐清凉之药2剂后，麻疹隐隐现点，色象不鲜，发热已五六日，尚未出透。吴氏诊之，见其昏迷无神（少阴证但欲寐之病情），发热已五六日，麻疹尚未出透，若再迁延，势必转危，即以白通汤1剂：附片60g，干姜15g，葱白4茎（连须根）。服后，疹已出透而色转红活，再剂疹渐灰，脉静身凉，食增神健，霍然而愈。（吴佩衡治案）

**原按：** 体弱发迷无神，疹出性慢，色象不鲜，服白通汤一二剂，即能使疹子出齐，平安而愈。此种治法，在麻疹方书上虽不易见，但麻疹既不得发越外出而现阴盛阳衰之象，投以白通汤扶助心肾之阳，疗效甚速。倘再误施寒凉，则正愈虚而阳愈弱，无力托毒外出，反而内攻，必致衰脱。故无论痧麻痘疹，一旦病势沉重，务须体会"治病必求其本"之精神，认真辨别阴阳，不可固守一法，症现阴象，必须救阳，症现阳象，必须救阴，方有挽回之望。

**【点评】** 此案麻疹"既不得发越外出而现阴盛阳衰之象，投以白通汤扶助心肾之阳，疗效甚速"。症现阴象，必须救阳，显现火神派理念。

## 三、附子理中汤治案

萧某之子，10岁。夏初出麻疹，已延专科麻医正服清热解毒之剂，忽面色惨白，吐泻交作。邀朱诊视，脉搏迟缓，舌虽黑而湿润，唇虽焦而带淡。此乃实热化为虚寒，若再与寒凉克削，势必入咽即危。当此一发千钧之候，急用温补或可挽回造化之力，乃疏附子理中汤加黄芪、当归与之：人参6g，白术12g，干姜7g，附子15g，黄芪（米炒）12g，当归（土炒）9g，炙甘草5g。处方开出，举室皆疑骇，幸有明理老人在座，笃信朱氏，力主用之。服2剂吐泻顿止，各症渐除。（朱卓夫治案）

【点评】此案亦是麻疹过服寒凉而致虚寒，吐泻交作。朱氏投以附子理中汤加黄芪、当归，当属正治。

# 第七节　痘　疹

## 六味回阳饮治案

乙卯夏在都，一日将值圆明园，衣冠而出，将登车。忽一老妪跪车下，自言伊孙病痘甚危，闻老爷善医，敢乞一救小孙之命。急随之至其家，视之乃一男，约四五岁，见其痘形平板，色不红润，手足发厥，且时作泻。法在危险，而颗粒分明，大小匀称，且日进粥三二碗。余曰："气虚不能托送，又过服寒凉，以致不起。"问几日？曰：十日矣。视所服之方，则芩、连之属类多，因示以六味回阳饮，其家问几服？曰：须二三服乃可。又一日雨后，不能远出，闲到门外，前妪抱儿而至，投态作谢。（王蓉塘治案）

【点评】此案痘疹因过服寒凉，而致手足发厥、泄泻，王氏投景岳六味回阳饮亦属的对之方。

# 第八节　小儿遗尿

## 一、附子理中汤治案

1.张某，女，9岁。自幼遗尿，每十天八天即遗尿一次，天冷或着凉则加重，面色萎黄，消瘦，畏冷，纳少，时有干咳，便艰。舌淡赤胖润，脉沉。此属先天不足，脾肾阳气虚弱，膀胱关门不利所引致，培补先后天元气为本，附子理中汤加味：附子15g，党参30g，干姜15g，白术30g，补骨脂25g，益智25g，肉苁蓉30g，麻黄10g，肉桂10g，砂仁10g，炙甘草10g。7剂，每剂按成人煎法，两煎混匀得250mL，每次服50mL，日服3次。

服药10天后，未再遗尿，服药1个月内迄未尿床。以附子理中丸巩固，迄未复发。(编者张存悌治案)

2.郭女，6岁。2007年9月24日初诊：自幼即遗尿，几乎每晚都尿床，便干，时有汗出，舌淡润，脉沉。此亦先天不足，脾肾阳虚，理中汤加味：炮姜15g，党参25g，白术15g，桂枝15g，白芍15g，肉苁蓉25g，紫菀25g，故子25g，枸杞25g，益智仁25g，肉桂10g，炙草10g。7剂，水煎服，每次服50mL，日服3次。

服头剂夜间即能自醒，不再尿床，随访巩固。6年之症，一朝消除，疗效未料及如此之速。(编者张存悌治案)

　　　　　　　　　　　　　　火神派示范案例点评

## 二、真武汤治案

吴男，9岁。2012年8月9日初诊：入冬则尿裤子，尿频，憋不住，日2次，尿中沉淀物浑浊，已经3年，睡中反不尿床。乏力，气促，易汗，背痒，纳可，形胖，汗脚。舌胖润，脉滑数寸弱。X片检查报告：S1椎板未完全愈合。辨为先天不足，气化失职，关门不利。治宜温阳补肾，真武汤主之，处方：附子25g，白术30g，茯苓15g，白芍15g，肉桂10g，赤石脂30g，仙灵脾25g，黑芥穗10g，补骨脂25g，桂枝15g，炙草15g，生姜10片，大枣10枚。7剂。

复诊：尿已能憋住，色黄味大。守方出入一个半月，有时加药桑螵蛸、益智仁等，除天凉偶尔犯病，未再发作，嘱服金匮肾气丸巩固。（编者张存悌治案）

## 三、六味回阳饮治案

于某，男，6岁。2011年12月6日初诊：自幼尿床，夜夜都尿，其爷爷系某省医院退休西医教授，与我一同供职于某中医院，某日代为求诊。告其先天不足所致，处方六味回阳饮加减：熟地15g，红参5g，附子15g，炮姜20g，炙草15g，肉桂10g，益智仁20g，赤石脂20g，砂仁5g。5剂。

复诊：自行去天益堂药房抓药，因附子15g超量不敢给抓，最后只肯给抓10g。后与其爷爷相遇，询问效果，告云服第一次药流鼻血，不敢再服。乃解释说，这是服药正常反应，不必疑虑，但吃无

妨。由是接着服药，病愈。（编者张存悌治案）

**原按：** 小儿尿床，唐步祺经验用六味回阳饮加小茴香、益智仁，据云"无不应手辄效"，今宗之而投，果收良效。

本案患儿服药后出现流鼻血现象，引起家人疑虑，值得说明一下。一般而论，中药没什么不良作用，作为天然药物，与化学药物即西药相比，这正是它的优势所在。但是吃中药也可能有反应，这种反应无非两种：一种是不良反应，因药不对症引起，比如虚寒证却用苦寒药治疗，轻者伤脾败胃，导致食欲下降，腹胀便溏，重者伤及元气，出现诸般虚损症状，此为药误——因为用错药而引起；另一种是正反应，也可称之为"好反应"，即服药引起的正常反应，其中尤以附子为代表的辛热药物多见。

郑钦安指出，服用附子之类热药后常有"变动"即所谓反应，这些"变动"是正常反应而非异常反应，是药效而非药误，其表现很多："有胸中烦躁者，有昏死一二时者，有鼻血出者，有满口起疱者，有喉干喉痛、目赤者"；"忽咳嗽痰多，日夜不辍"；"忽然周身面目浮肿，或发现斑点，痛痒异常，或汗出"；有"周身反见大痛大热者"；有"现口苦、口酸、口淡、口辛、口甘等味"者。如本案就表现为鼻出血。当然，这些反应均系或然症，并非必然发生或者同时发生。

为什么会产生这些反应呢？是由于"阳药运行，阴邪化去"所引发，通俗些说，也可称之为"排病反应"。想一想，未服药前，机体阴盛阳虚，正气无力抗邪故无反应。而服用热药之后，阳气振兴，奋起抗邪，正邪交争，尖锐对立，故有貌似异常实则正常的反应。

结论：要想学习火神派，学会用附子，一定要感悟、领会"阳药运行，阴邪化去"的机理及其各种表现，从而守定真情，坚持既定方案，本案鼻出血时，劝其继续服药即本于此。

# 第九节　小儿痿证

## 附子理中汤治案

白某，男，8岁。2014年5月21日就诊：患儿自幼手足痿软无力，步态不稳，行走踉跄，痴呆，消瘦，口角流涎。舌胖润，脉沉弦。此先天不足，后天脾弱，附子理中汤乃的对之方：附子30g，干姜10g，红参10g，云苓30g，白术30g，淫羊藿30g，菟丝子30g，补骨脂30g，黄芪30g，桂枝30g，白芍20g，怀牛膝30g，炙甘草15g，生麦芽30g，生姜10g，大枣20g。5剂，水煎服，每剂服用2天。

6月7日，患者诉症状均有好转，守方加益智仁25g，续服。

2周后在街头偶遇，见其行走已正常，已不流口涎，精神状态良好。（编者任素玉、张存悌治案）

# 第十节 伤 食

## 一、六君子汤治案

文杏之子，甫四岁，发热三四日。始延幼科视之，用柴胡、防风、贝母、桔梗、天麻、陈皮、甘草、山楂，服二剂，不效，加减又服二剂，不效。乃往名幼科处视之，药用柴胡、黄芩、花粉、贝母、防风、荆芥、山楂、神曲。余为视之，其腹坚硬而热，知为食伤也。见方用荆、防既不对，而黄芩、花粉尤不宜。然俗流不知药性，止之不得，遂连服药四剂并通套丸散，热仍不退，又往复加减，迁延将二十日矣，人瘦如柴。

余因思伤食发热已将二十日，人已弱矣。食若不去，热终不退，若去其食，脾已虚矣，不堪用下药。熟思之，先用六君子汤重加白术一剂，以安其胃气。然后用滚痰丸二分以下其宿滞，令姜汤服下。未几果吐出痰涎半碗，接连大解四次。二十日前所吃之物，俱未变化，尽皆解出。恐其日久脾虚下陷，仍续用健脾药一剂，人参三分，是夜热遂退。次日仍大解数次，后解出白冻，盖脾虚下陷矣。仍用六君子加重白术、扁豆，用参四分，夜复发热，五更出大汗一身，热方退，每夜必如此，人已瘦软之极，又加咳嗽，足立不起。人参加至六分，终无大效。视其舌灰白色，舌尖红如朱砂，盖脾虚之极也。恐其变生他证，用十一味异功散，内用附子三分，人参八分。连服四剂，热始退尽，亦不出汗，吐去痰涎若干，嗽亦止。舌苔退尽，其舌尖之红反变成红白淡色。照此方连服十余日而后能行，腹渐知饿思饮食，仍服十余日而复元。（吴天士治案）

【点评】本案"伤食发热已将二十日，人已弱矣"。吴氏先用六君子汤，"安其胃气，然后用滚痰丸二分以下其宿滞"，系先补后攻之法。对舌灰白色，"而舌尖红如朱砂"，视为"脾虚之极"，颇具独见。后用十一味异功散，内用附子三分，热始退尽，而"舌尖之红反变成红白淡色"，说明见解正确。

## 二、附子理中汤合大承气汤治案

邓某，夜半迎诊，谓其子腹痛、腹泻，日夜无度，食不能入口已2周。近地诸医皆束手，奄奄待毙，请朱氏星夜临诊：脉六部沉细而数，但按之有力，冷汗淋漓如雨，四肢逆冷如冰，声音低小，腹痛剧烈，按之更甚，泻后痛减。病由元宵日食粉团后，遂至痛泻交加。朱氏沉思良久，非导滞推荡不可，而其脉之沉细，四肢逆冷，汗出如雨，非补中扶阳，莫能奏效。遂以见症论治，拟用附子理中汤合大承气汤治之：人参6g，白术15g，干姜9g，附子18g，大黄15g，厚朴9g，枳实6g，芒硝9g，炙甘草9g。晨饭后服完1剂，大便连泻2次，痛遂减少，汗亦旋止。继用附子理中汤加香砂少许，诸症霍然。（朱卓夫治案）

【点评】本案腹痛拒按，泻后痛减，按脉有力，食不能入口，显然食积之象；然六脉沉细，冷汗如雨，四肢逆冷，声音低小，又是一派阳虚。虚实互现，难以措手。朱氏沉思良久，既现复合之证，当用复合之方，故以附子理中汤合大承气汤攻补兼施，病竟霍然。

# 第十一节　手足口病

## 麻黄桂枝各半汤治案

宋男，18个月，住大足区域。2018年7月5日初诊：2天前发热并有少许汗出，周身出现疱疹伴轻微瘙痒。口腔有多个疱疹。眠差，纳差，已有2天未排大便，小便量偏少色黄。脉浮紧稍数，舌淡白腻润。区医院化验示：病毒感染，手足口病。父母不愿接受西医住院治疗。辨证为太阳营卫不和，兼相火外浮。处方麻黄桂枝各半汤合封髓丹：生麻黄2g，杏仁3g，桂枝尖5g，白芍5g，炮黑姜5g，大枣5g，广砂仁5g，生黄柏2g，土茯苓6g，生甘草3g。3剂，水煎服。用水600mL，煎取药液90mL，分3次服，每天服1剂。服完上方3剂，所有症状消失。（编者黄建华治案）

【点评】手足口病西医认为病毒感染，治疗比较棘手，用麻黄桂枝各半汤合封髓丹也颇切当，佳案。

# 第十二节 胎 黄

## 通脉四逆汤治案

吴某，男，新生儿。患儿足月顺产，初生即周身发黄，现已55天，体重1.5kg，身长30cm。身面长满黄色细绒毛，长约1cm，皮肤晦黄不退。精神萎靡，四肢不温，皮肤干涩，头发稀疏、黄糙，生殖器肿大。虽值炎暑，还须棉花厚裹。稍受微风或惊动，皆易引起呕吐。某医院诊为"先天不足"，未予治疗。范氏接手，询知怀孕后嗜饮大量浓茶，每日约5至6磅，连茶叶均嚼食之。推知脾阳受伤，湿从内生，湿邪久羁，遗于胞胎，致先天亏损，脾肾阳气衰微，气亏血败，经隧受阻，胆液溢于肌肤，故发为胎黄。精神萎靡，四肢不温，头发稀疏而黄糙，显为少阴阴盛阳微之征。法宜破阴回阳，以通脉四逆汤加味主之：制附片15g（久煎），干姜15g，甘草10g，辽细辛1g，葱白30g。连服20日。另配以针砂散，祛脾胃之湿浊。月余后，患儿身黄退，体重略增，逗之能笑。遂停药，嘱其细心调养。

1978年追访：患儿已长成人，参加工作，体重55kg，身高164cm。（范中林治案）

【点评】患婴脾肾阳气不振，寒湿郁滞，运化失常，胆汁溢于肌肤；参之肢体不温，发育不良等，应属太阴、少阴虚寒。投以通脉四逆汤，以助先后天阳气，未用茵陈类退黄套药，配以针砂散除脾胃之湿浊。阳旺湿消，气机通畅，邪去自安。通脉四逆汤中干姜之量较四逆汤加倍，含有治重太阴含义。

第五章　五官科病证示范案例

# 第一节　目赤肿痛

## 一、附子甘草汤治案

朱某之次子，1923年腊月诞生十余日，忽目赤而肿，乳后即吐，大便色绿，夜啼不休。舌白，指纹含青。儿母素体虚寒，致小儿先天禀赋不足，脾阳虚弱，健运失司，无以制水，里寒夹肝气横逆而侮脾，元阳不潜，附肝而上，冲及于目，此虚阳浮越所致。法宜回阳收纳为要，拟附子甘草汤加生姜治之：附子10g，甘草3g，生姜2小片。服1剂，啼声止，2剂则目肿渐消，大便转黄，如此4剂痊愈。（吴佩衡治案）

**原按：**世习一见目病赤肿，动辄言火，其实不尽如此。眼科病症名目繁多，括其要总不离乎外感、内伤两法以判之。不论内外感伤，若见目赤肿痛，雾障羞明，其证各有虚实寒热之不同，必须按六经、八纲之理明辨施治，不可固守一法以邀幸中。余非专于目疾者，然其治法要领，经旨互通矣。

## 二、麻黄附子细辛汤加味治案

1.张某，男，50岁。始因风寒外感，发热恶寒，头身疼痛，全身不适。次日，双目发赤，红肿疼痛，畏光而多眵。脉沉细而紧，舌淡苔薄白而润。此乃风寒袭表，经脉血络受阻，凝滞不通所致。治以温经解表，发寒通络，方用加味麻黄附子细辛汤：附片30g，麻黄6g，细辛5g，桂枝9g，防风9g，橘络5g，沙菀蒺藜9g，甘草6g，生姜3片。煎服1次，温覆而卧，得微汗出。

一剂尽，表证已解，目赤肿痛均已消退。唯阳神尚虚，头昏肢软，双目略感发胀。继以益气通络明目之剂治之：黄芪24g，细辛3g，橘络3g，沙菀蒺藜6g，蝉蜕5g，藁本9g，女贞子9g，益智仁9g，茺蔚子6g，干姜9g，甘草6g。上方服2剂而痊。（吴佩衡治案）

**原按：** 凡目疾初起，多因外感风寒，凝滞目内血络不通，以致赤丝缕缕而肿痛，流泪多眵，涕流鼻阻，或则恶寒、头痛、体酸，甚则凝结而生阴翳。舌苔多白滑而不渴饮，即应以本方加生姜、桂尖、羌活，服一二剂得微汗，立奏其效。

此证绝非风热肝火所致，若照眼科各书通用之法，以平肝清火或滋阴补水，则痛剧增。因此有云"眼不医不瞎"，实为经验之谈。若肝热风火眼痛者，应见目眵稠黏，红肿痛甚，鼻干或鼻阻涕稠，口苦咽干，舌红而燥，喜饮清凉，并无恶寒、清涕、体酸、舌苔白滑不渴饮等症，则此方绝不可用，当泻肝火而清热，或滋阴补水主之。

**【点评】** 本案目赤肿痛而见风寒表证，吴氏以太少两解法，方用麻黄附子细辛汤加味，一剂而表解，目赤肿痛均消，洵为高手。

2. 赵某，女，60岁。感冒半月，自谓服药过敏，现双眼疼痛发胀，皮肤瘙痒。畏冷，无汗，右胁似觉胀痛。舌淡胖润，脉右浮软、左滑软。阳虚之体，感受风寒，当太少两解，麻黄附子细辛汤加味：麻黄10g，附子25g，细辛5g，桂枝20g，白芍20g，茯苓30g，红参 10g，炮姜 30g，车前子 25g，何首乌 25g，炙草 15g，生姜 10 片，大枣 10 个。5 剂。

服药次日目痛即消失，胁痛亦止，有汗。但目赤，调方用乌肝汤：附子 30g，茯苓 30g，红参 10g，五灵脂 10g，桂枝 25g，白芍 25g，白术 25g，炮姜 30g，车前子 25g，炙草 15g，生姜 10 片，大枣 10 个。5 剂。

三诊：目痛止，色红显减，舌胖润，脉滑软寸弱。守方巩固。（编者张存悌治案）

**原按：** 肾藏五脏六腑之精气，上贯于五官百窍，循经喉咙，行注于目，开窍于耳，与发音、听力、视力、嗅觉等都有密切关系。倘寒邪袭表，阳气受郁，窍道被蒙，五官失聪，出现种种五官科病症，麻黄附子细辛汤实为经效良方。

3. 郭某，男，56 岁。目干涩 3 个月，视物双影半月，时觉视物倒置，畏寒无汗，纳寐可，乏力。舌胖滑，脉沉。处方：麻黄 15g，附子 30g，细辛 10g，白术 30g，茯苓 30g，车前子 25g，白芍 25g，生姜 15g。7 剂。

复诊：诸症好转，上方续服 7 剂。

三诊：自述视物正常，目干涩好转，汗可。上方加天麻 10g，7 剂，巩固疗效。（编者任素玉治案）

**原按：** 患者临床表现以太少两经病变为主，并见阳虚湿盛之象，故用本法治疗，取得覆杯之效。

## 三、潜阳封髓丹治案

1. 李某，女，57 岁。白睛发红，已有二三年，约一个月发作一次，冬季重于夏季，发胀感，腰痛不舒，大便艰涩，足心发热如冒火，冬夏睡觉时均露在外面，畏冷亦畏热，腹胀，不敢食凉，有汗。舌淡胖润苔偏黄，脉左沉寸弱、右浮尺沉。分析本案目赤，冬季重于夏季，舌脉之象均提示阴寒为甚，因知目赤为虚阳上浮所致，绝非肝火；足心发热如焚则系虚阳下泄表现，绝非湿热下注。治当温阳潜纳，潜阳封髓丹处之：炙草60g，附子30g，砂仁30g，黄柏15g，白术60g，肉桂10g，吴萸10g，茯苓30g，炮姜30g，泽泻15g，陈皮15g，麦芽30g。7剂。

复诊：目赤未再发作，腹胀消失。仍然足心发烧，调方：炙草60g，附子45g，茯苓30g，炮姜30g。7剂。未再来诊。（编者张存悌治案）

2. 鲍某，女，82岁。患青光眼白内障多年，西医检查：视神经萎缩，左眼已失明。从本年正月起双眼木痛，总觉得有火，目眵多，大便干燥而涩，足凉。舌淡紫胖润，苔薄黄，脉沉滑寸浮。此亦阴火上僭，处方：砂仁20g，附子25g，肉桂10g，黄柏10g，龟板10g，炙草30g，菟丝子25g，沙苑子25g，车前子20g，何首乌30g，草决明30g，生姜15片。7剂。

服药后目痛消失，便干缓解。（编者张存悌治案）

**原按：**一般医家看到"视神经萎缩"诊断，难免对号入座，认定肝肾阴虚，大施滋补，其实南辕北辙。本案虽说"视神经萎缩"，但所见足凉、舌脉俱是阴盛之象，其中舌见紫象主寒，色越深寒越重，并不按传统主血瘀之说。前贤有"下为本，上为标；内为本，外为标"之论，今足凉在下，是为本；目眵多乃是虚阳上浮表现，是为标。大便干燥则是阳虚失于传导所致，系阴结。退一步说，阴虚燥热之证，理应在冬季（正月）寒冷之际减轻才对，何以本案却在此时发作呢？只有一个解释，即这是一个阴证，凉病逢上天时之寒，郑钦安所谓"雪地加霜"是也。

3. 曾某，女，59岁。左眼突然充血、发热、疼痛、发痒，眼睑肿而不见瞳仁。手心热，心烦，舌淡，脉细数。自谓食辛辣后引起，前医以清热药泻火治之，又现牙痛，口干苦加重，充血更甚。此阳虚上越之证。

生黄柏12g，西砂仁25g，炙甘草25g，生赭石30g，炮姜30g，淫羊藿20g，菟丝子20g，补骨脂20g，肉桂3g（冷开水冲服）。4剂。3小时服1次。

服药2次，诸症显减，服完眼症均消失。（曾辅民治案）

【点评】此案目肿充血，且来势突然，似乎符合火热致病的特点。但舌淡则是阳虚征象，手心热、心烦、眼热痒，当是虚阳上越之证。因判为阴火，处以封髓丹加味，此亦郑钦安荐用方剂："此一方不可轻视，余尝亲身阅历，能治一切虚火上冲，牙疼、咳嗽、喘促、面肿、喉痹、耳肿、目赤、鼻塞、遗尿、滑精诸症，屡获奇效。"

4. 赵某，男，80岁，2018年11月30日初诊。2年前着急上火后出现左眼眼屎多，流泪，每天不停地擦，多方求治无效。后北京眼科专家诊断为右眼鼻泪管阻塞，需要右眼鼻泪管放支架，拒绝而来诊。刻症：左眼眼屎时黄时白，流泪不止，口唇发绀明显，反复牙痛（经常静脉注射抗生素），夜眠不实，腹部怕凉，夜尿2次。每于秋冬换季时面睑及双下肢浮肿。舌嫩红胖大齿痕，中间纵深沟。情绪急躁，每日午、晚餐各饮酒二两。

考虑口唇发绀，舌胖大齿痕，腹部怕凉，夜尿频均为阴证；眼屎，反复牙痛，辨为阴盛格阳所致阴火证，治宜扶阳潜纳、引火归原。方用四逆汤合封髓丹加减：附子15g，炮姜15g，黄柏3g，砂仁6g，牛膝20g，肉桂10g，桂枝15g，炙甘草10g，骨碎补20g，车前子20g，龙骨30g，牡蛎30g，桑寄生20g，菊花30g，香附15g。3剂，用中药颗粒剂，日1剂，分2次冲服。

二诊：眼屎、夜眠明显好转，舌中间裂纹已浅，口唇色略绀，患者大喜。以此方加减首乌、茵陈、土鳖虫、丹参、赤芍、桑叶等，附子和炮姜均是30g，共用药16剂后，病愈，情绪已不急躁，观察至今，病情稳定。（编者伊艳清医案）

**原按：**患者此前强烈抵触中医，自此竟成为忠实的中医"粉"，逢人便讲中医如何神奇。初入火神之门，药还不够精简，尚在改进中。

**【点评】**这个病症少见而疑难，因为学习掌握了阴火概念，认定系真寒假热，故敢于出手接治，疗效亦快捷，悟性真好，为师亦感欣慰。

5. 王某，女，23岁，2019年4月25日初诊。患者为沈阳同仁堂店员女儿，双眼睑交替出"针眼"2年，红肿严重时需到医院切开引流。3天前左眼睑又复发，同时嘴角起脓水疱，正值编者到同仁堂坐诊，其母便唤来就诊：现左下眼睑红肿胀痛，嘴角干裂，口疮钱币大小，口服清热解毒药未效，痛苦不堪，纳眠差，二便可。舌暗红苔白略腻，脉浮弦略数。辨为阴火，虚阳上浮，处方潜阳封髓丹：制附子30g，砂仁15g，龟甲10g，黄柏15g，炙甘草10g，茯神30g，炮姜30g，肉桂10g，川牛膝30g，生姜10片，大枣10枚为引。7剂。日3次，水煎服。

5月2日复诊：针眼及口疮均消失，睡眠稍差，原方去龟甲，加酸枣仁30g，生龙骨30g，生牡蛎30g，7剂巩固。（编者李俭治案）

【点评】此案漂亮。一般针眼、眼睑红肿、嘴角干裂、口疮、脓水疱等症，有几个医生不以清热解毒论治？"总之众人皆云是火，我不敢即云是火"（郑钦安语）。李俭能看出阴火，用温潜法治愈，培训班里没白学，老师没白讲。

## 四、乌肝汤治案

1. 马某，男，55岁。患眼疾已十余年，疼痛流泪，视物不清，目昏红肿，入冬加重，每用抗生素治疗好转，今年入冬来眼疾又发，剧烈疼痛，目赤昏花，服抗生素并外治无效，以清热明目之剂治之，效亦不佳，病延月余。症见两目微肿，内有白翳，其泪满眼，睁则下流，疼痛难忍，两目昏花，视物不清，面色青黑，头晕目眩，四肢欠温。舌白多津，脉沉弦。此属阳虚寒盛，经脉失养，治宜温肾健脾，疏肝养血：茯苓30g，首乌30g，附片15g，党参15g，白芍15g，干姜12g，甘草9g。服药3剂，疼痛止，继服上方加桂枝、白术各15g，6剂翳退病愈。（周连三治案）

【点评】周氏回顾说："我三十年前治疗眼疾多用清热泻火滋阴之剂，以为眼疾全为阳热之证，而无虚寒之理，后治眼疾，一遇虚寒，多治不愈。"周氏阅《黄氏医书八种》，见其创用乌肝汤治疗眼疾，即合书不观，以为眼疾全为阳热之证，而无虚寒之理也。后治眼疾，一遇虚寒征，多治不愈。又细阅黄氏方书："窍开而光露，是以无微而不烛，一有微阴不降则雾露暖空，神气障蔽，阳陷而光损矣。""后人不解经义，眼科书数千百部，悉以滋阴凉血，泻火伐阳，败其神明，以致眼病之家逢医则盲。"黄元御自己年轻时就因眼疾而被庸医治瞎一目，乃至恨叹，"无知造孽，以祸生灵，可恨极矣！"

细审其理，才知前非。自此以后，治疗眼疾，若辨证为虚寒者，每用茯苓四逆汤加减治之，疗效确为满意，本案即为例证。

乌肝汤即茯苓四逆汤加白芍、桂枝、何首乌。

2. 姬某，女，45 岁。乳子年余，月经淋漓不断，经量过多。继发眼疾，目昏，视物不清，剧烈疼痛，特来求治：眼目红肿，内有白翳，其泪满眼，睁目则下流，剧烈疼痛，头晕目眩，面色青黑，舌白多津，精神萎靡，肢节困疼，腰疼如折，腹疼如绞，四肢欠温，六脉沉弦。

分析本案，经血过多，淋漓不断，经血下注，血不充目而致病。脾统血而肝藏血，木气不达，土虚失统，则经血陷流；阳虚不能温运四肢则厥逆；腰为肾之府，肾寒失温则腰疼；眼目红肿，内有白翳，睁眼即流水，此为阳虚不能温阳化气，证属虚寒，宜温肾阳、补脾胃、疏肝木、止血补荣。处方：茯苓 30g，炮附子 15g，干姜 15g，桂枝 15g，白芍 15g，首乌 15g，甘草 15g，党参 15g。

服药 2 剂，痛止，月经恢复正常，改服苓桂术甘汤加白芍、首乌、丹皮，4 剂翳消病愈。（周连三治案）

【点评】此例虚寒眼疾，完全遵黄元御乌肝汤法用药，收效迅捷。

3. 韩某，女，62 岁。左眼胀痛半年，干涩，夜间尤甚。眼裂明显小于右眼，连及左侧头亦胀痛，食凉则泻，畏冷，足凉，牙痛约每月 1 次。舌淡胖润，脉沉滑，右寸稍浮。判为阴盛逼阳上浮，治以温阳潜纳，潜阳丹加味，5 剂未效。改乌肝汤加味：附子 30g，茯苓 30g，干姜 15g，炙草 15g，红参 10g，吴茱萸 15g，桂枝 20g，何首乌 20g，白芍 15g，生姜 15 片，大枣 10 枚。5 剂后，目胀痛明显减轻，身冷已感热乎，药已中的，前方调整，加入车前子 15g，白芷

15g，再服 5 剂。

药后目胀痛消失，仍感干涩，余症均减，不愿再服药。（编者张存悌治案）

**原按**：本案患者虽见目胀痛干涩之症，然而全身所现皆为阴象阴色，如畏冷、足凉、舌淡胖润、脉沉滑等，阴证有据。曾用此方治眼睛干涩病人十几例，均获满意效果。

4. 吕某，女，68 岁。2015 年 6 月 14 日初诊：右眼干痛不欲睁，眼周及面部肌肉拘紧，无汗。舌胖润，脉沉弦。西医诊为视神经萎缩。此属肝经阴阳两亏，乌肝汤正为此而设，处方：附子 30g，炮姜 30g，炙甘草 15g，红参 10g，茯苓 30g，桂枝 25g，白芍 25g，何首乌 30g，车前子 25g，麻黄 10g，细辛 10g。7 剂，水煎服，日 1 剂。

复诊：上症减轻，唯近日两胁胀满，余无不适。上方加丁香 10g，郁金 15g，7 剂续服。

7 月 9 日再诊：自述上症基本消失，上方加天麻 10g，10 剂续服。（编者任素玉、张存悌治案）

**原按**：乌肝汤用治虚寒性眼疾，改变了以往治以清热滋阴之法。治疗眼疾自此若辨为虚寒证，每用必效。

5. 秦女士，64 岁，居于美国，2019 年 4 月 8 日网上诊疗。主诉：眼睛不敢睁，干涩，晚上流泪。颠顶刺痛，怕冷，口苦，胃纳一般，有点恶心，不渴，无汗，乏力，大便溏，小便频，睡眠不好，多年离不了安眠药。舌淡苔白厚腻。考虑为脾肾阳虚，寒凝肝脉，肝血偏虚，拟调补肝肾阴阳，处方：茯神 45g，桂枝 30g，制附子 60g，干姜 45g，白芍 24g，制首乌 20g，吴茱萸 15g，红参 10g，生龙骨 30g，生牡蛎 30g，酸枣仁 30g，炙甘草 15g，生姜 10 片。5 剂，早晚饭后吃，忌食生冷辛辣。

复诊：疗效很好，眼睛干涩与头顶刺痛均显减，余症亦轻，非常感谢。效不更方，告之再抓5剂巩固。（编者安世鹏治案）

**【点评】**此案头痛兼具目疾，方选乌肝汤合以吴茱萸汤，二者兼顾，俱为厥阴病之方，方证相应，取效有据。

6. 周某，女，50岁。目涩头晕2年余，多次去大医院检查未果，间断吃中药无效。刻诊：两目干涩，视物模糊，头晕眼花，潮热出汗，口干。舌淡润苔腻黄，脉沉左尺弱。辨证属肝肾阳虚，仿乌肝汤化裁治之：附片30g，炮姜30g，桂枝30g，茯苓30g，红参10g，炙首乌30g，龙骨60g，牡蛎60g，肉桂15g，黄柏15g，砂仁15g，苍术20g，炙甘草30g，山茱萸60g。3剂，2日1剂，水煎服。

二诊：诸症均缓解，已无潮热，唯目涩依然，舌淡苔薄，脉沉。上方去肉桂、黄柏、砂仁、苍术，加枸杞子、菊花、刺蒺藜、沙苑子各30g。3剂。

三诊：诸症大减，效不更方，再开3剂。前几天来看感冒，告知已愈。（编者张同强治案）

**原按：**一般认为肝病只有阴虚或者火热之证，目疾尤其如此，很少提及肝阳虚一说。从《关东火神张存悌医案医话选》书中看到老师用乌肝汤治疗目赤肿痛屡次获效，受到启发，仿照用之，竟收捷报，深感"读医不如读案"，确实有收获。

**【点评】**此案目涩2年，服中药无效，即此亦可判断非阳热之证。试看明代名医吴球治管某家眷，目患沿眶红烂，数年愈甚，百计治之，不能疗为。延吴诊之，曰：吾得之矣。为治大热之剂，数服，其病如脱，目复明。问之曰：此不难知也。此女人进凉药多矣。用大热剂则凝血复散，前药皆得奏功，此可为治眼之良法。吴专用附子，人呼为"吴附子"。（《上池杂说》）

# 第二节 暴 盲

## 一、麻黄附子细辛汤治案

1.周某，男，43岁。25天前，因为救一落水儿童，全身湿尽。回家后拥被而卧，一直没有温暖过来，导致彻夜不寐。第二天醒来，双眼昏黑、失明，仅存光感。伴有头痛，周身疼痛，恶寒。眼科检查：双眼及眼底均没有问题，颅内检查也无异常。治疗1周后，没有改善，拖到20多天，求治于卢氏：精神较差，面色欠红润，青白相间，气不足的一种面色。全身有不灵活感觉，恶寒不明显。两眼仅仅有光感，连手指都看不见。舌淡而润，苔白腻，脉沉细略紧。认为虽然没有明显的寒证，仍然属于寒邪直中少阴所致暴盲。治宜宣肺温肾，用麻黄附子细辛汤加生姜：制附片90g，麻黄15g，辽细辛15g，生姜95g。1剂后，感觉身上汗出，微微有一点点汗，全身不灵活、不舒服感觉消失，身痛亦消失，两眼光感增强。2剂后，能够数指，辨清1米以内的人形。原方5剂后，视力恢复正常。（卢崇汉治案）

【点评】卢氏认为，肾藏五脏六腑之精，上注于目，开窍于耳，其经脉穿膈、入肺，循喉咙，到舌根，与发音、听力、视力，都有密切关系。寒为阴邪，最能损伤人体阳气，重寒、大寒袭人往往长驱直入，直中三阴。一旦伤及太阴，就会出现吐逆；伤及厥阴，就能够导致挛痹、寒疝；伤及少阴，就可能会出现失音、耳聋、目盲。方中麻黄辛温发汗，表散风寒，开宣肺气；附子壮元阳，补命火，搜逐深陷之寒邪；细辛走经窜络，入髓透骨，启闭开窍，既可助麻黄表散风寒，开通上焦清窍，还有助附子温暖命门，拨动肾中机窍。所以此方具有强大的宣肺散寒，温通肺阳，开窍启闭的功力。用来治疗寒邪困阻肾阳，窒塞清窍而引起的疾病，往往能够起到"极铁的疗效"。

2.宋某，男，52岁，中医师。自冬以来，两眼视力骤降数日就诊。述日前以冷水洗脚后当夜遗精，次日目盲不能睹物，曾自治方用驻景丸、丹栀逍遥散加味等中药治之，无效。现症见：脘闷增剧，温温欲吐，面色苍暗，双手冰凉，测其视力，仅能数指。舌淡苔灰滑，六脉皆弱。证属脾肾阳虚，寒中太少二阴，治宜温阳解表，方用麻黄附子细辛汤加味，药用：麻黄15g；制附片30g，细辛5g，干姜10g，茯苓20g。水煎服，每天1剂。

复诊：上方连服4剂，汗出尿畅，胃和目明而愈。（陈潮祖治案）

**原按：**本方治暴盲，证属寒邪袭虚，闭滞少阴肾和目系经脉之证。肾藏五脏六腑之精，五脏六腑之精皆上注于目而为之晴，目能明察秋毫，全赖肾精充足。阳虚寒凝，可致肾精闭阻，发为暴盲。因此，方用麻黄附子细辛汤加味，温阳解表，阳虚得补，表寒得散，故而临床疗效显著。

## 二、温氏奔豚汤治案

某女，38 岁。1983 年 6 月 27 日夜半，左目暴盲。11 月 7 日入某眼科医院，诊为"中心视网膜络膜炎，视盘水肿，灰斑病灶形成"。住院 3 个月，直视视力 0.3。食少便溏，遗尿不禁，经治 8 个多月未见好转而求诊：气喘自汗，腰困如折，遗尿不禁。每日小便 30 次以上，偶一咳嗽即遗尿。原为瘦高体型，1982 年 3 月以后，异常发胖，体重 80kg，精力反大不如昔。怠惰思卧，畏寒不渴，口干而不能饮，饮水则呕涎沫。脉象迟弱，舌淡胖而润。

据上证情，素体阳虚湿盛，因治目疾苦寒过剂，重伤脾肾之阳。以其命火衰微不主温煦，故畏寒；釜底无火，故食少化艰；火衰不能统束膀胱，故遗尿不禁；肾之精气衰，不能纳气归根，故喘。此证寒象毕露，一派阴霾用事。虽有"目疾多火忌用温热"之训，乃言一般。此证既已寒化、虚化，则温阳补虚，乃属治本之举。遂拟温氏奔豚汤小剂加肾四味各 15g，供患者酌定。患者持方曾向多人请教，疑信参半，后大胆购药 1 剂，试服之后，当日小便次数大为减少，遂吃吃停停，共服 15 剂，诸症均退，视力恢复，视野扩大。（李可治案）

【点评】本例暴盲，一派阳虚湿盛之象：遗尿不禁，便溏，短期内异常发胖，饮水则呕涎沫，舌淡胖而润。李氏投以温氏奔豚汤加肾四味温阳利湿，治疗本病属于变法，除枸杞外无一味明目套药，体现治病求本之旨。身体异常发胖，是选用本方重要指征。李氏认为，本方有减肥之功。

## 三、附桂八味汤治案

茜泾沈玉山之妻，年三十左右，患两目失明已经五载。求治各处眼科，毫末无功，就予诊之。见其两目与寻常无异，不过瞳子无神而目光全失。其脉沉微，左手及两尺尤甚，知其肝肾中之水火两亏，即用附桂八味汤，服之十剂，即两目明亮如初。予用此汤治愈两目失明并目赤不痛，白翳遮睛，视物两歧等，约有数百人，均效验如神。以此汤而治一切目疾，为予之创见而人所不知。（王雨三治案）

**原按：**人之两目，《内经》譬诸日月，且云目受血而能视。其目视失明者，犹日之火精不足，月之水精衰微。且肝为藏血之脏，开窍于目者也。目之发光而能视物者，全赖瞳子。瞳子属于肾，肾中所藏者一水一火。其肝亏即血亏，肾亏即水火两亏。精血与水火均亏，不能上荣于目，故为之失明也。又水能鉴物，火能发光。故古贤谓能近视而不能远视者，责其无火；能远视而不能近视者，责其无水。其目光全失者，即水火两亏之证也。补其水火，则目光自然明矣。目光一强，犹日之火精充足，则阴霾之气不祛而自散。故治目一切目疾，而脉见沉微两尺尤甚或浮散无根者，无不效也。

**【点评】**用附桂八味汤治"一切目疾，而脉见沉微两尺尤甚或浮散无根者，无不效也"。王氏自谓："予用此汤治愈两目失明并目赤不痛，白翳遮睛，视物两歧等，约有数百人，均效验如神。以此汤而治一切目疾，为予之创见，而人所不知。"这一经验值得揣摩。

# 第三节 舌肿痛

## 一、四逆汤治案

1.李某，男，30岁。舌尖疼痛已2个月，久治不愈，前医用黄连解毒汤等方未效。查其舌滑润多津，舌尖不红，口不渴，心不烦，脉沉无力，显系阴证。舌为心之苗，若属阳证当见心烦、舌红、咽干、思水、脉数等象。今所见皆属不足之症，用黄连解毒汤实"以寒治寒"，徒自耗伤胃气。因据脉症改用四逆汤峻扶元阳：附片60g，炙甘草6g，干姜6g。服后舌尖疼痛大减，继服2剂即愈。（戴丽三治案）

【点评】此案认证准确，用药精当，经典火神派风范。

2.患者45岁，舌中有5分硬币大小之光红无苔区，尿热而频，令服知柏八味丸5日不效，无苔区反扩大，且干裂出血，又见齿衄。诊脉沉细，不渴，膝以下冰冷，询知近年异常发胖，又见面色发暗，断为上假热、下真寒，予四逆汤1剂，附子用30g，干姜改姜炭，煎成冷服。因上有假热，故用热药冷服，偷渡上焦之法，于子时顿服，次日诸症均退，舌上生出薄白苔。（李可治案）

【点评】关于无苔舌的主病，一般认为多主阴虚，似乎已是定论。凡舌面无苔而干，或中心剥蚀如地图，或舌红如柿，或见裂纹，各家皆主阴虚。但李氏认为临床所见，在不少气虚、阳虚甚至亡阳危证中，也会出现这样的舌象。此时，无苔舌不主阴虚，并非阴津不足，而是阳虚气化不利，水津失于敷布所致。治疗应该舍舌从证，投以回阳破阴之辛热大剂，在主证解除的同时，舌上可以生出薄白苔，而且布满津液，裂纹亦愈合。这一观点确有新意。

李氏指出：人身气化之根，在下焦肾中命门真火，此火一弱，火不生土，则胃气虚；金水不能相生，水液便不能蒸腾敷布全身，故舌干无苔。明得此理，则对干红无苔舌的主病，便会了然于胸。除温热伤阴之外，"在杂病中阳虚气化不及，津液不能蒸腾上达，便是病根"。郑钦安治一唇焦舌黑、不渴少神之疾，断为真阳衰极，不能熏蒸津液于上，用四逆汤治之而愈。郑氏指出："当知阳气缩一分，肌肉即枯一分，此舌黑唇焦所由来也。四逆汤力能回先天之阳，阳气一回，津液升腾，枯焦立润。"

"附子味辛大热，经云辛以润之，开发腠理，致津液通气也"（《伤寒类方汇参》)，此观点认为"附子致津液"，实发前人所未发。李氏总结："我一生所遇此类舌证抵牾的病例，不下200例，全数按主证以相应的方药而愈。经长期观察，凡亡阳之格局已成，兼见阴虚舌者，一经投用四逆加人参汤，少则4个小时，多则一昼夜，干红无苔舌其中包括部分绛舌全数生苔、生津。"

## 二、大回阳饮治案

许某，女，32岁。舌痛3日，舌底前右侧边缘疮疡，色红，呈圆形突起，0.5cm×0.5cm。影响咀嚼，口腔灼热，病灶处更甚，神倦懒言，语言不清，口和，便溏，手足心热而难忍，偶有小便热痛。

舌红有齿痕，舌面多津，脉细弱而数。此虚阳外越之舌痛，处方：附片 40g，干姜 50g，炙甘草 50g，肉桂 15g（冲）。3 剂。

在门诊先与肉桂粉冲服少许，不到 10 分钟病人语言不清明显好转，手足心已不如前热。2 周后复诊，述及服前药 2 日即痛止，第 3 日病灶消除，手足心热消除。这几天又开始发热、眠差，予补肾填精、回阳之法续治而愈。（曾辅民治案）

**原按:**《黄帝内经》所谓"诸痛痒疮，皆属于心"。心，火也，即是说一般论治疮疡从火立论，主用清热泻火或滋阴清热之法，可辨证选用导赤散、黄连阿胶汤等。然需注意：火有虚实，不应只关注实火而忽略虚火。虚者不外阴盛阳虚，本例即属于后者。但舌、脉、症呈现阴虚之象，何以判为阳虚，虚阳外越之候呢？因其阳虚，肾精不足，脉不充而细；虚阳上越，浮阳郁结之处，阳气相对有余，故病灶处色红、舌红。辨证关键在于舌面津液之盈亏，如属阴虚，与舌面有津、便溏不符，因此详察症状，细审病机，主以回阳而收显效。

**【点评】**本例上有舌疮，下则"偶有小便热痛"，且有"手足心热而难忍"，是属虚阳上浮、下泄、外越所致，不识者见其一症，即可能判为阴虚内热。曾氏所论舌红不一定就是阳证最具见地，"辨证关键在于舌面津液之盈亏"。

## 三、交泰丸治案

1.许某，男，64 岁。舌肿痛 3 天。舌尖红赤，眠差，烦躁，进食辛辣则疼痛加重，大便略干，小便正常，舌淡红胖，边齿痕，脉略数。肉桂 3g（冲服），黄连 5g（打粗末，开水泡 3 分钟，送服肉桂）。2剂。频服，舌热痛消失后停药。

服药4次舌热痛消失。（曾辅民治案）

【点评】此案舌肿痛，舌尖红赤、烦躁，提示火象；观其舌质则淡红而胖，边有齿痕，显属阳虚。曾氏按心肾不交议治，处以交泰丸，黄连开水泡3分钟，以清上焦心火；肉桂研末以温下焦肾阳。如此水火既济而收速效。曾氏以大剂用药著称，不意亦有这种轻量小剂。

2. 黄某，女，73岁。舌前部热痛，尖及边缘尤甚已半月，心烦，眠差，口和。舌红紫艳边有痕，脉沉细弱。前服清热滋阴之品未效。此心肾不交，下焦虚寒，肾水寒而不化，不济心阳，心火独亢。采用交泰丸封髓丹治之：肉桂10g（后下），黄连5g（后下），生黄柏12g，西砂仁25g，炙甘草25g，炮姜20g，肉桂粉3g（冷开水冲服）。3剂。

药后心烦、睡眠稍好转，舌痛同前，且舌背面有一硬结，亦痛。守方出入：肉桂10g，黄连6g（后下），生黄柏15g，西砂仁25g，炙甘草25g，皂刺8g，木鳖子30g，川乌20g（先煎），黑豆20g（先煎）。3剂。

药后病愈。（曾辅民治案）

【点评】本例舌前部热痛，伴心烦、舌红紫艳，怎么看都像心火亢盛。但舌边有痕，脉沉细弱，前服清热滋阴之品未效，皆提示阴火上僭。


# 四、潜阳封髓丹治案

1. 黄某，女，83岁。舌下肿疱1个月。见舌下系带左侧肿疱如玉米粒大，胀而难受，色暗红，不碰不痛，尿清，畏寒，余无异常。舌淡胖润，脉左弦寸弱、右弦浮尺沉。曾服牛黄解毒片不效。高年阳虚，阴气上僭，结而为核，当扶阳温化，潜阳封髓丹加味主之：附子15g，砂仁20g，黄柏15g，肉桂10g，炮姜15g，牛膝15g，山甲10g，通草10g，炙甘草30g。

6剂后，肿疱减小一半，原方附子增至20g，另加牡蛎30g，5剂后肿疱彻底消失。（编者张存悌治案）

2.韩某，女，57岁。舌痛如线拽1年。口苦，心烦，眠差，齿龈肿痛，久治不愈。晨起腹痛作泻，下肢凉甚，面色晦滞，舌未见明显异常，属淡赤胖润之象，脉沉弦。以其面晦、舌胖润、脉沉弦而言，当系阳虚；口苦、齿龈肿痛等应属阴火；其痛泻、心烦、眠差之症，当系厥阴之病。今以潜阳封髓丹处之，合以痛泻要方，扶土泄木。处方：附子15g，砂仁25g，龟甲10g，黄柏10g，肉桂10g，炮姜15g，白术15g，白芍15g，陈皮10g，防风10g，茯神30g，牛膝20g，泽泻15g，炙甘草15g。

7剂后，舌痛、龈肿、口苦均显著减轻，守方附子增至25g（先煎），余药稍作调整，2周后诸症若失。（编者张存悌治案）

**原按：**所谓"杂合之病，须用杂合之药"。

3.柳某，男，33岁，本院司机。2014年4月17日初诊：舌疮反复七八年，牙龈出血，嘴唇、口腔时常发疮。常熬夜，乏力，便偶干，纳可。舌胖有痕，脉右弦浮寸弱、左沉寸弱。此属阴火舌疮，处方潜阳封髓丹：砂仁15g，附子30g，炮姜30g，炙草20g，黄柏10g，肉桂10g，川牛膝25g，骨碎补25g。7剂。服药6剂即愈。（编者张存悌治案）

# 第四节　口　疮

## 一、潜阳封髓丹治案

1.陈某，女，40岁，干部。复发性口疮数十年，跑遍全国各地医院就治，用尽中西药物而病不能根除，只能暂缓一时，甚为痛苦。症见：左侧口腔黏膜多处溃烂及舌边溃烂，疮面色苍白，疼痛难忍，吃饭都困难，不敢进食热冷刺激性食物。失眠多梦，白天乏困倦怠，夜晚难以入睡，经常发作咽炎，全身畏寒肢冷，双下肢尤甚，冬天加剧，喜热恶凉，月经错后、量少色淡。舌淡胖边有齿痕，苔滑润厚腻，脉沉弱无力。证属虚阳上越，治宜回阳潜阳，方用潜阳封髓丹加味：附子30g，龟板10g，炙甘草10g，黄柏10g，生龙骨30g，生牡蛎30g，紫石英30g，灵磁石30g，石菖蒲20g，甘松10g，白芷10g，桔梗10g，三七10g。6剂，水煎服，每天1剂。

服药之后，口疮几乎消失，舌上厚苔消失，舌边齿痕减有七八成，咽炎消失，甚为高兴，这是从未有过的好现象。但感近几天头皮有多处疖疮，较为疼痛，且多年之痔疮也有复发。告之此乃"阳药运行，阴邪化去"之反应，不必担心，继续用原方：附子45g，三姜（干姜、炮姜、良姜）各30g，炙甘草10g，龟板10g，砂仁30g，黄柏 20g，生龙骨 30g，生牡蛎 30g，灵磁石 30g，紫石英 30g，石菖蒲 20g，甘松 10g，桔梗 10g，白芷 10g。6 剂。

三诊：头皮疮肿消失，痔疮也无感觉，食欲大开，精力充沛，夜晚睡眠安稳。（傅文录治案）

**【点评】**《医法圆通》说到，"口糜者，满口生白疮，系胃火旺也"。对此，唐氏认为"不可拘执"。口糜，西医称为"口腔溃疡"，"亦非仅由于胃火所致"，多有因阴火上浮而引起者，此案予以证明。

顽固性口疮久治不愈，并不少见。时医用尽滋阴降火，或可得一时缓解，然则发作更加频繁，无法根治，原因在不识阴火，误辨误治之过。须知头面五官疾患虽显肿痛火形，像是阳热，其实多为虚阳上越之"阴火"，尤其病史长、屡治不效者。用阴阳辨诀衡量，识此并不困难。病人服药后头皮上疥疮增多，此是"阳药运行，阴邪化去"之反应，不必担心。服药之后，果然疥疮消失。

2. 杨某，女，67 岁。2008 年 10 月 7 日初诊：口疮已经半年，服牛黄解毒丸不效，伴有咽痛，易汗头部为多，足凉。舌淡赤胖润，右脉沉尺弱、左脉沉滑。按阴火口疮论处，潜阳封髓丹加味，处方：砂仁 20g，附子 20g，黄柏 10g，炙甘草 30g，肉桂 10g，牛膝 15g，泽泻 15g，炮姜 15g，蜂房 10g。7 剂，水煎服。

复诊：口疮、咽痛已愈，头汗、足凉亦减，以附子理中丸善后。（编者张存悌治案）

**原按：**作为内科专家，五官科并非我所擅长，但我的五官科病人很多，都是口碑相传介绍而来，你治好一个，他带来一大帮。这里面关键是有一个"假火"问题，俗医不识，都按"上火"论处，"滋阴降火，杀人无算，真千古流弊，医门大憾也"（郑钦安语）。

3. 李某，女，82岁，2009年4月9日初诊：口疮反复发作，舌痛，病已3年。口干口黏，夜间起来几次漱口，牙龈肿痛，口腔医院屡治不效，用西瓜霜喷药，"顶多好一会"。脚凉，大便艰涩六七日一行，夜尿三四次。舌淡胖润，右脉滑尺沉、左浮滑寸弱。分析其症，脚凉、舌淡胖润、右脉尺沉，是为阴证；口疮、舌痛、口干则属阴盛逼阳上浮所致，用潜阳封髓丹加味治疗，药用：砂仁20g，黄柏20g，炙甘草30g，附子20g，干姜15g，牛膝15g，肉桂10g，骨碎补20g，白术10g，茯苓30g，仙灵脾20g，通草5g。7剂，水煎服。

2009年5月5日复诊：1个月后，因看他病而告，服药后诸症消失，便涩亦通，迄今未犯。（编者张存悌治案）

**原按**：本案阴火，用四逆汤扶阳治本；牛膝、茯苓引火归原，砂仁纳下，30g炙甘草厚土伏火，皆为引火归原之佐助方法。没用通便药物，但由于治阳虚之本，故大便也通畅了。

在阴阳辨决中，神、色、舌、脉、口气、二便7项中，编者经验是有2项符合，个别的1项符合，比如舌胖润就可以确诊阴证，所谓"但见一症便是"。

4. 李某，男，55岁，本市某局局长。口腔、舌边、嘴唇溃疡反复发作3年，此起彼伏。伴有鼻腔燎灼感，咽痛色红，偶有耳鸣时胀或目赤，可以说五官七窍皆见"火形"。胃时胀痛，便黏，尿黄，舌淡胖润，脉浮滑寸弱。患者系中医"票友"，早年患过肺结核，素来研究中医，自以为病属阴虚燥热，屡服滋阴之品多方治之不效。编者的老同学白某为该局副局长，介绍他来求诊。告以诸症所示皆阳虚而非阴虚，滋阴治法是南辕北辙。此乃阴火上僭，所现五官肿痛火形皆系假火，当以温潜法治之，处以潜阳封髓丹加味：砂仁25g，附子30g，龟板10g，黄柏15g，肉桂10g，炮姜20g，牛膝15g，磁石30g，麦芽30g，茯神30g，炙甘草30g。

7剂后，口舌、嘴唇溃疡及咽痛均消失，余症亦减，自觉精力增加。患者述称，"战战兢兢地服用热药，未料效果这样好"。守方调理半月，诸症若失，以附子理中丸善后。（编者张存悌治案）

**原按：** 本章五官科病例差不多有一共同特点，即从整体上看均现口和、尿清、畏寒等阴象，舌淡润或胖润有齿痕，脉见沉软无力之阴色阴脉。与此同时，在五官局部却出现目赤、龈肿、口疮、咽痛等肿痛火形，似乎火热之象。其实皆为阴盛逼阳，虚阳上浮之"假火""阴火"，俗谓"凉从脚下起，火从头上升"，本案即是典型案例。在阴证的大背景下，其他一切肿痛火形，其实都是阴火，是假火。五官科是阴火重灾区，俗医不识，治以泻火解毒，南其辕而北其辙，差之远矣。更可笑者，多少所谓名医、专家在电视、书刊上大讲特讲这些所谓治疗"上火"经验，误尽苍生。

余曾提出"头面五官多阴火"的观点，即头面五官所现肿痛火形者，多属阴盛阳虚，逼阳上浮所致，尤其久病久治不愈者，绝少由阴虚实热所致。此外要注意太少两感证型，不要与阴火混同。

编者归纳五官科有"阴火四大症"，即口疮（含舌疮、唇疮）、眼病（眼睛红肿疼痛、干涩）、咽炎、牙痛，是五官科最常见的阴火症。近年来所治颇多，且多是屡治不效的顽固性病例，关键是识破阴火这一关。

5.苑某，男，78岁。2008年7月23日初诊：口疮反复发作50年，此起彼伏。舌有裂纹、渗血，牙痛，耳鸣，咽干，口苦，目干涩。便干三五日一行，尿黄。屡服牛黄解毒片无效，形瘦面晦。舌淡胖苔略黄，脉右弦滑寸弱、左沉寸弱尺旺。分析五官皆见肿痛火形，唯舌淡胖、左脉沉寸弱尺旺显露阳虚本色，判为虚阳上浮，处方潜阳封髓丹：砂仁30g，附子15g，黄柏15g，炙草30g，炮姜30g，牛膝20g，肉桂10g，竹叶10g，通草10g，白术30g，磁石45g，陈皮10g，丁香10g，泽泻15g，细辛5g。7剂。

复诊：口疮各症均见减轻，大便一日一行，唯遗耳鸣，继服7剂，各症大多平伏，停药。

半年后因丧女悲伤，各症又见复发，仍以上方再投，药物稍有出入，亦收速效。（编者张存悌治案）

**原按：**此证目、舌、口、鼻、耳俱见肿痛火形，可以说五官七窍皆有"火"症，临床并不少见，编者称之为"五官丛集性阴火"，其症此起彼伏，缠绵不愈，总由阴盛逼出元阳所致。个中道理，郑钦安说得好："人身所恃以立命者，其唯此阳气乎？阳气无伤，百病自然不作；阳气若伤，群阴即起。阴气过盛，即能逼出元阳，元阳上奔，即随人身之脏腑经络虚处便发。如经络之虚通于目者，元气即发于目；经络之虚通于耳者，元气即发于耳；经络之虚通于巅者，元气即发于巅，此元阳发泄之机。"俗医不知阴火，用尽滋阴泻火凉药，不可能治好。

## 二、四逆汤治案

解某，男，三十余岁。唇口肿痛不能忍，前医用清热解毒之剂如石膏类，疼痛加重，1周来因剧疼未能入睡，转余诊治。舌质青，苔滑润多津，脉沉细，无邪火炽盛之象。盖口为脾之窍，唇为脾所荣，其病机在于下焦浊阴太盛，阳不潜藏。阴邪弥漫，寒水侮土，脾土受制，经络不通而反映于口唇，形成本症。治法当以扶阳抑阴，方予四逆白通合方：川附片30g，干姜6g，甘草6g，葱白2茎。

服3剂，疼痛大减，里阳渐回，舌青渐退，脉转有力。仍予四逆汤，改川附片为盐附子，剂量加大：盐附子60g，干姜6g，炙甘草6g。服1剂后，下黑水大便甚多。此系浊阴溃退佳象，脾阳渐复之征。唇口肿势已消，为巩固疗效，予封髓丹交通阴阳，引火归原。服2剂，病遂平复。（戴丽三治案）

【点评】此案唇口肿痛，极易判为胃火炽盛，姑且不论其"舌质青，苔滑润多津，脉沉细，无邪火炽盛之象"。既以"前医用清热解毒之剂如石膏类，疼痛加重"而言，从服药反应亦知并非阳证，此为重要的辨证依据。

## 三、附子理中汤治案

程某令眷，年二十外，腹痛作泻已久，渐增口舌生疮，因疮痛不能食热物，益致痛泻不止。前医谓痛泻宜温，口疮宜凉，用药牵制，辞不治，决之于余。

诊其脉两关虚大无力，食物便呕，呕止即腹痛，痛则下泻，而满口之疮白如米粒。余曰：此脾虚寒也。盖脾土虚则肾水乘之，逼心火上逆，致口舌生疮，乃上焦假热，实中焦真寒。唯治其寒，不惑其热，宜用附子理中汤冷饮，使暗度上焦之假热。而冷体既消，热性随发，脾土得温而实，则肾水不上乘心，心火不逆，口疮不治而自愈，此五行相乘之道也。

遂以附子理中汤加茯苓，令其冷饮，病人不知有姜附也。服四剂，口疮果不痛，再求治痛泻。予曰：但药热饮，则痛泻自止。温补一月，痛泻方愈。后十余年，怀孕病痢，亦用桂附、干姜而愈，胎竟不堕。人之脏腑各异，不可以一例论也。（郑素圃治案）

【点评】本案腹泻、口舌生疮，乃上焦假热，中焦真寒。"唯治其寒，不惑其热"，言之凿凿切理。

## 四、真武汤治案

林某，男，38岁。口疮反复3年，夏季加重。嘴角流涎，夜间汗出如水，头重脚轻，纳可，眠差，胃痛，有胃溃疡病史，形体丰胖。舌淡胖润，左脉沉滑、右沉滑尺弱。此为湿气偏重，阳虚失摄，阴火上浮，予真武汤加味：附子30g，白术30g，白芍15g，云苓30g，泽泻30g，砂仁15g，肉桂10g，益智仁30g，沉香10g，生姜10g。

7剂后即见效，但仍有反复，余症亦有起色，原方逐加附子量至60g，加炙甘草20g，调理3周。半年后随访，迄未再犯。（编者张存悌治案）

原按：此案口疮，嘴角流涎，夜汗如水，头重脚轻，体胖，舌淡胖润，均提示湿盛阳虚，故选真武汤投治，温阳利水，不治口疮而口疮自愈。

## 五、引火汤治案

1.陈某，男，68岁。经北京某医院会诊，确诊为"复发性口腔溃疡"，病程三十年，百治不效。其症初起舌尖部发出针尖大之红疹、灼痛。1周内蔓延至两腮、下唇内侧、舌两侧，1周后由红变白，渐成玉米大之凹洞性溃疡，二十日后又渐变红色，1月左右渐愈。劳累过甚，或饮酒过多，或食辛辣食物其病即作。尤以突然气恼、暴怒，几分钟内便满口一齐发病。轻则一月一发，重则一月数发。最重时溃疡扩展至咽喉部，则只能喝一点凉奶或流质食物，痛如火灼，寝食俱废，苦不堪言。四处求医皆无效。

刻诊：脉洪大，面赤如醉，双膝独冷，夜多小便。证属高年肾阴下亏，阴不抱阳，龙雷之火上燔。予引火汤大滋真阴，肉桂小量引火归原：熟地黄90g，盐巴戟天30g，天冬30g，麦冬30g，茯苓15g，五味子6g，肉桂2g（米丸先吞），3剂。

药服1剂，症退十之七八，3剂服完痊愈。追访半年虽偶尔饮酒或情志变动，亦未发作。此法治愈本病120余例，多数一诊痊愈，无复发。（李可治案）

【点评】此症"脉洪大，面赤如醉"，判为肝肾阴虚，龙雷之火上燔，予引火汤确实开一法门。但口腔溃疡多有由阳虚引起者，即虚阳上浮之阴火，当以扶阳为大法，本节即有多例。断非引火汤能一律应之，学者须知。

2.郑某，女，40岁。患舌肿、舌疮2年半，百治不效。三五日辄一发，膝冷如冰，舌红如柿。任班主任，劳倦内伤，久病及肾，兼见目赤头眩，脉大不任按。频发痫疾，当从肾论治。阴虚于下，不能抱阳，龙火上奔，予引火汤加肉桂，6剂。服上方后3个多月有1次小发作，不治自愈。询知每冬必冻脚，予引火汤合当归四逆汤7剂。次年春节函告，诸症皆愈。（李可治案）

3. 邓某，女，54岁。牙龈、颊黏膜溃疡疼痛，整夜不眠。心烦，舌淡，脉细。此阴不抱阳，龙雷之火上燔，当急补阴以抱阳。该病人素为阳虚，时以肾虚夹湿，或脾虚肝虚寒热来求治。予引火汤加味：熟地20g，山萸肉30g，怀药15g，西砂仁20g，五味子15g，茯苓15g，肉桂5g（后下），麦冬15g，天冬15g。1剂。2小时服1次。

3日后其夫以外感求治，询及按时服药，4小时后痛止！（曾辅民治案）

【点评】此症口疮舌淡、脉细，似属阳虚，且"素为阳虚"之体，却从阴虚论处，揣摩是从心烦、脉细、整夜不眠着眼，判为阴不抱阳，龙雷之火上燔所致，疗效迅捷证明辨识正确。

4. 某女，40岁。1981年12月23日初诊：患口腔溃疡、外阴溃疡6年。发作多在每年冬季，尤以冬至当日，交节时刻一到立刻发病，经治多年无效。症见舌红如柿、无苔，口干极而不欲饮。口角内侧，舌边尖部，白色溃疡成片。外阴不便诊查，据诉每发病，先觉外阴辣痛，旋即口舌生疮。头晕如腾云驾雾，面部烘热如潮。按脉沉细，双膝独冷。其症发病甚急，说来就来，一二分钟即令人不能忍耐。此症《金匮》谓之"狐惑"，现代谓之"贝赫切特综合征"。本论谓由湿热生虫，蚀于喉为"惑"，蚀于阴为"狐"，治以清湿热而杀虫。此例病经多年，反复发作，未见湿热积毒征象。从脉证推断，恐系肾阴久亏，阴不恋阳。适逢当日冬至节令，一阳来复，龙

雷之火不仅上燔，且肾与前阴相关，又且下焚，姑予引火汤一试。药后诸症皆愈。（李可治案）

**【点评】**龙雷之火上燔，似有一个特点如本案："其症发病甚急，说来就来，一二分钟即令人不能忍耐"。狐惑，西医谓之"贝赫切特综合征"，多从湿热风毒论治，李氏以四妙散加味进服，经治6例35岁以下之青壮年患者，皆获根治。35岁以上，病程旷日持久者，多转为引火汤证，虽不能根治，却见效迅速，使病人免除许多痛苦。李氏以此法治疗45岁以上之男子多人，服药1剂，口舌疮即退，服3剂下阴部之溃疡亦了无痕迹。

# 第五节 口 干

## 大回阳饮治案

李某，女，60岁。2009年6月16日初诊：舌干、咽干，夜间尤甚3个月。手心发热，面色晦黄。舌淡胖润，脉右滑数软、左寸弱。此属阳虚气化无力，不能蒸化津液上奉所致。断非阴虚燥热引起，岂有阴虚而见舌淡胖润者？四逆汤加肉桂主之：炙甘草60g，附子30g，干姜20g，肉桂10g。7剂。

服药后即愈。3个月后其症又发作，仍予前方，仍旧有效。

另有本院刘书记，咨询其爱人常年口干，问怎么治？因未见病人，年龄50岁，仅问其体形如何，答曰稍胖，判为阳虚，让其服用金匮肾气丸而效。（编者张存悌治案）

**原按：**此症并不少见，多为阳虚不能蒸化津液上奉所致，本《内经》"阳生阴长"之理，方为正治。

# 第六节 口 臭

## 一、潜阳封髓丹治案

孙某，男，31岁。口臭、口苦年余，晨起尤其明显，尿清，大便黏溏，手足不凉，宿患高血压。舌淡胖润有齿痕，脉沉滑软、左寸浮。辨为脾肾阳虚，阴火上浮，治拟温补脾肾，兼以潜阳，潜阳封髓丹加味：附子15g，砂仁25g，龟板10g，黄柏10g，白术30g，肉桂10g，白蔻10g，牛膝15g，益智仁20g，炙甘草15g。

10剂后口苦消失，口臭显减，便溏依旧，前方附子增至20g，另加茯苓30g，泽泻15g。再服10剂，口臭消失，原方加减调理巩固。（编者张存悌治案）

**原按：** 口臭亦分阴火、阳火两证，俗医但知胃火为患，却不知也有由阳虚而"真精之气发泄者"。郑钦安说得明白："按口臭一证，有胃火旺极而致者，有阴盛而真精之气发泄者。因胃火旺而致者，其人必烦躁恶热，饮冷不休，或舌苔芒刺，干黄、干黑、干白等色，气粗汗出，声音响亮，二便不利。法宜专清胃火，如人参白虎、大小承气、三黄石膏汤之类。因精气发泄而致者，由其人五脏六腑元阳已耗将尽，满身纯阴，逼出先天立命一点精气，势已离根欲脱，法在不救。口虽极臭，无一毫火象可凭，舌色虽黄，定多滑润，间有干黄、干黑，无一分津液于上，而人并不思茶水，困倦无神，二便自利，其人安静，间有渴者，只是喜饮极热沸汤。以上等形，俱属纯阴。若凭口臭一端而即谓之火，鲜不为害。予曾治过数人，虽见口臭而却纯阴毕露，即以大剂白通、四逆、回阳等方治之。一二剂后，口臭全无，精神渐增。"

## 二、四逆汤治案

1. 王某，男，23岁。口臭七八年，屡犯不减。便溏，尿黄，畏冷，眠差，手足心出汗，纳可。舌淡胖润，苔黄腻，脉左弦寸弱、右滑。曾经省内名医多人治疗乏效。如此长期口臭，且经名医治疗无效，再观其脉证，显属阴证引发，前之名医必按胃火论处，无怪乎乏效。今以四逆汤处之：干姜30g，附子30g，炙甘草60g，红参10g，肉桂10g，砂仁10g，茯神30g。7剂。

复诊：口臭显减，便溏亦减，眠差转为正常。附子逐渐加至90g，终收全功。（编者张存悌治案）

**原按：**此例口臭，前之所治皆省内名医，其所以屡治乏效，皆因不知口臭也有由阴证引发者，且临床并不少见。

2. 曹某，女，40岁。口臭3年，舌面有味，因之常刮舌头。曾患胃痉挛，足凉，便溏，纳眠可，经量少。舌胖润，脉左滑软尺弱、右沉滑。处方：附子30g，干姜20g，炙甘草45g，砂仁10g，藿香10g，生麦芽30g，肉桂10g，云苓30g，通草7.5g，生姜10片，大枣10枚。7剂。

复诊：口臭显减，原方续予7剂，口臭消失。（编者张存悌治案）

**原按**：本案虽然口臭，却无一毫火象可凭，倒是足凉、便溏、舌脉，"俱属纯阴"，不扶阳焉能治之。唐步祺曰："笔者在临证中，若口臭无阴象，多为胃火旺极，用白虎加人参汤治之。亦有阴盛逼阳于外而口臭者，用大剂附子理中汤加味治之。"

# 第七节 口 苦

## 大回阳饮治案

侯某，男，40岁。2011年11月24日初诊：口苦半个月，没精神，容易发怒。自幼手足发凉，畏冷，经营鲜蘑，需要出入冷库，形瘦。舌淡胖润，苔略黄，脉左沉关浮、右弦滑寸弱。素禀阳虚，久处寒凉之地，阳气更加受损，"没精神"一语足以为证，口苦乃虚阳上僭所致，大回阳饮原方处之：附子30g，炮姜30g，炙甘草60g，肉桂10g。7剂。

复诊：口苦显减，手足已温，精神转旺。附子增为45g，另加红参10g，生麦芽30g。10剂。

2012年3月10日：其妻因病来治，谈及侯某口苦未发。（编者张存悌治案）

**原按**：郑钦安说："口苦者，心胆有热也。"这是就一般而论。唐步祺先生说此"不可拘执"，验之临床，确有口苦并不属热，而由阴火所致者，本案即为例证。本人体会，临床上口苦多作为兼症出现，通常属"心胆有热"者固有，然由阳虚所致者也不少见。千万不要只知其一，不知其二。

郑氏一向强调真气上浮理论，对头面五官各症，常存阴火概念，此处对口苦之症，竟直断为"心胆有热"，忽略了阴火上浮的可能性，也算百密一疏，被唐氏慧眼识出。

# 第八节　口　咸

## 金匮肾气丸治案

邻居老妪，60岁。2000年1月于楼道中相遇，告称：自觉口咸，从牙根及舌尖溢涎发咸，感到"咸得像喝了海水一样"，曾求治于西医，称不知道是什么病，"不会治"。病因不明，病已1个月。仓促之间，无暇按脉，只看了舌头，乃胖润之舌，教服金匮肾气丸。不久又相遇于楼道，告称服药5丸，口咸即愈，问"这药怎么这么灵？"（编者张存悌治案）

**原按：**西医认识疾病可以精确到DNA的水平，但若讲本案口咸是什么病，恐怕未必能说出个子丑寅卯来，自然也"不会治"了。中医则可以很轻松地说明白，五味中，咸为肾之本味，口咸乃是肾虚本味上泛表现，只要补肾就可以轻松治愈。补肾有阴阳二途，余看其舌乃胖润之象，判为阳虚有据。

# 第九节　咽痛（咽炎）

## 一、麻黄附子细辛汤加味治案

1. 王某，女，成年。始因受寒起病，恶寒，咽痛不适，误服清热养阴之剂而加重：头痛如劈，恶寒发热，体痛，咽痛，水浆不能下咽，痰涎涌甚，咽部红肿起白泡而溃烂。舌苔白滑，不渴饮，脉沉细而兼紧象。吴氏认为，此系寒入少阴，误用苦寒清热，致使阴邪夹寒水上逼，虚火上浮而成是状。取扶阳祛寒，引阳归舍之法，以加味麻黄附子细辛汤治之：附片40g，北细辛6g，麻黄5g，干姜26g，上肉桂6g（研末，泡水兑入），甘草6g。1剂后寒热即退，咽部肿痛减去其半，再剂则痛去十之七八。3剂尽，诸症霍然而愈。（吴佩衡治案）

**原按：** 少阴受寒，误用苦寒清热养阴之剂，无异于雪上加霜。《内经》云："足少阴之脉……循喉咙，挟舌本。"风寒闭束少阴经络不通，虚火上浮冲于咽喉而肿痛者，宜用麻黄细辛附子汤治之。方中附子能扶阳驱寒，麻黄开发腠理、解散表寒，得细辛之辛温，直入少阴以温散经脉寒邪，并能协同附子纳阳归肾，邪去正安，少阴咽痛自然获愈。

凡咽喉痛初起，当见红肿或恶寒头痛，舌苔白滑不渴饮或痰涎清稀，此外感风寒兼少阴经络不通，以此方加桔梗 9g，生姜 15g，甚则加肉桂 6～9g，服一二剂无不效如桴鼓。若误服清火之剂，则咽喉肿痛而成壅滞不通、气机窒息，每有生命之虞。

2. 李某，男，36 岁。1971 年 5 月起，咽部有异物感，吞咽不利，并伴有项强、胸满、肩酸、背痛等症。某医院诊为"慢性咽炎"，服用炎得平、六神丸、四环素类，外用冰硼散治疗，病势不减。后服清咽利膈、泻热解毒中药半年，咽喉疾患益重，并现恶寒身痛，胸憋气短，胃腹胀痛，完谷不化等症，自疑"癌"变，思想负担沉重。1972 年 2 月求治：咽痛，吞咽如有阻塞，胸满，纳呆，便溏，头痛，咳痰，四肢清冷。舌质偏淡，苔微黄滑，脉弱无力。此病乃过服凉药，以致阳气虚微，复因旅途劳累，受风寒侵袭。本少阴喉痹，又兼太阳外邪，以麻黄附子甘草汤加细辛、生姜，扶阳解表，通达内外：麻黄 10g，制附片 60g（久煎），甘草 20g，细辛 3g，生姜 30g。

4 剂后，头痛、胸满、咳痰俱减，余症无明显变化，原方再服 4 剂。身痛减，饮食增，便溏止，咽痛痹阻稍有好转。因肾阳虚衰，阴气上腾，痰湿上干清道，日久凝聚较深，致喉痹难愈。以大剂四逆汤壮阳驱阴，加上肉桂温营血，助气化，益火消阴，散寒止痛：制附片 120g（久煎），干姜 60g，炙甘草 30g，上肉桂 12g（冲服）。3 剂。

咽痛痹阻之症基本消失，精神大振。久病气血皆亏，应培补脾肾，以理中丸加阴阳平补之品缓服：党参 30g，白术 30g，干姜 30g，制附片 60g（久煎），上肉桂 15g，紫河车 30g，冬虫夏草 30g，菟丝子 30g，炙甘草 20g。3 剂。共研细末，水打丸，日服三次，每次 10g。月余病愈上班。（范中林治案）

【点评】喉痹之证，须分阴阳。本例喉痹患者曾服大量清凉退热之品，病势不减反增。参之舌、脉诸症，显然与风热邪实上犯之喉痛有别。此例客寒咽痛，喉痹日久，且少阴寒化之证突出。初诊时太阳表证比较明显，故以太阳少阴两经同治，寓解表于温阳。再峻投四逆汤加味补命门、散寒滞，最后培补脾肾以收全功，处处顾护阳气，尽显火神派风格。

3. 黄某，女，44岁。1年前因兄病故不胜悲戚。次日自觉喉部不适，似有物梗。继而发展至呼吸不畅，甚至憋气、心悸、身麻。某医院五官科检查，诊为"喉炎""息肉"。初诊：喉部明显堵塞，轻微疼痛。向左侧躺卧，气憋心慌，全身发麻。头昏，体痛，乏力，咳嗽吐泡沫痰甚多，自觉周身血管常有轻微颤动，精神倦怠，食欲不振，胃脘常隐痛，喜热敷，形体消瘦，步履艰难。前医均以清热解毒、养阴散结为治，服药百余剂，仅夏枯草一味，自采煎服两箩筐之多。医治年余，越清火反而觉得火越上炎，舌上沾少许温水均觉灼痛，满口牙齿松动、疼痛。唇乌，舌质偏淡微暗，少苔不润，脉沉细。此忧思郁结而成梅核气，并因正气不足，过服凉药，转为少阴证喉痹。先以半夏厚朴汤加味，调气散郁为治：法夏15g，厚朴12g，茯苓12g，生姜15g，苏叶10g，干姜12g，甘草10g。

服4剂后觉喉部较前舒畅，憋气感消失，吞咽自如。仍咳嗽、头昏、身痛，为太阳表证未解。法宜温通少阴经脉，兼解太阳之表，以麻黄附子甘草汤加味主之：麻黄10g，制附片120g（久煎），炙甘草60g，干姜60g，辽细辛6g。

6剂后咳嗽、头昏、体痛基本消失，痰涎减少，心悸好转。唯喉间息肉未全消，左侧躺卧仍有不适。尚觉神疲，牙疼松动，舌触温水仍有痛感。此为少阴虚火上腾，宜壮阳温肾，引火归原，以四逆汤加味主之：制附片120g（久煎），干姜片60g，炙甘草45g，上肉桂12g（研末、冲服），辽细辛6g。上方连进4剂，诸症皆减。以理中汤加味善后，继服十余剂。

1979年7月追访，患者说："我第一次服这样重的热药，很怕上火，小心试着服，结果几剂药后，反觉得比较舒服，喉部就不堵了，从此三年来未再发病。"（范中林治案）

【点评】本案病情较复杂，纵观全局，病根在于少阴心肾阳虚，无根之火上扰；主证在于喉部气血瘀阻，病属阴火喉痹；诱因为忧伤太过，致痰气郁结而上逆；兼证为太阳风寒在表。治宜先开痹阻，利气化痰，方选半夏厚朴汤；然后表里同治，以麻黄附子甘草汤加味主之；再集中优势兵力，以四逆汤加味引火归原。统筹全局，步步深入，学者当学此思路。

4. 沙某，女，26岁。咽痛3天，吞咽食物则痛，查扁桃体2度肿大、不红。便秘已2年，干如羊矢，常服泻药。畏冷。舌淡赤胖润，脉左弦右滑、寸弱。按咽痛3天当属新发之病，兼以畏冷，此太少两感之证。其便秘亦非实滞，当系脾阳虚困失于推运之过。拟温阳解表，表里双解，遣麻黄附子细辛汤加味：麻黄10g，附子25g，细辛10g，生半夏20g，桔梗10g，白术60g，肉苁蓉30g，牛膝15g，当归30g，甘草10g。7剂。

服药后即自行排便，咽痛消失，畏冷亦减。守方去麻黄、细辛、生半夏，另加升麻15g，附子加至30g，再服7剂，扁桃体肿大消失。（编者张存悌治案）

5. 邢某，男，38岁。咽干咽痛，如物梗阻半年。前后胸痛，时腹泻，正汗，畏寒，小便烧灼感，纳、寐均可。舌胖苔薄黄，脉右弦沉寸弱、左沉弦。阳虚之体，太阳表证未解，以麻黄附子甘草汤加味主之：麻黄10g，细辛10g，附子30g，生半夏25g，桔梗25g，桂枝 25g，茯苓 30g，丹参 30g，降香 10g，砂仁 10g，甘草 15g，姜、枣为引。7 剂。

服药后咽干咽痛好转，咽部无阻塞感，前后胸痛、小便烧灼感消失，舌胖白，脉沉弦。上方加减出入，续服 2 周而愈。（编者任素玉治案）

**原按：** 既往对于慢性咽炎大多用利咽清热解毒之品，但该患畏寒、腹泻，加之病程长，提示脾肾阳气不足，前胸后背痛为风寒在表，故而投入麻辛附子汤加味，方虽小但精准，故而效卓。

## 二、四逆汤治案

1. 牛某，男，50 岁。因齿衄年余而求治，近 1 月更增咽部干痛，痰多味咸，口干而不欲饮。食纳如常，偶见嘈杂泛酸。近 2 年异常发胖，体重增加 10 公斤，反不如过去精力旺盛。动则气喘，夜多小便，膝冷，脉沉细弱，舌淡胖有齿痕。牙龈色暗，血污满齿。日轻夜重，一觉醒来，满口黑紫血团。咽喉干痛，舌不能转动。曾用大剂量维生素 C、六神丸，出血、咽痛有增无减。脉证合参，审为命门火衰，少阴真寒证无疑。其胖为湿盛阳微；痰为阴邪，味咸为肾虚水泛；日轻夜重，为阳不胜阴；喘为肾不纳气；咽干痛不肿不渴，乃因肾脉循喉咙，系舌本，阴寒过甚，逼下焦真火浮于咽喉要道；其齿衄从发胖后始见，齿为骨之余，骨乃肾所属，血属阴，必得阳旺始能统摄而循常道，阳衰失于统摄，故溢出于外，乃径投四逆汤：炙甘草 60g，附子 30g，干姜 30g。水煎冷服，3 剂。

药后两症皆愈，唯觉腰困气短，加肾四味 120g，红参 10g，又服 3 剂，康复如初。追访 10 年，再无反复。

另治某县委书记，在"文革"中被批斗，咽喉忽肿，用青霉素1百万单位，连用3天，兼含化六神丸不效。视之，舌胖淡有齿痕，双侧扁桃体肿至中间只见一条缝，色嫩红，不渴，尿多，食则泛酸，足膝冰冷，脉象浮洪。知是情怀抑郁，五志化火上炎，而中下虚寒已非一日。五志之火乃是虚火，下焦之寒则是真寒。遂予上方一剂，时值三九寒天，煎妥后置窗外1小时，已见冰碴，令顿服之，移时入睡。2小时后醒来，病已消无痕迹。（李可治案）

【点评】此例"咽喉忽肿"，病发突然，且有"情怀抑郁"因素，容易误为实热之证，但其舌胖淡有齿痕则显露阴盛之象，脉象浮洪乃属虚阳上浮，故以四逆汤温阳治本，一剂收功，效如桴鼓。

2. 王某，男，50岁。患咽干痛，口舌生疮，用清心火、滋肾阴正治诸法，服药六十余剂，六神丸、梅花点舌丹各1瓶，皆无效。渐渐食少，便稀，神倦，缠绵3月不愈。邀李氏诊之，询知其症日轻夜重，不渴，尿多，双膝冷痛，脉沉细，舌淡润。来势缓，虽屡屡误治无急变，知非火不归原证型。四末不温，非极烫之水不喝，直断为少阴真寒证。缘由少阴之脉循喉咙，挟舌本。若肾宫寒极，逼其火浮游于上，则成上假热、下真寒格局。其不渴尿多，即肾中真火衰微，不能统摄、蒸化所致。直与温少阴，逐里寒：炙草60g，干姜30g，附子30g，桔梗10g，益智仁10g，水煎冷服2剂。药后诸症已减七八，原方续进2剂，痊愈。（李可治案）

【点评】此案断为虚阳上浮，除脉证为凭，尚有两点可以佐证：其一，用"清心火、滋肾阴正治诸法"皆无效，可知按阳证治之不对；其二，其症日轻夜重，系因夜间阴盛，寒证逢此阴盛之时，自然加重，白日则阳盛，故相对轻减。

3. 陈某，咽喉干燥，其人面白无神，口中无津液，甚至口糜

（即口腔溃疡），怕冷，不思茶水。舌质淡红，无苔，脉沉细。椒、姜、炒花生、炒瓜子都在禁食之列。由以上种种病情来看，此由肾中真阳不足，不能启真水上升而致；又少阴肾经循咽喉，挟舌本，故遵郑氏真水不上升之意，先以炮姜甘草汤试服之，无不良反应，随即以大剂四逆汤治之，三味药剂量各60g，连服4剂，咽喉干燥等症悉愈。虽吃煎炒辛辣食物，亦未复发。（唐步祺治案）

【点评】此案"先以炮姜甘草汤试服之，无不良反应"，断为咽干系"真水不上升"所致，随即以大剂四逆汤治之，果收佳效。

4.杨某，男，67岁。咽干、咽痒半年，"着急上火"时加重，常服清咽丸等清热润喉药可缓解，但频繁复发。今天又来同仁堂买清咽丸，由店员推荐就诊：咽干痒，微咳，少量白痰，纳、眠可，大便不成形，偶有尿不净，无汗，咽红微肿，喜饮茶，舌暗胖苔白略腻，脉浮滑有力。辨为阳虚阴盛，虚火上浮，处方四逆汤加味：制附子30g，干姜15g，炙甘草100g，法半夏30g，茯苓30g，砂仁15g，生姜10片，大枣10枚。7剂，日1剂，分3次，水煎服。药后咽干痒消失。（编者李俭治案）

## 三、白通汤治案

余某，女，34岁。咽痛灼热1周，现感身阵阵发热，面亦热、发红，神倦，眼欲闭。舌淡有痕，脉沉微。此阴盛格阳，投以四逆加葱白、肉桂破阴回阳处之：附子70g，干姜40g，葱头8个，肉桂4g（研冲）。3剂。

复诊：2剂后咽痛、身热消失，精神好转。（曾辅民治案）

【点评】此案辨证准确，用药精当，胆识兼备。

## 四、潜阳封髓丹治案

1.李某，女，60岁，农民。患慢性咽炎10年余，长期服用中西药物不愈，以清热解毒之剂越用越重。现症见：咽部干涩，有异物感，咯之不出，咽之不下，饮水、吃饭无影响，各种咽喉镜检均无异常。平素畏寒肢冷。舌淡苔白，脉沉细略滑而无力。证属阳虚阴盛，虚阳上越。治宜引火归原，潜阳利咽，方用潜阳封髓丹加味：制附片30g，砂仁10g，龟板10g，炙甘草10g，黄柏10g，牛膝10g，桔梗10g。3剂，水煎服，每天1剂。

服药3剂，咽部症状大减，全身情况改善显著，原方又进3剂，咽部干涩几乎消失，又进6剂，症状完全消失。（傅文录治案）

【点评】慢性咽炎，市面所售中成药均为寒凉之品。殊不知肾阳虚损，阴寒内盛，虚阳上越，看似一派"火热"之象，仔细辨认却是阴盛阳浮之征，郑钦安所谓阴火者，假火也。此种证情十分多见，俗医不知，误辨误治者多矣。

2.陈某，女，36岁。患慢性咽炎2年有余，常觉咽部有异物感，用过多种抗菌消炎药和汤剂及六神丸、牛黄解毒片等，屡治不愈，每在天气变化感冒时发作或加剧。近1周来因受凉又出现咽痛，吞咽时尤甚，时有阻滞感，伴咽痒欲咳，口干咽燥，声嘎不爽，无恶寒发热，手足心热，咽峡充血（+），扁桃体轻度肿大。舌淡胖润苔薄白，边有齿痕，脉弱无力。此为真阳不足，虚火上炎，治宜扶助真阳，引火归宅，潜阳封髓丹加味：制附子15g，砂仁15g，龟板30g，黄柏10g，蝉衣5g，肉桂粉10g（另包，冲），黄连5g，山萸肉30g，炙甘草10g。3剂，每日1剂，水煎服。

服药当晚，患者来电咨询，诉药后咽痛更甚，咽中灼热似冒烟，问是否药性太热之故，是否停药改方。吾以为不然，而是药力已达病所，邪正斗争之抗病反应，建议继续服用，患者勉强接受。3剂服完，果然咽痛等症基本消失。上方附子改30g，再服7剂而愈。后以桂附地黄丸巩固。随访1年多未曾再发。(《著名中医学家吴佩衡学术思想研讨暨纪念吴佩衡诞辰120周年论文集》)

**原按：**本例在长达2年多的时间里，用过多种抗生素及六神丸、牛黄解毒片等清热解毒药，终至苦寒伤阳，真阳不足而虚火上炎，是以虽见咽痛，但舌脉却呈阳虚之征，显然非清热解毒、利咽止痛等法所宜。治当扶助真阳，使真阳旺而虚浮之火得以回归原宅，咽喉无所困扰而诸症愈。手足心热乃虚阳外越所致，若以为是阴虚火旺而滋阴泻火则误矣。《内经》所论"谨察阴阳之所在而调之"，诚然是也。

3.王某，女，37岁。慢性咽炎20年，咽部发紧，口鼻干燥，夜间尤甚。上肢发凉如冰，足亦发凉，乏力，眠差。舌淡胖润有痕，脉滑软寸弱。屡服滋阴泻火之药，迁延至今。潜阳封髓丹加味治之：附子15g，砂仁25g，龟板10g，黄柏10g，肉桂10g，桂枝10g，僵蚕10g，茯苓30g，泽泻15g，桔梗10g，木蝴蝶15g，炙甘草10g。

7剂后，口鼻干燥显减，咽紧缓解，上肢发凉减至手指，睡眠转佳。效不更方，守方调理3周，痊愈。(编者张存悌治案)

**原按：**咽喉之证，须分阴阳。本例慢性咽炎曾服大量清凉之品，病势不减。参之舌、脉，显然与邪热上犯之咽炎有别。少阴经脉循于咽喉，故咽喉之疾属少阴者屡见不鲜。此例喉痹日久20年，少阴寒化之证突出，因以潜阳引归之法治疗。

4.赵某，男，34岁。咽痛十余天，服过公英类制剂未效。体温 37.6℃，畏冷，有汗，口和，咽部稍红，平素大便偏溏。舌淡赤胖润，脉弦滑寸弱尺旺。风寒闭束少阴经络不通，本当用麻黄附子细辛汤表里双解，因其有汗，姑用潜阳封髓丹合桂枝汤试之：附子15g，细辛5g，龟甲5g，黄柏5g，桔梗10g，蜂房15g，桂枝15g，白芍15g，茯苓30g，苡仁50g，炙甘草10g，生姜10片，大枣10个。7剂。

复诊：咽痛、发热消失，前方去细辛加黄芪、白术各30g，5剂善后。（编者张存悌治案）

5. 曾治一咽喉肿痛患者，病已月余，抗生素、牛黄解毒片类已服半月，咽痛丝毫未减。诊见扁桃体肿大，满布脓点。口甚苦，舌淡，边齿印，脉沉细弱。察舌按脉，一派阴寒之象。视为龙火沸腾即郑氏所谓真气上浮所致，理应温潜。但顾及口甚苦一症，乃以小柴胡汤合潜阳丹，自以为必效无疑。5剂后仍无点滴之效。再诊舌脉仍是一派虚寒，毅然剔除小柴胡汤，纯用温热之剂，以郑氏潜阳丹加味治之：附子、砂仁、龟甲、炙甘草、桔梗、熟地。其中附子60g，炙甘草24g。5剂后，咽痛消失，脓点不见，扁桃体亦明显缩小。（《思考中医》）

【点评】此例咽痛，刘教授已从舌脉判为阳虚真气上浮，显出见识。只因"顾及口甚苦一症"，参以小柴胡汤，结果影响药效。后认准证情，"毅然剔除小柴胡汤，纯用温热之剂"，扶阳收纳，终获良效。其实，此例口苦之症，亦是真气上浮表现。刘教授在此案后，颇有感慨，写下一段话令人心动："诸位要是信得过，且听我一句话，那就是抱定这个阴阳，朝于斯，夕于斯，流离于斯，颠沛于斯。果能如此，不出数年，包管大家在中医上有一个境界，也包管大家能够真正列入仲景门墙。"

## 五、大黄附子汤治案

1. 某年除夕，先生与诸友、门生正进年夜饭。忽然，抬来一人，高热咽痛，咽中乳蛾焮肿，且白腐而烂，口不能言，已三四日未进饮食，病情严重，服药均不见效。先生诊脉之后，即处大剂大黄附子汤与之。次日泻下十余次，热减痹开，且进饮食，足见其方之神效。（范文甫治案）

**原按：**乳蛾起病急骤，畏寒壮热，咽喉肿痛，甚则溃烂。一般治法多用清热解毒，滋阴凉血。先生认为，本病不尽属火，而以寒包火者居多，创用大黄附子汤治疗，并自诩为"家方"：生大黄9g，淡附子3g，细辛0.9g，玄明粉9g，姜半夏9g，生甘草3g。"举凡乳蛾，其舌苔白，舌质微红，及有其他寒包火征象者，皆可用之。""寒邪外束，非辛温不散，清凉之剂安可祛之？而阳明郁热，非硝、黄不泻，仅解毒之品难以荡涤。若用家方，常一服而热解，二服而肿痛皆愈矣。"

2. 陈某，男，26岁。咽痛5天，咽干、咽痛伴红肿。西医诊断为化脓性扁桃腺炎，经治疗乏效。二便正常，舌淡白，边齿痕，白润苔，脉细数。附子70g，细辛15g，生大黄5g（开水泡5分钟，兑入药汁），薏苡仁30g，赤芍10g，乳香8g（去油）。3剂。大便变稀溏后停用生大黄。

服药1剂痛止便稀，3剂后病愈。（曾辅民治案）

**【点评】**此例急性扁桃腺炎似属实热之证，但患者舌淡白、边有齿痕、脉细数，曾氏判为阳虚寒结局部化热，处以薏苡附子散，扶阳散结缓急；合用大黄附子汤蕴温下之意。

## 六、附桂八味汤治案

茜泾朱勤堂，年四十左右，患咽喉肿痛。医用凉表，致闭塞不通。虽日开数刀而肿势反剧，呼吸几绝。予诊其脉沉微，两尺欲绝，即用附子末频吹患处，立时开通一线。再用大剂附桂八味汤频服，服之两剂，即痛止肿消。

凡喉症都由感受风寒，脉浮弦者是寒束于表之证，必须用温散，如荆、防、蚕、薄、甘、橘、羌、苏等；脉浮虚者，应用桂枝汤加生芪，只用一剂即愈；若寒凉遏抑，致使寒邪内陷者，是所大忌，医者宜戒之。（王雨三治案）

**原按：**此证由于元海无根，龙雷之火随经而上冲咽门，除导龙入海外，别无治法。如用寒凉发表，反速其死也。予以导龙入海法而治愈同样之喉症已不少矣。

## 七、薏苡附子散加味治案

1. 李某，女，40岁。咽痛多年，早晚明显，咽部灼热感，流清涕，头重，夜间全身怕冷，易发口腔溃疡，精神可，睡眠多梦。舌淡胖，薄黄苔，脉细。附子80g，薏苡仁30g，桂枝30g，生姜30g，赤芍10g，乳香5g（去油），黄柏12g，砂仁25g，炙甘草15g，龙骨30g，牡蛎30g。5剂。

**药后病愈。**（曾辅民治案）

**原按：**慢性咽炎临床常见，证虽小而顽固难治，世医常以养阴清热为法，然皆徒治无功。以阴阳辨诀考量，显然属于少阴阳虚，寒客咽阻。曾师以薏苡附子散扶阳缓急。附子扶阳，薏苡仁利咽缓急。少阴咽阻，即可导致胸痹不适。此案用法精妙，深得伤寒心法。

2. 郭某，女，30 岁。咽痛，灼热，喉间痰鸣，身痛。舌淡，边有齿痕，脉沉细。此少阴两感之证，兼虚阳上炎而灼热，及阴邪上乘而痰鸣。予以薏苡附子散及封髓丹：附子 40g，薏苡仁 30g，射干 8g，麻黄 8g，生黄柏 15g，西砂仁 25g，炮姜 20g，炙甘草 20g。4 剂。（曾辅民治案）

**原按：** 方用薏苡附子散温阳缓急，合封髓丹潜阳以应阴火，麻黄附子甘草汤温经解表以治身痛，炮姜甘草汤苦甘化阴以防伤阴，射干麻黄利咽以除痰鸣。用药八味，含方五首。

【点评】此案分析病情清晰，用药看得出曾氏娴熟的经方套用技巧，虽未言及疗效，取效当在意料之中。

3. 肖某，女，36 岁。咽痛 3 个月，且觉咽阻不适，服外感药、抗炎药未效，反而加重。舌质极淡，边有齿痕。予温解之：附子 80g，薏苡仁 30g，赤芍 15g，生姜 30g。3 剂。

服药 2 次，疼痛明显减轻，续与温补治之。（曾辅民治案）

## 八、镇阴煎治案

白喉：朱妇，突患白喉，见咽内白块两条，色似膏，不红不肿，亦不甚痛。二便正常，舌苔滑白，嘴唇燥裂，下午两颧呈红，前服养阴清肺之剂，数日罔效。朱氏曰：此上假热、下真寒证也，治宜李氏镇阴煎：熟地黄 18g，泽泻 6g，怀牛膝（盐水炒）9g，炙附子 9g，僵蚕 6g，金银花 5g，炙甘草 3g，煨姜 1 片，肉桂（去粗皮，研

细泡兑）1.2g，药宜浓煎冷服，数剂而愈。另外配合外吹坎宫回生丹。（朱卓夫治案）

**【点评】** 古方镇阴煎有二：一出《景岳全书》，一出《白喉全生集》。前者由熟地黄、牛膝、炙甘草、泽泻、肉桂、附子组成，主治阴虚于下，格阳于上，真阳失守，则血随而溢，以致大吐大衄，六脉细脱，手足厥冷，危在顷刻，血不能止者，亦治格阳喉痹。后者由熟地黄、泽泻、牛膝、附子、僵蚕、金银花、肉桂、炙甘草、煨姜组成，主治白喉虚寒证，症见白现于咽内，色明润成块，甚或凹下，不红不肿，不甚疼痛，饮食稍碍，舌苔白滑，二便如常，或自溏泻，间或寒热往来，两颧作红，嘴唇燥裂。《白喉全生集》，李纪方撰，李氏乃清末湖南衡山人，此书所录之镇阴煎可能渊出于景岳镇阴煎。

## 九、附子养荣汤治案

射村吴云从内人，两目赤痛，上连太阳，下及肩胛。医以头风治，杂用荆防、辛芷之属，赤障如膜，目痛转盛，口燥唇干，喉中如烟火上冲，窒塞不利。医者乃重用苦寒泻火之剂，病者复纵啖生冷爽口之物，遂至咽喉肿闭，点水难吞，病势危急，惶无措。适予过射村访沈壹皆，因求诊。其脉两尺沉而软，两寸洪而旺，两关独细而紧。舌见紫色，上加微黄而胖。正诊间，其厨下一老妪云："昨日尚吃火柿数枚，今乃滴水不能下咽，恐纵有仙丹，无奈其喉咙作坝何矣。"予益悉其所以肿闭之故。随令老妪取土砖一块，投火煅热，夹布数层，熨于气海，顷之觉满腹温和，试以米汤可咽矣。遂

即取药立煎与服，服后即睡，安卧至晓，肿闭如失。（杨乘六治案）

**原按：**壹皆云："昨用何药其神乃尔？"予曰："附子养荣汤耳。"壹皆曰："此何症也，而用此等药耶？"予曰："此症本以思虑郁结，伤损肝脾，以致气虚血少，怒火上冲，故目赤头疼，见症如此，其实无风可散也。医不知此而妄用发散，则火得风而益炽，血得风而益燥矣；医者以其火益炽血益燥也，而苦寒泻火之剂乃复肆行无禁；病者以其口益干、唇益燥也，而生冷爽口之物乃又纵啖不忌。重阴内逼，中气大伤，则虚火无畏而直奔于上矣。夫人之咽喉，犹夫灶之曲突也，唇口干燥而咽喉窒塞，则火气到此直达既已无门，转弯又加有凝，此其所以闭则必肿，肿则益闭而滴水不能下也。此时若于火中沃水则寂灭矣，火上添油则焦烂矣。唯于火下加火，则同气相引上焰即熄耳。"壹皆拍案称奇。

# 第十节　失　音

## 一、麻黄附子细辛汤治案

1. 某男，教师，56岁。2个月前突降大雪，穿衣很少而受寒，出现头痛、项强、恶寒表证，连服解热镇痛片3片，出了大汗，头痛减轻。第二天，发现声音全哑。迭治3周乏效，求治于卢氏：身体壮实，刻下感觉疲倦，人有倦容，因为失音，以笔述症状：头痛，项强，身痛，微微恶寒，咽痛。舌质淡红，舌苔白润，脉沉紧。分析患者已过中年，阳气逐渐衰落，由于突受其寒，由太阳直达少阴，加之过服发汗药物，阳气更损，肺窍更加闭塞，而致声音暴哑。病机核心就是少阴经脉凝闭而导致暴哑。从舌脉、症状来看，认为是寒中太少二经所致暴哑，治疗宜宣肺、温肾、暖脾，用药麻黄附子细辛汤加生姜：制附片75g，麻黄15g，辽细辛15g，生姜60g。

1剂后汗大出，头痛、项强、身痛、恶寒明显减轻，声音能够发出一点。2剂后前症完全消失，声音恢复正常。微感乏力，去掉麻黄、细辛，加桂枝30g，淫羊藿20g，砂仁15g。2剂后体力完全恢复。（卢崇汉治案）

【点评】本案因突然受寒而致暴哑，太阳表实，脉象沉紧，判为寒中太少二经引发，选用麻黄附子细辛汤加生姜，温阳、宣肺、暖脾，药精量重，疗效明确。

2.王某，男，53岁，饲养员。1970年9月就诊：自述3年前因采割饲料时遇雨湿衣，当晚即发烧、咳嗽、声音嘶哑，经中西医药治疗后咳止、烧退，但音声愈闭，后经多次治疗无效。现症见：闻其声嘶近绝，面色苍白，舌暗，苔灰滑腐厚，六脉沉细无力。证属寒闭太阳，湿阻少阴。治宜温阳解表，方用麻黄附子细辛汤加味，药用：麻黄20g，制附片50g，细辛8g，桂枝15g，苍术20g，草果15g，茯苓30g。水煎服，每天1剂。

复诊：上方连服4剂，汗出，苔退，声音恢复。(《火神派学习与临证实践》)

【点评】本例暴哑，寒邪下伤少阴肾气，上闭太阴肺气。宣降失常，气化不利，水湿阻滞经脉而障碍发声，发为本病。治以外散寒邪，内化水湿。麻黄附子细辛汤开宣肺气，温暖肾气，表里同治，确为治寒湿暴哑之的对良方。

3.刘某，男，30岁。1976年冬日来诊：声哑不能言，表情痛苦，舌淡苔白，脉沉紧。同宿舍职工告之，因感冒咽痛吃牛黄解毒片多次而致。治以麻辛附子汤温经散寒，宣肺通络：附片60g，麻黄7g，北细辛6g，桂枝15g，炒枳壳10g，通草6g，甘草6g。2剂，1剂便能出声，2剂霍然。(顾树祥治案)

原按：本例先为受寒，反用凉药误治，致少阴经脉凝闭而致失音。《灵枢·忧恚无言篇》云："会厌者，声音之户……人猝然无音者，寒气客于会厌不能发，发不能下，至其开阖不致，故无音。"只要治疗及时，投以麻辛附子汤，收效颇佳。

【点评】顾氏外祖父吴佩衡称："治骤然声哑失音，此证每因感冒寒入少阴，湿痰凝滞，壅蔽声带，发音不宣，以致突然声哑，其症多恶寒体困，舌苔白滑不渴饮，脉沉细或沉紧，抑或咳嗽痰多，此方（麻黄附子细辛汤）加桂枝、生姜、半夏，服一二剂得微汗，各症即可消失，声音恢复正常。"

## 二、麻黄汤治案

汪之常以养鸭为业。残冬寒风凛冽，雨雪交加，整日随鸭群奔波不胜其劳。某晚归时感觉不适，饮冷茶一大盅。午夜恶寒发热，咳嗽声嘶，既而语言失音。曾煎服姜汤冲杉木炭末数盅，声亦不扬。

其父伴来就诊，代述失音原委。因知寒袭肺金，闭塞空窍，故咳嗽声哑。按脉浮紧，舌上无苔，身疼无汗，乃太阳表实证。其声哑者，非金破不鸣，是金实不鸣也。疏麻黄汤与之：麻黄三钱，桂枝、杏仁各二钱，甘草一钱。服后，覆温取汗，易衣二次。翌日外邪解，声音略扬，咳仍有痰，胸微胀。又于前方去桂枝，减麻黄为钱半，加贝母、桔梗各二钱，白蔻一钱，细辛五分，以温肺化痰。续进二剂，遂不咳，声音复常。（赵守真治案）

**原按**：《素问·咳论》云："皮毛者，肺之合也。"《灵枢·邪气脏腑病形篇》云："形寒饮冷则伤肺。"由于贼风外袭，玄府阻闭，饮冷固邪，痰滞清道，治节失职之所致。治宜开毛窍、宣肺气，不必治其哑。表邪解，肺气和，声自扬也。

## 三、地黄饮子治案

刘河徐松亭之媳，年二十余岁，感冒阴暑症，头昏体倦，时医用辛凉药，即神昏不能言。予诊其脉沉微，左手及两尺已脱，知其

为肝肾中水火两亏之候，即用大剂地黄饮子与之。一剂即神清能言，三剂而痊。（王雨三治案）

**原按：**现患此等证者极多，或有突然不语者，或由误药致此者。予诊其脉虚者，或用附桂八味汤，或用地黄饮子，无不药到病除。若经时医之手，都致不救。因时医视温补药为不时，无人知用。凡见不语症，唯有用牛黄清心丸、至宝丹或苏合香丸等，为治不语症之唯一圣药。不知此症都由于肝肾受损，水火两亏，以其肾经之脉无力上循喉咙，以挟舌本，是以喉不能发声，舌不能转发而致不能言矣。此症之危险，间不容发。若以牛黄清心丸等用治此症，即倒行逆施，是速其死耳。

# 第十一节　鼻鼽（鼻炎）

## 一、麻黄附子细辛汤加味治案

1. 郭某，男，1950 年夏患过敏性鼻炎，整日喷嚏连连，其声达于户外，1982 年 10 月求治：旧恙缠绵 32 年不愈，每年夏初必犯，至秋凉渐渐减轻而愈，服中西药不计其数无效。今年体质下降，腰困如折，气短懒言，畏风畏寒，感冒不断，鼻流清涕不止，鼻中痒如虫行，频频打嚏不止。年仅 54 岁，弯腰驼背，俨然一老人矣。脉沉细微弱，舌淡欠华。询知近 2 年，小便余沥，咳则遗尿，50 岁后阳事亦废。考本病初病在肺，久病及肾。已非益气固表，疏风散寒所能见效。万病不治，求之于肾，遂拟一方嘱服 3 剂：附子 30g，麻黄、细辛、红参（另炖）、炙甘草各 10g，肾四味各 120g，鲜生姜 10 片，大枣 10 枚，葱白 3 节，麝香 0.3g（冲服），加冷水 1500mL，文火煮取 500mL，2 次分服。

另配《金鉴》碧云散：鹅不食草、细辛、川芎、辛夷、青黛各 5g，研粉少许吸入鼻内，日 2 次。

5 日后未闻喷嚏声，久年痼疾，3 剂而愈，大出意料之外。而体质怯弱如此，难保来年不犯。为预防之计，疏全河车 2 具，鹿茸、红参、三七、琥珀各 60g，蛤蚧 3 对，冬虫草 50g，制粉，日服 2

次，每次 3g，热黄酒送下。随访已 2 年未发，且体质改变，红光满面，难言之隐疾亦愈。（李可治案）

**原按：**此后凡遇此症，即投麻附细辛加味方，皆获奇效。此证之关键，多属肾中元气不固。肾为先天之本，生长发育、强壮衰老之所系。所谓种种"过敏性"疾病，皆责其先天不足，亦即自身免疫力低下。从肾论治，可谓治本之道。益气固表，脱敏止痒，隔靴搔痒而已。

2. 张某，男，30 岁，教师。患过敏性鼻炎病史 10 年余，曾服多种中西药物治疗，时好时坏难以根治。症见：早晨清水鼻涕不断，喷嚏连连，冬天尤甚。畏寒肢冷，腰膝酸软，不闻香臭。舌淡苔白滑，脉沉细无力。证属阳虚阴盛，肺窍失灵，治宜宣肺温肾，方用麻黄附子细辛汤加味：麻黄 10g，制附片 60g，炙甘草 10g，细辛 10g，肾四味各 30g。3 剂，水煎服，每天 1 剂。

药后症状大减，鼻涕消失，喷嚏减少，身上有热乎乎的感觉，腰痛减轻。药已中病，再进原方 3 剂，以加强疗效。半月后随访，病情无反复。（傅文录治案）

**原按：**过敏性鼻炎，西医学认为是免疫性疾病，根治较难。此例病已多年，阳虚症状已较显著。郑钦安曾论及本症："此非外感之邪，乃先天真阳之气不足于上，而不能统摄在上之津液故也。"故此，治用麻黄附子细辛汤，宣肺温肾，加用肾四味（仙灵脾、菟丝子、补骨脂、枸杞子）以加强补肾效果，用之若桴鼓之应，实在是意料之外。

3. 张某，女，47 岁。因爱人车祸重伤受惊，闻讯当日突然鼻塞，不闻香臭 7 个月。五官科查见鼻旁窦、额窦发炎，嗅神经麻痹，服药半年多无效。刻诊：头痛如破，鼻塞流清涕，月月感冒二三次，腰膝酸软。脉沉细涩、右寸尤沉，舌淡苔白滑。此本麻黄汤证，正气本虚，大惊猝恐，惊则气乱，藩篱失固，寒邪深入少阴，正虚不能鼓邪外透，处方：麻黄 10g，附子 10g，细辛 10g，辛夷（包煎）10g，苍耳子 10g，白芷 10g，桂枝 10g，杏仁泥 12g，炙草 10g，麝香 0.15g（冲服），鲜生姜 10 片，葱白 3 节。3 剂。

上药服 1 次，次晨已可闻及韭菜香味，连服 3 剂而愈。（李可治案）

**原按：** 以上方治多例嗅觉失灵患者均愈。病程长者加肾四味，鼓舞肾气；中气虚则九窍不利，去附子，加生芪 30g，柴胡、升麻、红参各 10g；初病邪未入里，去附子、细辛；重症鼻窦、额窦炎用甜瓜蒂研粉，吸入少许，流尽黄水即愈。此法寓解表、解毒之意，对鼻息肉亦有效。

4. 魏某，女，18 岁。鼻窦炎 3 个月。鼻塞发痒，喷嚏频发，涕多时黏时稀，头痛偏于两侧，手足冰凉，平素乏力，易于感冒，痛经，嗜困。舌略赤稍胖润，脉沉滑软、寸弱。证属阳虚夹有伏寒，鼻窍痰湿阻滞。治宜温阳祛寒，兼以开窍，方选麻黄细辛附子汤加味：麻黄 10g，桂枝 15g，附子 15g，细辛 10g，苍耳子 15g，白芷 10g，辛夷 15g（包煎），炮姜 15g，红参 10g（另炖），五灵脂 10g。

7 剂后鼻塞、喷嚏未再发作，手足转温，月经来时未痛。药已收效，附子增至 25g，再加茯苓 30g，守方续服 7 剂，疗效巩固。（编者张存悌治案）

**原按：** 鼻炎是冻出来的，十占八九，过敏云云是西医说法。方选麻黄细辛附子汤差不多是不二法门，唯久病者属沉寒痼冷，服药时间需长些。曾治一例久病者，服药半年，附子用至 150g 方才痊愈。

　　　　　　　　　　　火神派示范案例点评

5. 崔某，男，9岁。2015年8月5日初诊：患鼻窦炎4年，鼻塞，黄涕如注，每日约用2包抽纸，伴见喑哑咽干，手足湿疹，多汗。舌胖润，脉沉弦。鼻窦炎与湿疹皆因阳虚夹有寒湿为患，可统筹顾之，麻黄细辛附子汤加味：紫苏10g，细辛10g，附子30g，桔梗15g，白芷10g，辛夷15g（包煎），苍耳子15g，干姜10g，黑芥穗10g，茯苓30g，桂枝25g，清半夏20g，炙甘草15g，姜、枣为引。7剂，水煎服，日1剂，服用2天。

复诊：黄涕明显好转，每天约用1包抽纸，仍鼻塞，汗减，手指脱皮。上方加乌蛇20g，7剂，服法同前。

8月30日三诊：患者诸症基本消失，调方如下：麻黄7.5g，细辛10g，附子30g，桔梗15g，辛夷15g（包煎），苍耳子15g，干姜10g，清半夏20g，茯苓30g，桂枝25g，炙甘草15g。10剂，巩固疗效。（编者任素玉、张存悌治案）

**原按**：开手投以麻黄细辛附子汤，虑其多汗，故以紫苏代替麻黄，后以汗减，改回麻黄，开表究竟以麻黄效力为佳。

## 二、桂枝汤治案

1. 武某，男，18岁。鼻炎已经5年，鼻塞，喷嚏连发，频流清涕，冬重夏轻，遇冷加重。咽部、口腔反复溃疡作痛，头痛时作。手足不温，时汗，尿清便调。舌淡胖润，脉沉弦。辨为阳气不足，阴气上僭，肺气失宣。治以扶阳宣肺，调和营卫，桂枝汤加附子出入：附子15g，桂枝15g，白芍15g，干姜15g，苍耳子15g，白芷15g，辛夷15g（包煎），龟甲10g，砂仁10g，牡蛎40g，炙甘草15g，大枣10枚，生姜10片。

5剂后诸症减轻，守方再服5剂，诸症消失，迄未复发。（编者张存悌治案）

**原按：** 鼻炎表实无汗可用麻黄细辛附子汤，表虚有汗可用桂枝汤。

2. 孟某，男，44岁。慢性鼻炎10年。左右鼻孔交替堵塞，连及头脑发闷，畏风，连开冰箱门都怕，有汗，口渴喜热饮，足心发热如焚，气短。舌淡胖润，脉左弦右滑软，寸弱。此属卫阳亏损，桂枝汤合玉屏风散加味：桂枝15g，白芍15g，白芷15g，白术15g，苍耳子15g，辛夷15g（包煎），黄芪20g，防风10g，砂仁15g，黄柏10g，炙甘草10g，生姜10片，大枣10枚。

5剂后鼻塞、头闷均大减，已不怕冰箱开门凉风。前方加附子20g，黄芪增为30g，继服10剂，诸症若失。（编者张存悌治案）

3. 王某，女，46岁。2018年4月20日初诊：自述近5年到春季就不敢出屋，遇风则眼红肿痒、鼻痒流涕。在长春医大诊断为野生树花粉过敏，每年持续2个月左右。吃各种药增加免疫力，效果不佳。症见：多汗，尿频，夜尿多，纳、眠、便尚可。舌胖大齿痕，脉浮软。辨证为卫阳亏损，阴火上浮。治以调和营卫，扶阳固本，桂枝汤合潜阳封髓丹加味：桂枝30g，白芍30g，炙甘草20g，黄柏15g，壳砂20g，炮附子20g，干姜20g，生白术30g，荆芥10g，防风15g，白芷15g，姜枣为引。7剂水煎服，一日3次，饭后温服。

**复诊：** 以上各症，十去七八。效不更方，原方7剂痊愈。三诊以真武汤加肾四味、巩固7剂。今年打电询问过敏反应，回告已康复。（编者刘水治案）

## 三、姜桂汤治案

林某，患鼻窦炎 5 年，鼻流清涕，常年不止。服姜桂汤：生姜 45g，桂枝 30g，2 剂即效。因其中下焦阳气亦见不足，继以附子理中汤加补肾药善后而竟全功。（唐步祺治案）

【点评】姜桂汤乃郑钦安所拟，"乃扶上阳之方也"。用治"鼻流清涕不止，喷嚏不休"，经年发作，判为心肺阳气不足者，唐氏正遵此义。

# 第十二节 耳 鸣

## 附桂八味汤治案

嘉定徐友贤之妾，年三十左右。素患耳鸣、头昏等症，时医用辛散药，甚至耳中似开炮，头脑如雷震，一日昏晕数次。

招予诊时，适在盛夏，见其面赤身热，神昏不语。切其脉浮散无根，知其真水亏极，龙雷之火上冒至颠，亟用附桂八味汤加杞子、巴戟天，即饬佣至药肆中撮之。讵料开药肆者亦为医，与其佣人云："此方非治病之药，乃大热大补之剂。吾开药肆及行医数十年，从未见闻此大热大补药，治此发热病者。况际此盛夏，而用此大滋腻大辛热之重量药，即无病之人服之，尚恐腻滞而碍胃。不热者犹恐肠胃如焚，况病人发热甚厉而久不进食者乎？"

佣人回述其故，家人因亦疑之。予曰："药肆中所见者，皆庸流俗子之方，固无怪也。此病亦被庸医误治而致此，不服此药命将不保。予非喜用此大热大补之药，实出于活人之热忱，不得不用此以挽救之耳。因有此症，然后可服此药。此药服后，不特可保其热退病瘥，抑且胃口亦必投其所好，尚何滋腻碍胃之有哉？如其不对，吾任其咎。"由是方敢将药服之。一剂即热退神清，五剂而诸恙若失。（王雨三治案）

【点评】此案耳鸣"似开炮，头脑如雷震"，面赤身热，看似阳热之象，无怪乎药肆俗医，"从未见闻此大热大补药，治此发热病者"。王氏"切其脉浮散无根"，凭此即知其真水亏极，龙雷之火上冒至巅，投以附桂八味汤加味，"一剂即热退神清，五剂而诸恙若失"，疗效不俗。若由庸流俗子处方，必将误治而致死。

# 第十三节　中耳炎

## 麻黄附子细辛汤治案

1. 童某，男，5岁。左耳流脓，发高热，体温 39.7℃，西医诊为中耳炎，曾用青霉素等药，发热未减，流脓依旧，延余诊治：左耳中有清稀脓液渗出，精神委顿，有"但欲寐"之势。二便通畅，舌质青滑苔薄白，脉沉细。肾开窍于耳，今寒邪侵入肾经，滞于耳窍，故现上述诸症。治宜温经散寒，鼓邪外出，方用麻黄附子细辛汤：附片 30g，麻黄 6g，细辛 3g。

服 1 剂后，发热即退，面色唇口转红，脓液转稠，脉转弦数，舌质转红。病已由寒化热，所谓阴证转阳，其病易治。宜用清肝降火之剂，乃予龙胆泻肝汤加减：龙胆草 5g，栀子 3g，黄芩 6g，车前子 6g，柴胡 6g，生地 15g，泽泻 6g。

服 3 剂后，耳中流脓渐止而愈。（戴丽三治案）

【点评】凡遇寒邪外遏，宜先予温经散寒，待表邪已祛，转入温扶。但若阴证转阳，则应施以清凉。本例因小儿生机旺盛，易虚易实，故一剂温扶而立见转阳。若系成人、久病，虽数剂温扶亦难有此明显转机。临证之际宜注意患者年龄、体质、病程及服药反应。尤须注意阴证转阳之际，切勿泥执温扶，所谓药随证变，帆随风转是也。

2.张某，男，59岁。2天前左耳中耳炎发作，耳道肿胀，流黄水，闷痛，适逢淋雨，致以头痛昏沉，低热，汗少，嗜睡，咽痛，不渴。舌淡胖润苔白，脉弦。此证属太少两感，麻黄附子细辛汤乃的对之方：麻黄10g，附子15g，细辛5g。

1剂后汗出溱溱，低热解除，头痛、耳道肿痛显减，再剂痊愈。（编者张存悌治案）

3.田某，女，60岁。2011年3月31日初诊：双耳流清脓水，自觉水声鸣响，听力下降，病发已半月。眠差，尿少，大便二三天一行，易泻，头发木、两侧痛，无汗。舌淡胖润，脉沉滑尺弱。辨为阳气已亏，复感外邪，湿气偏重。麻黄附子细辛汤加味投之：麻黄10g，细辛10g，附子30g，苍术30g，茯苓30g，白芷10g，桂枝20g，菖蒲20g，远志15g，泽泻30g，甘草10g，生姜10片。7剂。服后即愈。（编者张存悌治案）

# 第十四节 耳 聋

## 一、麻黄附子细辛汤治案

1. 王某，女，36岁。1周前洗衣过程中突然停电，洗衣机不能用而改用手洗。时值隆冬，在冷水中浸泡将近3小时。下午开始恶寒、发热，出现耳鸣。耳鸣停止后，听力减退。次晨两耳一点声音都听不见。治疗1周，没有效果，求治于卢氏：身体瘦弱，精神较差，目光黯淡，面色青灰，听力基本没有，唯一症状是微微感到恶寒，身痛，但都不明显。嘴唇略略发紫，舌质略绛，苔白薄腻，脉沉紧。根据临床表现，认为属于寒邪直中太少二阴，法宜温肾、宣肺、暖脾，用麻黄附子细辛汤加生姜：制附片90g，麻黄15g，辽细辛15g，生姜75g。

1剂后汗出，出汗过程中突然觉得耳朵一声硬响，不到3秒钟，一下完全听得到声音。2剂后恶寒、身痛完全消失。精神还觉不足，乏力，认为肺气已宣，肾气已通，脾阳上越，用附子理中汤3剂，得以恢复。（卢崇汉治案）

【点评】本例暴聋与卢氏前面所治暴哑案病机相似，用药类同，疗效亦佳。

2. 朱某，女，27岁，会计。患者在20多天前行剖腹产，此后

一直潮热多汗。2 天前因天气酷热难当，不听家人劝阻，洗冷水浴 1
次，当晚即身痛项强，晨起双耳听力模糊，耳心阵发掣痛，自服重
感灵、感冒通不效。症见：面白，夹鼻青灰，脘闷厌油，恶寒汗不
出，两手指掌发紧发胀。舌淡，苔白厚，六脉沉细而紧。证属寒湿
袭虚，外郁肌腠，内闭少阴。治宜温阳解表，方用麻黄附子细辛汤
加味，药用：麻黄10g，制附片30g，细辛5g，羌活15g，苍术15g，
生姜20g。水煎服，每天1剂。

复诊：上方服 2 剂，汗出，身、耳痛愈，听力恢复。(《火神派
学习与临证实践》)

**原按：**本例患者，大寒袭虚，肺气闭郁不宣，肾命气化不行，
气闭津壅，窍隧不利而成暴聋之证。治用温化肾气，开宣肺气。肾
气化则气津升降有序，流行无碍，肺气宣则寒凝解散，窍隧顿开，
耳聋自愈。

## 二、潜阳封髓丹加味治案

患者，男，41岁。3 年前于雪中劳动后突发耳聋，曾于多家医
院以"神经性耳聋"为诊断治疗无效。刻下：两耳中度耳聋，可在
1 米内听到高声询问。身体瘦弱，精神较差，睡眠差，口淡，腰膝
酸软，双足凉，二便正常。舌尖红边齿痕，苔薄偏少有裂纹，脉弦
数寸偏浮、关尺偏沉。辨为肾阳不足，耳窍失养，虚火上扰之耳聋
之证。治宜温肾助阳，纳阳入肾，摄敛虚火，方用潜阳封髓丹合柴
胡加龙骨牡蛎汤加减：黄柏25g，砂仁20g，龟板10g，黑附子15g，
肉桂10g，磁石30g，生龙骨30g，生牡蛎30g，柴胡15g，黄芩
12g，干姜10g，桂枝15g，白术15g，炙甘草15g。7剂。

二诊：耳聋减轻，听力好转，余症均有较大改善，效不更方，继进7剂而愈。（编者王波医案）

**原按：**肾藏五脏六腑之精气，上注于目而开窍于耳。此例初诊时因"雪中劳动"为寒邪所伤，邪气长驱直入三阴经。从暴聋、足凉、腰肢酸软、关尺部脉沉来看，纯系寒邪直中少阴经，伤伐肾阳，阳不敛阴，虚火上滞耳窍所致。故以潜阳封髓丹纳阳入肾，加柴胡龙骨牡蛎汤疏散少阳郁气，以此方治此病，多可获效。

# 第十五节 牙 痛

## 一、四逆汤加味治案

1.学生严某，门牙肿痛，口唇牙龈高凸，恶寒特甚，头痛体困，手足逆冷，口不渴，唇龈虽高肿，但皮色乌青。舌苔白滑质青，脉沉细而紧。请吴佩衡老师诊治，处予大剂四逆汤加肉桂、麻黄、细辛：附片90g，干姜45g，炙甘草9g，肉桂12g，麻黄12g，北细辛6g。服后诸症旋即消失而愈。（吴佩衡治案）

【点评】牙痛一症，方书多认为热证，特别是急性者，最易误诊。吴氏辨为阴证夹表，处予大剂四逆汤加肉桂引火归原，略加麻黄、细辛辛散开表，药精剂重，"服后诸症旋即消失"，可圈可点。

吴氏经验："凡牙痛龈肿，并见恶寒或头痛，困倦无神或流清涕，舌苔白滑不渴饮者，亦系寒入少阴。盖牙属肾，肾阳虚寒邪凝结牙龈，血络不通则肿痛作，甚则腮颊亦肿痛，此非邪热实火所致，而应以此方（麻黄附子细辛汤）加生姜15～24g，肉桂9g，甘草6～9g，服一二剂得微汗即愈，其效无比。"

2.李某，女，61岁。牙痛甚重，牙龈无红肿，四肢不温，不思饮水，自汗，食少，舌淡苔白滑，一派少阴虚寒之象。法宜助阳散

寒，温通经脉，以附片30g，干姜12g，细辛1.8g，甘草6g。令其煎服，一剂而愈。（李继昌治案）

【点评】本例牙痛，用药精简，剂量亦不太重，能"一剂而愈"，难能可贵。

## 二、潜阳封髓丹治案

1.孙某，男，38岁。受寒感冒，服辛凉解表银翘散1剂，旋即牙痛发作，痛引头额，夜不安寐，其势难忍。牙龈肿痛，齿根松动，不能咬合，以致水米不进，时时呻吟。舌尖红，苔薄白而润，脉虚数无力。辨为表寒误服辛凉，寒邪凝滞经络，里阳受损，虚火上浮。治宜宣散经络凝寒，引火归原，纳阳归肾，方用潜阳封髓丹加味：附片45g，炙龟板9g，肉桂9g（研末，泡水兑入），砂仁9g，细辛5g，黄柏9g，白芷9g，露蜂房6g，生姜12g，甘草9g。煎服1次，牙痛减轻，夜能安寐，再服则疼痛渐止。2剂服毕，牙龈肿痛痊愈。（吴佩衡治案）

【点评】此属阴火上浮所致牙痛，极易误为实火。论其牙龈肿痛、舌尖赤红，似属外感火热。然从病史看，受寒感冒，服辛凉之剂，旋即牙痛，显然不符。舌尖虽红，但苔薄白而润，脉虚数无力。综合判断，属于"里阳受损，虚火上浮"，说到底是阴火。潜阳封髓丹正为此类证候而设，另加细辛、白芷、露蜂房止痛治标，标本兼顾，2剂痊愈，效如桴鼓。

2.刘某，男，38岁。2007年7月4日初诊：牙周炎10年，反复牙痛，舌疮时发，胸腹前后生疖肿如豆粒大亦反复发作，舌淡胖润苔黄，脉弦寸弱、右脉沉。分析虽见牙痛、舌疮、疖肿所谓肿痛火形，但舌、脉俱属阴象，此属阴盛逼阳上浮、外越所现假火。治当扶其虚阳，潜降阴火，处方潜阳封髓丹：砂仁20g，附子20g，龟板10g，炙甘草20g，黄柏10g，牛膝15g，肉桂10g，骨碎补25g，细辛10g，白芷10g。7剂。

复诊：牙痛已止，舌疮减轻，继续服药已痊。

半年后复发，仍用上方收效。（编者张存悌治案）

**原按：**俗云："牙痛不算病，疼起来要命。"此症常见，但知其由阴火所致者则不多。本院口腔科主任有一天过来找我，想跟我"切磋"一下，说牙科患者经常有牙痛者患有牙髓炎、牙周炎之类的，用消炎药、黄连解毒片等泻火药物，效果不明显，问我有什么好办法。当时给他讲了阴盛阳浮的道理，所谓牙痛、牙龈出血，他认为是火，我认为是寒，火是一个假象。用泻火药来治疗，是南辕北辙，肯定治不好。"齿牙肿痛，本属小症，然有经年累月而不愈者，平时若不究明阴阳虚实，治之未能就痊，未免贻笑大方，学者勿因其小而失之"（《医法圆通》）。此语意味深长，不知有多少医家至今仍在重复着这种"贻笑大方"的错误。

3. 陈某，女，43岁。左下颌部牙龈肿痛半月，经西医牙科治疗仍不能好转。咽略疼痛，手足心热，大便时干时稀，睡眠可。舌淡白，苔白润，脉沉数。附子100g，生龟板25g，砂仁15g，炙甘草25g，黄柏15g，淫羊藿20g，菟丝子20g，补骨脂20g，枸杞子20g。4剂。3小时服1次，每日服药4～5次。

服药2次，牙痛显减，服完痛消，手足心热大减。（曾辅民治案）

**原按：** 此例显然为虚火牙痛证，手足心热即是肾虚阴火之明证。曾师处以潜阳封髓丹加肾四味，乃正治之法也。

4. 李某，女，26 岁。2018 年 7 月 4 日初诊：牙龈红肿数日，牙龈出血溃疡，舌头上有一点疼痛，学习工作一天后傍晚脚即肿，晨起脚肿消退，但发眼睑肿。处以潜阳封髓丹合防己黄芪汤：附子15g，砂仁 10g，黄柏 15g，龟板 10g，炙甘草 10g，川牛膝 15g，木蝴蝶 10g，肉桂 10g，防己 15g，黄芪 15g，白术 15g。5 剂。

服药 2 剂后，患者告知牙龈红肿与脚肿均已消退，嘱继服善后。（编者王松治案）

**原按：** 潜阳封髓丹系潜阳丹与封髓丹二方之合方，该方温阳纳气归肾，治一切真气上浮之症。若方中再加入干姜、肉桂，即成为恩师张存悌主任常用的通用潜阳汤。

5. 祁某，女性，27 岁，怀孕 2 个月。主诉：右侧牙龈肿痛 1 周，加重 2 天。疼痛难忍连及右侧头部，恶心呕吐，口干口苦，素体畏寒。舌淡润苔腻，脉滑。四诊合参，诊断为阴火牙痛，予以潜阳汤化裁，处方：附片 30g（先熬 1 小时），黄柏 20g，砂仁 30g（后下），生姜 30g，炮姜 30g，肉桂 20g，苍术 20g，北细辛 10g，白芷 20g，法半夏 15g，茯苓 15g，炙甘草 30g。2 剂，2 日 1 剂，水煎服。第三天上午来电话告知牙痛已除。（编者张同强治案）

**原按：** 患者怀孕 2 个月牙痛，本来抵触中药，无奈孕期不能乱服西药，其母建议来吃中药。西医治疗一般采取止痛消炎法，中医多以清热解毒为主。自从学习阴阳辨诀之后，方才拨云见日，不被一叶障目，果断诊断为阴火牙痛。患者虽妊娠 2 个月，但是"有故无殒，亦无殒也"，予以潜阳汤化裁治之，引火归原，阴邪散去，邪去正安。

6.崔某，男，70岁。半年以来，反复出现牙疼，夜间为甚。自述全身乏力，口干不欲饮，怕冷，面色晦暗，无神。舌淡苔白有裂痕，脉沉弱。口服甲硝唑胶囊、布洛芬胶囊、清热降火类中成药，仍反复发作。诊断：虚阳上浮阴火牙痛，治以温肾潜阳，处潜阳封髓丹加减：蒸附片45g，干姜12g，炙甘草24g，龙骨30g，龟板15g，牡蛎30g（上药一同先煎1小时），茯神30g，泽泻24g，黄柏15g，肉桂12g。7剂，水煎，饭后温服，一日3次。

7天后随访，服药第4天牙疼消失，诸症均有所好转。（编者任玉金治案）

**原按：**此案牙痛按常规思路可认为是火毒上攻，风火上扰等证，采用清热降火、祛风镇痛之法。但是半年未愈，可见并未中病。按照"阴阳辨诀"认识就是"阴火证"，肾中阳虚，火不安其位而上浮致使牙痛。

## 三、扶阳安髓止痛汤治案

1.李某，男，65岁。牙痛反复发作1个月，加重3天。某医院诊断为牙髓炎，采用消炎止痛治疗，牙痛未能减轻，求卢氏诊治。诊见右齿龈及右侧面颊略红肿，扪之微有灼热感，痛剧时放射至右侧头痛，咽喉干痛，不思水饮，神疲腰酸，大便秘结，小便黄，纳差。舌淡，苔白腻罩黄，脉沉细略滑。证属阳气亏虚，阴火上干，用扶阳安髓止痛汤加白芷15g，法半夏20g。服完2剂后，右齿龈及面颊肿痛大减，头痛及咽喉干痛消失，续用上方去白芷、半夏，再

进2剂，诸症均消。随访2年无复发（卢崇汉治案）

【点评】卢氏自拟扶阳安髓止痛汤治疗阳气亏虚，阴火上冲所致牙痛，疗效满意，组成：炙附子60g，炮姜25g，肉桂12g，黄柏18g，砂仁15g，木蝴蝶20g，骨碎补15g，松节15g，牛膝15g，炙甘草6g。水煎服。

本方用治阴火牙痛，确是良方，编者用治多例牙痛均效。本院外科黄主任，40余岁。捂着腮帮子满走廊喊"牙痛"，编者闻声请他进屋，问其愿意服中药不？云"吃啥都行，别让我牙痛就行。"视其上门牙痛，龈肿，足凉，便溏，舌淡胖润，薄黄，脉滑数，左寸右尺弱。开扶阳安髓止痛汤即刻获效。

2. 孙某，男，80岁。2011年6月21日初诊：胃癌术后15年，上牙床肿痛2年。曾服龙胆泻肝丸、清胃散即好，但反复发作。鼻腔灼热如冒火，便溏，尿黄，眠差，手足冰凉，形色疲倦，纳尚可。舌淡赤胖润，脉左滑数尺弱、右沉滑尺旺寸弱。此属阴火牙痛，当扶阳治本，处方扶阳安髓止痛汤：砂仁15g，黄柏10g，炙甘草30g，附子30g，肉桂10g，炮姜20g，牛膝15g，木蝴蝶10g，松节10g，骨碎补25g，白芷10g。7剂。

复诊：述服用头剂，牙痛反而加重，但从第二剂起，牙痛减轻，7剂服毕，牙痛已减八九成，鼻腔灼热消失。守服7剂即愈。

老先生特意给我写了一封信，说牙痛病人甚多，别人都治不好，唯我的药方有效，劝我打广告云云。2年后复发，仍来找我，原方仍效。（编者张存悌治案）

原按：本案牙痛，前服龙胆泻肝丸、清胃散之类凉药也曾见好，但反复发作，迁延2年，这算治好了吗？临床上，用凉药治疗一些虚阳外越的假热假火证，可能也有一时疗效（更可能根本无效），所谓的肿痛火形如牙痛、口疮等可能暂时缓解，医家沾沾自喜，病人也觉得见效。其实只是一种表象，其阴寒本质非但没有改善，凉药可能使之更受戕害，用不多久症状就复发了。不知这是一时的"硬性"将假热制伏，正所谓"治标未治本"。如此反复治疗，反复发作，终成"疑难病症"，这种怪圈例子比比皆是。如果能够识得阴火，从扶阳潜降入手，不但能够治好此病，最大优势还在于不再复发，因为它体现了治病求本的精神。

3. 王某，女，56 岁。2008 年 3 月 31 日初诊：牙龈肿痛 1 年，龈肿不红，时出脓色黄，下门牙松动，足时凉，便时溏，口苦。舌淡胖润，右脉弦，左脉略数寸沉。诊为阴火牙痛，方用扶阳安髓止痛汤：砂仁 20g，附子 20g，炮姜 15g，牛膝 15g，黄柏 15g，炙甘草 30g，木蝴蝶 10g，肉桂 10g，松节 10g，白芷 10g，骨碎补 25g。7 剂。

复诊：龈肿已消，门牙松动也已恢复，口苦亦减。前方再予 7 剂。（编者张存悌治案）

4. 孔某，男，48 岁。2011 年 4 月 12 日初诊：牙痛反复发作 2 年，近因丢失银行卡"上火"，出现右侧上下牙连及头痛四五天，伴牙龈出血。手足发凉，麻木，中午感到特别困。舌胖润苔薄黄，脉右沉寸滑、左滑软尺沉。前曾服某名医中药半月无效，据云是"胃火"，服其药后牙痛未效，但感"胃如石硬"。

分析本病所发虽有情志因素，且见牙痛、出血等似乎"胃火"之症，但由手足发凉、中午困倦等症状可知阳气亏损，其牙痛、出血当由阴盛逼出阴火所致。若真为"胃火"，何以服药后感到"胃如石硬"？此必凉药冰胃之误。因径用扶阳安髓止痛汤治之：炮姜30g，附子30g，炙甘草30g，砂仁20g，黄柏10g，牛膝20g，肉桂15g，松节30g，骨碎补30g，麦芽30g，白芷10g，白芥子10g，桂枝25g。7剂。

5月3日复诊：告称服药3天时，牙痛反而加重，但至第四天则痛止未发，故未来诊。近日牙痛又有反复，舌淡胖润，脉滑软寸弱，仍予原方再投7剂。（编者张存悌治案）

**原按：** 凡服药后常有"反应"，这些反应有的是"药与病相攻者，病与药相拒者"，属于正常的反应。比如双方对阵，你不打他，可能相安无事。现在你要打他，他要反抗，可能就有反应，甚至是剧烈反应，此即所谓"药与病相攻者，病与药相拒者"，"岂即谓药不对症乎"？如本案服药3天牙痛反而加重，即为药病相攻的反应，这需要病人稍安勿躁，耐心观察一下。当然可以向医者反映一下，由他来帮你判断。

5. 2018年11月14日，本人10天前感冒，间断服风寒感冒颗粒，1周前开始牙龈肿胀、轻微疼痛，服用人工牛黄甲硝唑胶囊、维生素 $B_2$、阿莫西林胶囊2天，无缓解。3天前肿胀明显，左侧牙龈明显肿大隆起、轻微疼痛，头晕嗜睡，畏寒怕冷，口和。舌淡润苔白腻，脉浮重取无力。辨证为阴火牙痛，夹带外感，以麻附细辛汤合扶阳安髓止痛汤化裁：麻黄20g，附片60g，细辛20g，生姜50g，炮姜15g，肉桂20g，砂仁15g，黄柏15g，松节20g，木蝴蝶30g，茯神30g，姜半夏30g，白芷20g，白芥子30g。2剂，2日1剂。

服药第二天开始肿消，精神转佳。第三天肿已经基本上消尽，无畏寒怕冷，基本痊愈。（编者张同强治案）

**原按：** 作为中医为什么去吃抗生素呢？我想验证一下学习阴火的认识。之前对这种牙痛我肯定诊断为阳证。这次在沈阳学习后，果断诊为阴火，据此治之竟收捷效。如果不是这次学习，怕是永远也不会诊治这种阴火牙痛。

有意思的是，我这个牙痛案发了朋友圈，一位患者把处方收藏了。后来他自己牙痛就去照方抓药，居然也缓解了。但没彻底，来门诊就诊，说已经吃了这个处方2剂。告诫他不要随意模仿，要因时、因地、因人制宜。

第六章　皮肤科病证示范案例

# 第一节 痤 疮

## 一、麻黄附子细辛汤治案

1.王某，女，19岁。痤疮3年，加重半年。痘疹布于额、颊、下颌，色红。便溏日行三四次，手足心热，无汗。遍服中西药物加外敷，均无显效。舌淡胖润尖略赤，脉弦，右脉兼沉。此阳气不足，寒湿在表，皮腠郁滞，拟扶阳开表，麻黄附子细辛汤加味主之：麻黄10g，附子30g，细辛5g，肉桂10g，干姜20g，茯苓30g，泽泻15g，蝉蜕10g，黑芥穗10g，乌蛇肉30g，炙甘草20g，皂刺10g，生姜10片。10剂。

药后汗出，痤疮显减，泄泻已止，原方麻黄减为5g，干姜改为炮姜，再服10剂，告愈。半年后复发，仍用上方，附子加量至60g，仍效。（编者张存悌治案）

**原按：**痤疮表现为面部"肿痛火形"，时医多从风热、肺热、湿热、血热等辨治，用药多以清凉为主。用些枇杷清肺饮类套方套药，果是风热、肺热等引起者，可能取效。但临床上许多病例并无效果，如本例"遍服中西药物加外敷，均无显效"即是。仔细辨证，此类患者多有阴盛阳虚表现，依据阴阳辨诀判之，显系阴证，其"肿痛火形"为虚阳外越阴火之象,颇为惑人。识得寒热真假,用药自然别开门径。

2.张某,女,34岁。2011年11月28日初诊:痤疮2个月,遍布满脸,唇口部位尤其密集,肿突如粟粒,色紫红暗,背部亦有少许。鼻塞,口臭,畏冷,手足发凉,尿黄,无汗。舌淡胖润,脉左沉滑关旺、右沉滑寸弱尺旺。此太少合病,腠理郁闭,麻黄附子细辛汤加味:麻黄10g,细辛10g,附子30g,炮姜30g,黑芥穗15g,苍术30g,黄柏10g,苡仁30g,生半夏20g,白芷15g,茯苓25g,牛蒡子15g,皂刺15g,肉桂10g,生姜20g。10剂,水煎服,日1剂,饭后服。

二诊:痤疮基本消失,仅遗二三个亦消减,余症亦减。守方再服5剂。(编者张存悌治案)

## 二、麻黄真武汤治案

1.郭某,女,30岁。2011年10月18日初诊:痤疮3个月,满面痤疮脓点,腰背、上肢亦有发作。自觉乏累,畏冷,头屑多,无汗,月经错后1周。舌淡胖苔薄黄润,脉弦软寸弱。辨为阳虚,仿周连三先生法,真武汤加麻黄等试之:附子30g,茯苓30g,苍术30g,赤芍20g,麻黄15g,炙甘草10g,皂刺15g,白芷15g,肉桂10g,黑芥穗15g,乌蛇肉30g,炙甘草10g,生姜25g。7剂。

10月25日复诊:痤疮稍轻,未汗。上方附子加至45g,麻黄20g,皂刺25g,另加连翘20g,狼毒3g。

2012年3月29日其母来看病,告其女儿痤疮已愈。(编者张存

　　　　　　　　　　　　火神派示范案例点评

悌治案)

**原按：** 本案以真武汤温阳利水以治寒湿郁结，另加麻黄辛散表邪。用真武汤加麻黄治疗阴证疗疮系周氏较为成熟的经验，"屡见速效"，虽是一味药加入，却开辟了阴证疗疮的新一法门，编者由是命其名为麻黄真武汤，收入《火神派名医验方辑要》中。受其启发，推广用于阳虚型疖肿、痤疮等，疗效颇佳，尤以脓点型痤疮为宜。

2. 本人自 2005 年读高二时起，面部额头、唇周、两颊即生痤疮，几年后累及项部，此起彼伏，有些有硬结，有些有脓头，有些则破溃出血。当时曾用一些西药外敷，并未见效，未再治疗。

2014 年 6 月读研二时，经同学帮助，找到名医李老师治疗，处方：酒军 10g，黄芩 10g，黄连 10g，焦栀 15g，生地 20g，元参 20g，云苓 15g，焦术 15g，紫草 20g，茜草 20g，刺蒺藜 20g，甘草 10g。上方服用后，痤疮基本消失，但服用 1 个半月时出现腹痛、腹泻，因思苦寒伤胃，遂停药。停药后，痤疮旋即复发，一如往常。且自此以后，若饮用凉水或冷饮便会即刻腹痛、腹泻。

遂自行以麻黄真武汤治疗，处方：附子 30g，茯苓 30g，白术 20g，白芍 15g，生姜 15g，乌蛇肉 30g，皂角刺 15g，黑芥穗 15g，白芷 15g，炙甘草 10g。因平素有汗，故未加麻黄。上方只服用 20 天，面部痤疮完全消失，至今未再复发。（编者王松治案）

**原按：** 编者曾自行试用清上防风汤、枇杷清肺饮、柴胡桂枝干姜汤等方剂，均未能治愈。2017 年春天，经多方涉猎，有幸于张存悌老师《医案医话选》一书中读到阴火理论，真如醍醐灌顶，乃效仿老师医案，用麻黄真武汤再治，竟然获取佳效，乃逐渐步入火神派门径，收获良多。

3. 林某，男，22 岁。2018 年春季初诊：痤疮 6 年，手脚凉，膝盖冷，不喜食凉，食凉则腹痛，少汗，舌淡苔白。辨为风寒束表，治以解表散寒，方用麻黄附子细辛汤加味：附子 15g，麻黄 10g，细辛 5g，乌蛇肉 30g，皂角刺 15g，徐长卿 20g，肉桂 10g，荆芥穗 15g，白芷 15g，炙甘草 10g。6 剂。

服药后痤疮好转，手脚膝盖转暖，每天鼻衄 1 次，晨起喉中有痰。改方麻黄真武汤加味：附子 15g，白术 20g，茯苓 20g，白芍 20g，生姜 15g，乌蛇肉 30g，荆芥穗 15g，皂角刺 15g，肉桂 10g，白芷 15g。7 剂。

服药后手脚膝盖回暖，痤疮完全康复，痰减，上方加川牛膝 15g，桂枝 15g，干姜 15g，继服 7 剂调理善后，诸症痊愈。

2 个月后因搬家劳累、受凉复发痤疮与腹痛，仍以上方调理而愈。（编者王松治案）

**原按：**麻黄真武汤用于治疗阴证疔疮，开辟一新法门，恩师张存悌将该方推广应用于阳虚型疔肿、痤疮等皮肤病的治疗，疗效斐然，尤以脓点型痤疮为宜。


## 三、潜阳封髓丹治案

1. 张某，女，33 岁。痤疮二三年，唇周痤疮点点，甚者有脓疱，口腔溃疡和齿龈肿痛反复发作，足凉过膝，口和，尿稍黄，便可，既往胃病多年，月经错后 1 周。舌淡赤胖润，脉滑软左寸浮。此一派阳虚之象，痤疮、口疮、牙痛皆阴火所致，治以扶阳潜纳，潜阳封髓丹加味：附子 10g，砂仁 15g，龟板 10g，黄柏 10g，炮姜 10g，牡蛎 30g，蜂房 10g，生地 15g，竹叶 10g，炙甘草 15g。

3 剂后口腔溃疡愈合，余无改进。守方继续调理，减去生地，加连翘，治疗 1 个月，痤疮消失，足膝转温，迄未复发。（编者张存悌治案）

**原按：**以前治痤疮，多按风热毒火论处，疗效并不可靠。此案系初学火神派后，接治的第一例痤疮病人。当时想郑钦安论述阴火时提到好多病症，但未提及痤疮，今按阴火论处有些踌躇。转念想医家不可能什么病都遇到，只要理论上符合阴火认识，就可以按阴火议治，由是此案成为第一例以扶阳法治好的痤疮病人，此后用此法治愈很多同类病症。'

2.卢某，女，17 岁。前额、唇周散发痤疮 2 年，伴有口疮、口臭，鼻如冒火，牙龈时有出血，便干夹血，足冷，手足心热，曾服牛黄解毒片无效。舌淡胖有齿痕，脉沉弦缓。考其舌脉已知阳虚，足凉更见阴盛真情。逼阳上浮而见诸般阴火之症，齿衄、便血则属阳虚失于固摄，拟温阳潜镇，方选潜阳封髓丹加味：砂仁 20g，附子 15g，炮姜 15g，肉桂 10g，黄柏 10g，木蝴蝶 15g，连翘 15g，蜂房 10g，大黄 10g，牛膝 15g，泽泻 20g，茯苓 30g，甘草 10g。7 剂。

二诊：便血、齿衄及口疮消失，但额头丘疹似有加重，手足心热减轻，鼻如冒火减轻，足凉依旧，便干减轻。附子增至 30g，余药稍做调整，7 剂后，诸症皆减。守方调理 2 周，痤疮各症消失，唯手足仍凉，不愿再服药。（编者张存悌治案）

3.何某，女，护士。面部痤疮 3 年，痤疮色红、瘢痕、色素沉着，口臭，口干不思饮，烦躁，大便干燥，3 ～ 4 日一行，长期口服清凉方药如排毒养颜胶囊，痤疮此起彼伏，连绵不断，痛苦不已。

舌暗红少津，苔薄白，脉沉细无力。辨证：肾阳虚损，相火不藏。治予潜阳封髓丹：川附片100g，制龟甲15g，砂仁10g，焦柏9g，肉桂15g，细辛6g，骨碎补15g，炒白术15g，怀牛膝20g，肉苁蓉20g，杏仁10g，厚朴15g，佛手15g，川芎10g，炒小茴10g。

5剂后诸症明显缓解。守方20剂，痤疮消失，色素明显变淡，瘢痕变平整。（《著名中医学家吴佩衡学术思想研讨暨纪念吴佩衡诞辰120周年论文集》）

【点评】本例痤疮色红、口臭、大便干燥难解，易误认为脾胃蕴热。仔细分析，倦怠、脉沉细无力乃少阴病之证，口臭则系少阴阳虚真气外溢。《医理真传》称："按口臭一证，有胃火旺极而致者，有阴盛而真精之气发泄者。因胃火旺而致者，其人必烦躁，恶热，饮冷不休。"本例口干不思饮，乃少阴阳虚，津不上承引起。大便干燥则因阳虚运化无力所致，俱不可误辨为阴虚阳旺。此外，由病史长达3年，屡服清凉方药而缠绵不愈亦可推知不是阳证。

## 四、薏苡附子败酱散治案

任某，女，19岁，大学生。上初中时即面生痤疮，遍服中西药物加外敷，均无显效，甚为苦恼。症见：痤疮满脸，大小不一，此起彼伏，部分已有脓液形成。脚手湿冷，冬天更甚，喜食生冷食物。舌淡苔白滑，脉沉细略滑。证属寒湿阴盛，湿郁化热。治宜温阳解毒，方用薏苡附子败酱散加味：附子20g，败酱草30g，薏苡仁30g，白芷10g。3剂，每天1剂。

服药之后，感觉很好，痤疮有好转趋势，且胃口觉得很好，手脚湿冷略改善。方药对症，再服 6 剂。

三诊：原有痤疮明显恢复，皮肤变化明显，化脓痤疮的脓液均自行排出，仔细观察面部痤疮已不明显。原方再服 6 剂。共服 1 月有余，面部痤疮已基本消失，面部皮肤已光滑白润。

随访半年，远期效果也较为满意。（傅文录治案）

【点评】此案痤疮借用薏苡附子败酱散加白芷治愈，别具一格。当以"脓液形成"为指征。

# 第二节 湿疹

## 一、麻黄附子细辛汤加味治案

1. 孙某，男，75 岁。湿疹时发时止已 10 年有余，冬季多发，现细疹以颜面颈项尤多，色红，刺痒，手足发凉，便溏而艰，屡治不效。高年脾肾阳虚，伏风夹湿，郁于头面，拟麻黄附子细辛汤加味主之：麻黄 10g，附子 20g，细辛 10g，肉桂 10g，砂仁 10g，沉香 10g，茯苓 30g，蝉蜕 10g，黑芥穗 10g，乌蛇肉 30g，炙甘草 25g，生姜 10 片。7 剂。

药后见泄泻、肠鸣、矢气等征象，此为温药运行之征，腹内沉寒痼冷有如冰霜，今逢日照而化行泻去，为祛寒之兆，凡服姜、附类温药后见此类反应者，皆为佳兆，不必犹疑。丘疹已大退，仍痒。上方调整，再服 7 剂，疹退痒止。（编者张存悌治案）

**原按**：本例湿疹，亦以麻黄附子细辛汤温阳开表，权当治本；另选蝉蜕、黑芥穗、乌蛇肉为皮肤病专药，祛除伏风，是为治标，多年痼疾竟获卓效。

2. 李男，10 岁。2011 年 5 月 3 日初诊：湿疹发如粟米，色暗红，以四肢手足为多，面颊部亦有，已经 4 天。平素手足凉，大便三天一行，食欲差，正汗。舌胖润苔略黄，脉右滑寸弱，左浮滑尺弱。阳虚之体，复感外邪，法当太阳少阴兼顾，麻黄附子细辛汤加味：麻黄 10g，细辛 10g，附子 25g，黑芥穗 10g，乌蛇肉 30g，桂枝 25g，白芍 25g，炙甘草 15g，白芷 10g，蝉蜕 10g，砂仁 10g。

6 月 7 日复诊：服药已效，昨因洗澡后受风又犯，前方加薏苡仁 30g，5 剂又效。（编者张存悌治案）

3.陈女士，36 岁。2018 年 10 月 19 日发现腰腹部出现散在红色丘疹，就诊于沈阳某皮肤病医院，诊断为"湿疹"。给药液外敷和湿疹膏外用，未见疗效。10 月 21 日发展为片状丘疹，某医科大学附属院诊断为"药疹"，予抗过敏药物 3 天未效，并有加重，告之需要治疗数月才能治愈。于 10 月 24 日就诊：皮肤成片状丘疹，瘙痒红热，夜间加重。失眠心悸，感到焦虑。舌胖润苔薄腻，脉沉濡。皮肤红热，有太阳表证；脉反沉，舌胖润，反映阳气不足，证属太阳、少阴两感，给予麻黄附子细辛汤加味：麻黄 10g，细辛 10g，黑顺片 30g，茯神 30g，蝉蜕 15g，荆芥穗 20g，乌蛇肉 20g，龙骨 30g，牡蛎 30g，生姜 15g。5 剂，水煎服，忌食生冷。

二诊：皮肤红热肿形缓解，失眠心悸改善，上方续服。

三诊：皮疹基本消退，仍有皮痒，偶有心慌。上方稍做调整：麻黄 10g，细辛 10g，黑顺片 30g，防风 15g，乌蛇肉 25g，白芷 15g，荆芥穗 20g，徐长卿 20g。5 剂收效。（编者王天罡治案）

**原按**：中医有完整的理论体系及诊疗方法，不必套用西医的病理思路，不必拘泥于病名，注重辨识阴阳虚实。此案皮肤病，不论是湿疹、丘疹，还是药疹，四诊合参，属太少两感证。肾阳虚而感寒，选用温肾散寒开表之品，仅服中药 10 天，皮疹消退。疗效就是中医的名片，更是中医的灵魂。

4.孙某，女，42 岁。上海某高校教师。2017 年 11 月 17 日初诊：

双手手腕及手背皮肤湿疹 5 年余，皮损呈片状，微红，瘙痒，中西医久治不愈。怕冷，无汗，晨起着急去厕所，便溏，食生冷则呃逆，时有口臭。脉沉滑，舌胖润。辨为少阴夹表证，处麻辛附子汤加味：麻黄 10g，附子 30g，细辛 10g，蝉蜕 10g，乌蛇肉 30g，黑芥穗 20g，干姜 10g。7 剂，饭后服用。忌辛辣、生冷寒凉食物及海鲜。

25 日告知，服药 3 天，手腕上的皮肤开始恢复，手背症状也明显减轻，口气已经没有了，晨起也没有急着跑厕所。

12 月 9 日告知，右手腕皮肤基本已经好了，左手仍未痊愈。嘱其按时服药，效不更方，原方加炙甘草 15g，15 剂。后随访痊愈，不再怕冷。（编者傅勇治案）

## 二、桂枝汤加味治案

1.孙某，女，7 岁。2011 年 4 月 8 日初诊：湿疹 10 天，颜面、颈部、手背、耳部红疹如粟粒，色红，发痒。有汗，手足凉，涕黄，便干。曾服中药、抗过敏药不效，以前犯过二三次。舌胖润，脉浮滑尺弱。辨为伏风隐于肌腠，营卫失和，桂枝汤加味处之：桂枝 25g，白芍 25g，炙甘草 15g，黑芥穗 10g，蝉蜕 10g，防风 10g，乌蛇肉 30g，附子 15g，肉桂 10g，砂仁 10g，生姜 10 片，大枣 10 个。5 剂。服药后痊愈。（编者张存悌治案）

**原按：** 皮肤病总由营卫失和引发，桂枝汤可为基础方，尤以有汗为适应证。黑芥穗为治伏风要药，蝉蜕、防风、乌蛇肉皆为皮肤病要药。

2.孙某，女，9 岁。2013 年 5 月 6 日初诊：面上丘疹色红、瘙痒，上肢少汗，已发 1 个月。鼻炎时堵，有汗。舌胖润，脉沉弦数软。此亦营卫失和，风侵腠理，处方：桂枝 25g，白芍 25g，炙甘草 15g，白芷 10g，黑芥穗 10g，蝉蜕 10g，乌蛇肉 20g，紫苏 10g，生姜 10 片，大枣 10 个。3 剂，痊愈。（编者张存悌治案）

**原按：** 此即上案患者，2 年后湿疹复发，仍用上法取效。

## 三、真武汤加味治案

1. 王某，男，40 岁，农民。患"顽固性湿疹"3 年余，遍用中西药物内服加外用，只能取效一时，甚为苦恼。症见：双下腿散在暗红色皮损，表皮粗糙，并有干燥鳞屑，瘙痒夜间为甚，足跟干裂疼痛，右足背有一块直径 2cm 的皮损。舌质淡白中根部微腻，脉沉细。证属寒湿蕴结，肌肤失养。治宜温阳祛寒，健脾祛湿，活血止痒，方用真武汤加味，药用：附子 15g，白术 30g，茯苓 30g，赤芍 20g，苦参 10g，川牛膝 10g，生姜 10g，当归 15g，白鲜皮 15g，全虫 6g。6 剂。水煎服后，药渣再煎外洗，每天 1 剂。

二诊：服药后小腿部分皮损消失，足跟干裂渐趋恢复，瘙痒基本消失。守上方化裁，制为小水丸，每次 6g，每天 3 次，连服 3 个月。

上药服用 4 个月，皮损全消而告愈。（刘天骥治案）

**【点评】** 顽固性湿疹顽固难治。刘氏早年出于按图索骥之治疗思路，临证困扰多年。学了扶阳理念，阴阳辨证，治病求本，标本结合，抓住了虚寒之根本环节，内外合用，汤药开道，丸药巩固，疗效显著。

2. 张某，男，31 岁，患者系大连老同事。2019 年 1 月 7 日初诊：因小腿，双肘外侧湿疹 2 年求治。湿疹呈大面积片状，色淡红，极痒，挠后有渗出液，影响睡眠。无汗、便溏、余无不适。舌嫩胖润，脉左沉滑寸尺弱，右沉滑尺弱。经当地多家医院治疗无效，找编者欲试服1周，若无效即不再找看了。因症断以阴盛寒湿在表，拟真武汤加味：附子30g，白术30g，白芍15g，麻黄12g，细辛10g，茯神45g，龙骨30g，牡蛎30g，桂枝25g，干姜10g，乌梢蛇25g，荆芥炭15g，生姜15g。由于附子需要久煎，煎药不便，建议其用中药配方颗粒。嘱忌生冷、辛辣及海鲜，避风寒。

1月15日开始服药，2月13日告知：服药不到1周肤痒即消失，睡眠也得到改善。没想到跑了那么多大医院都没看好的病，几剂中药下去疗效如此显著。于是信心倍增，再次服药，共服2周，痒止疹消，仅遗色素沉着。（编者傅勇治案）

**原按**：本案湿疹下肢为甚，且便溏、舌胖润，均提示寒湿偏盛，选真武汤为基本方。皮疹而无汗加入麻黄开表，再加乌梢蛇、荆芥炭两味皮肤病专药治标。眠差考虑心阳虚，合入桂枝龙骨牡蛎汤。

## 四、乌蛇荣皮汤治案

1.刘某，男，56岁。2008年3月18日初诊：湿疹月余，四肢、腰腹红疹成片，头部亦有，瘙痒。夜里出汗，1年前头部发作过。舌淡胖润，脉右弦数左弦滑寸弱。辨证为营卫失和，肌腠蕴热。治以乌蛇荣皮汤，处方：桂枝20g，赤芍20g，炙甘草10g，桃仁10g，红花10g，丹皮10g，紫草5g，白鲜皮30g，白蒺藜30g，乌蛇肉30g，何首乌20g，黑芥穗10g，炮姜15g，蝉蜕10g，砂仁10g。

守方调理21剂，湿疹消失，带其夫人看皮肤病。（编者张存悌治案）

**原按：** 乌蛇荣皮汤为李可老中医研制的皮肤病效方，功能通调营卫、养血润燥、驱风止痒、活血祛瘀，用治多种皮肤科顽症。药物组成：生地（酒浸）、当归各 30g，桂枝 10g，赤芍 15g，川芎、桃仁、红花各 10g，丹皮、紫草各 15g，定风丹 60g，白鲜皮 30g，乌蛇肉 30g（蜜丸先吞），炙甘草 10g，鲜生姜 10 片，大枣 10 枚。

编者体会，该方治疗热性、阳证皮肤病疗效好，由其药物组成中寒滋药偏多可知。对于阴证皮肤病并不相宜，因此不宜看作皮肤病通治方。

2. 张某，女,82 岁。2008 年 10 月 9 日初诊：全身湿疹 3 个多月，色红，干燥脱屑，上身多，痒甚，夜间重于白昼。畏冷无汗，便干，足凉，纳可。舌淡胖润，脉左弦浮寸弱右弦寸浮。当通调营卫，养血润燥，驱风止痒。治以乌蛇荣皮汤：桂枝 20g，白芍 20g，炙甘草 10g，桃仁 15g，红花 10g，当归 30g，川芎 10g，白鲜皮 30g，何首乌 30g，乌蛇肉 30g，白蒺藜 30g，砂仁 10g，炮姜 15g，肉桂 10g，黑芥穗 15g，蝉蜕 5g。10 剂。

复诊：皮疹显减，瘙痒亦轻，便干缓解。继服上方,1 个月痊愈。（编者张存悌治案）

## 第三节　荨麻疹


### 一、麻黄附子细辛汤加味治案

1.李某，女，45岁。荨麻疹反复发作4个月，以双胯、左胁、背部多发，呈白团块状，畏冷，无汗，便干。舌淡胖润有痕，苔薄黄，脉沉滑关旺。居住潮湿环境，卫表多湿，阳气不足，当内外兼调，拟麻黄附子细辛汤加味：麻黄10g，附子30g，细辛10g，黑芥穗15g，蝉蜕10g，乌蛇肉30g，白芷10g，桃仁15g，红花10g，炙甘草15g，麻仁20g。

服药14剂痊愈，带女儿看同样皮肤病。（编者张存悌治案）

**原按：**本例荨麻疹亦以麻黄附子细辛汤温阳开表以治本；另选蝉蜕、黑芥穗、乌蛇肉皮肤病专药是为治标。久病多瘀，故加桃仁、红花活血。

2.王某，女，61岁。2013年10月22日初诊：春节起荨麻疹反复发作至今，全身多发，起团状白色包块，边缘色红，但头面不发。有汗，时心悸，眠差。舌淡赤胖润，脉左沉弦、右弦浮寸弱。曾在沈阳、北京各大医院屡次查验过敏原，治疗乏效，"花了很多钱"。拟麻黄附子细辛汤加味：麻黄10g，附子30g，细辛10g，黑芥穗15g，蝉蜕10g，乌蛇肉30g，桂心25g，紫苏10g，茯神30g，桃仁

10g，红花 10g，炙甘草 15g，龙骨 30g，牡蛎 30g。7 剂。

复诊：皮肤包块面积、瘙痒大减，守方再服药 14 剂痊愈。（编者张存悌治案）

**原按：** 此案荨麻疹病机亦为阳虚夹带表邪，以麻黄附子细辛汤太少两解，同时加皮肤病专药。本案荨麻疹曾在各大医院屡次查验过敏原，治疗却乏效果，这种局面多见。从中医角度看，所谓"过敏性"疾病，多责其先天不足，肾中元气亏虚，亦即自身免疫力低下，复因外邪引发。从肾论治，方谓治本之道。若囿于过敏学说，用些所谓抗过敏药，终是不能治本，隔靴搔痒而已。

## 二、乌蛇荣皮汤治案

邱某，女，37 岁。2006 年 10 月 13 日初诊：皮肤瘙痒，搔之则随手而凸起条状抓痕，色红，余无异常，病已 2 年。素嗜酒，舌光赤胖，脉弦。从舌光赤、嗜酒蕴热着眼，仿李可治法，投乌蛇荣皮汤治之：桂枝 15g，白芍 15g，炙甘草 10g，桃仁 10g，红花 10g，黑芥穗 15g，紫苏 10g，浮萍 10g，蝉蜕 10g，地龙 15g，乌蛇肉 30g，何首乌 25g，白蒺藜 25g，生姜 10 片，大枣 10 枚。7 剂。

服药即愈。（编者张存悌治案）

**原按：** 此案从舌光赤、嗜酒蕴热着眼，判为热性、阳证皮肤病，因投乌蛇荣皮汤治之，方证相应，故收捷效。

# 第四节　皮肤瘙痒

## 一、封髓丹加味治案

李某，女，25岁。皮肤瘙痒，指间易发小水泡多年。自觉身热则皮肤瘙痒难忍，与气候无关。手心热则手痒，身热则肌肤痒。稍有口臭，腰略酸软，饮食一般，大便不规律、时干时稀，怕冷，眠差。舌淡白，苔白水润，脉细略数。处方：生黄柏12g，砂仁25g，炙甘草25g，炮姜20g，紫石英30g，龙骨30g，牡蛎30g，白芷20g，白鲜皮30g，乌蛇20g。5剂。

药后身痒消失，指间小水泡消失。夜尿1次，大便仍不规律，眠差，易醒则再难眠，口略臭，腰仍酸软。舌淡白，白润苔，脉细缓。调方：生黄柏12g，砂仁20g，炙甘草20g，炮姜30g，紫石英30g，龙骨30g，牡蛎30g，淫羊藿20g，菟丝子20g，鹿衔草30g。5剂。（曾辅民治案）

【点评】此案舌淡白、苔白水润、脉细略数、怕冷，提示阳虚湿盛；虚阳外浮，郁热于肌肤而致瘙痒。处以封髓丹合炮姜甘草汤加味潜镇浮阳，兼以白芷、白鲜皮、乌蛇除湿止痒；二诊在原方基础上加用补肾填精之品，以期扶阳固肾。

## 二、引火汤治案

1.陈某，女，44岁。身痒。肤色正常，身阵热，热则痒。面热则在午后出现。心烦，神倦，舌淡，脉沉细弱。此阳损及阴，阴不抱阳，雷火燔灼，肤失濡养而痒。用引火归原法处之：熟地24g，西砂仁20g，天冬12g，五味子10g，茯苓15g，玄参12g，巴戟天30g，肉桂5g（后下），炮姜20g，枣皮30g，炙甘草20g。3剂。

服药而愈。（曾辅民治案）

【点评】此案判为雷火燔灼，依据两点：身阵阵发热心烦。

2.易某，女，56岁。身痒3年。心烦，身阵热则痒，热退半小时痒止，皮肤稍干燥，痒常发生在午后或夜间。不热时又觉冷，舌淡边有齿痕，脉沉细。予以引火汤：熟地20g，山萸肉30g，茯苓15g，五味子15g，麦冬20g，天冬10g，玄参8g，肉桂3g（后下），杭巴戟30g，乌蛇30g。3剂。

此方前后续进10余剂而痒止，续与左归饮调治。（曾辅民治案）

## 三、桂枝麻黄各半汤治案

某女，30岁，小儿推拿师，厦门人。2018年4月寻余诊治。手掌瘙痒5年，皮肤上没有显性征象。偏虚胖，无汗。舌略胖，苔薄白。患者平时有喝啤酒的习惯，考虑风邪在表、夹湿，应使其得小汗出，用桂枝麻黄各半汤加减：麻黄8g，桂枝8g，苍术15g，白芍8g，炙甘草5g，荆芥穗10g，蝉蜕10g，防风10g，大枣3枚（掰开），生姜3片，杏仁8g（捣碎）。5剂，水煎服。

服药后即愈，半年后复发一次，守方再服而愈。（编者杨杰治案）

【点评】桂枝汤治表虚，麻黄汤治表实，二方合用，乃解其半虚半实也。《伤寒论》有文："以其不能得小汗出，身必痒，宜桂枝麻黄各半汤。"

# 第五节　过敏性皮炎

## 一、桂枝汤治案

韩某，女，55 岁。2013 年 8 月 20 日初诊：工作在中药房抓药，每次接触细辛则发病，身起红色丘疹如红豆粒大小，前后胸、四肢均发，颈部尤多，瘙痒，多汗，病已半个月。舌淡胖润，左脉滑软、右浮寸弱。此为表虚失和，腠理开泄，外邪入袭，桂枝汤合脱敏灵加味处之：桂枝 25g，白芍 25g，炙甘草 25g，黑芥穗 15g，乌蛇肉 30g，皂刺 20g，紫苏 10g，浮萍 10g，地龙 15g，蝉蜕 10g，生姜 10 片，大枣 10 枚。5 剂。

服药后痊愈。此后抓药戴口罩，未再复发。（编者张存悌治案）

**原按：**脱敏灵为皮肤病验方，用治皮肤过敏性疾患，由苏叶、浮萍、蝉衣、地龙组成。

## 二、麻黄附子细辛汤治案

刘某，男，36 岁。2010 年 10 月 20 日初诊：皮肤过敏半月，起红斑、疙瘩，周身分布不一，颈部多发，面部却无。无汗，疲乏。舌淡胖，脉滑软寸弱。证属阳虚表实，从太少两解着眼，投麻黄附子细辛汤加味：麻黄 15g，细辛 10g，附子 25g，白芷 15g，黑芥穗 15g，防风 10g，乌蛇肉 30g，苡米 30g，蝉衣 5g，皂角刺 10g，紫苏 10g，砂仁 10g，桂枝 25g，炙甘草 15g。10 剂。

服药后，红斑、疙瘩消失。半年后病情复发，上方投治犹效。

（编者张存悌治案）

# 第六节 皮肤红斑

## 一、麻黄附子细辛汤加味治案

1. 杨某，男，16岁。身发红斑，色淡而瘙痒，神倦，舌淡，脉沉细。此证不能按诸痒从心清热而治，当从肾治：麻黄10g，附片30g，北细辛15g，徐长卿20g，乌蛇20g。2剂。

药后即愈。(曾辅民治案)

**原按：**为何从肾论治？从舌脉看当属肾阳虚而感寒，寒郁肌腠，阳气受阻而痒。选用温肾散寒之品，加用乌蛇托寒外出止痒，徐长卿活血治痒。

【点评】药精效佳。

2. 周某，女，37岁。身发红斑并瘙痒半月、色淡，脉沉细，舌淡。伴有心下空、慌，发则全身颤抖，寒战。发斑前亦常有此现象，病已5年。斑出于胃，但此属阴斑，与脾肾阳虚相类。心空指剑突下空，此因心阳不足而致。处方：麻黄5g，附片40g，北细辛5g，桂枝30g，炙甘草30g，西砂仁20g，补骨脂20g，菟丝子30g，仙茅20g，徐长卿15g。3剂。

药后诸症明显好转，守方出入而愈。(曾辅民治案)

【点评】此案皮肤红斑与上案同中有异，相同者皆选麻黄附子细辛汤为基础，不同者，本案有心下空、慌之心阳不足表现，故另加桂枝 30g 为助。

## 二、茯苓四逆汤治案

吴季履兄，庚午七月间得伤寒，初不知其病状，至半月后始延余治。诊其脉弦而紧，哕声越邻，舌苔灰黑，胸发紫斑，结硬而痛，脐旁动气，大便利水。询其何以至此，答云：初医说是伤寒，不效；又医说中暑，进香薷饮二剂，遂变至此，仍欲用化斑汤，未敢煎也。余曰：此阴斑也。因冷极于内，逼其阳于外，法在不治。幸神气未昏，手足未厥，初剂用四逆汤加茯苓、半夏、吴萸，温里以治哕，次日加人参以培阳。六剂斑散利止，唯呕哕胸结不开，仍用前剂，不加增减，半月后胸开痛止。方用白术理中，计用参斤许，附子斤许，两月方起床。贻害至今，遇病必须姜附。（郑素圃治案）

【点评】"斑为阳明热毒"，皮肤发斑强调病在肺胃，治以清热凉血，一般医家多从之。郑钦安则分为内证发斑和外证发斑，亦即阴斑、阳斑两纲，关键是"粗工不识，一见斑点，不察此中虚实，照三阳法治之，为害不浅"（《医法圆通》）。这一点，敬云樵很赞同，在眉批中指明："斑发于阳，因外感而致，其证为阳，能治者多；唯斑发于阴，因内伤而致，其证为阴，能识者少。钦安指出两法，重在人所难识一面。"本例即是阴斑。

## 三、真武汤加味治案

1.余青岩令眷，年近三十，夏初得时疫伤寒，初起不恶寒，但发热身痛目赤。用败毒散，二日微汗，而热不退。延至六七日，身发稠密赤斑，狂乱谵语，声变北音，发则不识人，似属阳明热证，但脉细如丝而弦紧，口虽干而不渴。有议用凉膈、化斑者。余以脉为主，作时疫阴斑亡阳危证，幸程至飞、团弘春定议佥同。主以真武理中合剂，重用参附者五日，阳回斑散，始克有生。（郑素圃治案）。

**【点评】**此案身发赤斑，且狂乱谵语，"似属阳明热证"。但用败毒散而不效，且脉细如丝而弦紧，郑氏"以脉为主"，认作阴斑且将亡阳，果以扶阳法而收良效。

2. 黄某，女，47岁。眼部、面部皮肤严重过敏，皮疹红色，头面、眼睛红肿，皮痒难忍。脚无力，腰酸胸闷。发病后，他医治疗2周无效。患者素有脾肾阳虚，外合风水，壅遏肺气。舌苔胖淡无苔，脉沉、右寸浮。辨为风水，肾虚肺胀。治用真武汤合越婢加半夏汤：附子30g，白术20g，茯苓20g，生白芍20g，生麻黄15g，石膏30g，生半夏20g，生姜30g，大枣20g，生甘草15g。5剂。配合肩颈肺俞、大椎上拔罐，腰骶艾灸。

2天后眼睑和脸部肿消痒退，唯肤色稍红，尿频减少。患者使用眼霜后，出现眼睑浮肿，小便频繁。改越婢加附子汤5剂而愈。（编者吴松衍治案）

**【点评】**越婢汤系麻黄、石膏同用，越婢加附子汤则为附子与石膏同用，温清合用。

## 四、桂枝汤加味治案

1. 彭某，女，66岁。皮肤出现对称性红斑多年，受风吹则瘙痒，成斑片状 1 年。红疹无热感。舌淡白，苔白润，脉缓。处方：桂枝 30g，白芍 20g，生姜 30g，炙甘草 30g，大枣 12 枚，徐长卿 30g，乌蛇 20g，白芷 15g。3 剂。

药尽病愈。（曾辅民治案）

**原按：**此案辨证要点在于风吹则痒成片，乃表虚无力鼓邪外出所致。曾师处以桂枝汤加味，桂枝汤调和营卫，徐长卿活血祛风，乌蛇、白芷除风止痒。经方加味，方简药精而理明。

2. 登革热：某女，45 岁，在云南经商，2017 年 11 月 8 日来电求治：周身皮肤现红色疹块，面部最明显，伴瘙痒已 10 天。全身酸痛乏力，间歇发热出汗，以夜间为甚。发热时体温上升至 39℃左右，欲吐，时现脘腹胀痛。大便溏，尿色黄，口渴，不想喝水。舌苔淡润质红。当地医院确诊为登革热，服西药后无效。中医辨证：太阳营卫不和，邪热束表。方用桂枝汤加味：桂枝尖 15g，赤芍 15g，白芍 15g，苍术 15g，川牛膝 15g，土茯苓 30g，赤小豆 30g，紫草 10g，茵陈 15g，广藿香 15g，升麻 15g，葛根 15g，生甘草 10g，生姜 15g，大枣 15g。3 剂，水煎服。忌食生冷及油腻，避寒风。

11 月 9 日：傍晚来电告之说，服完中药 1 剂，原症状已消退大半。

11 月 12 日：服完 3 剂中药，原症消失。（编者黄建华治案）

**原按：**关于"登革热"病名至今第一次听说，也是第一次用纯中医理念辨证治疗这个病，没想到会获得意想不到的效果。

**【点评】**方用桂枝汤，另外合以升麻葛根汤，加土茯苓、赤小豆、茵陈等，均很切当。

中医最主要的通病在于"中医西化"，表现为跟着西医诊断走，搞对号入座，将检验指标如白细胞、体温、血压、血糖值等机械地理解为阴虚阳亢、湿热、热毒等，施以寒凉、滋阴之法，结果离题太远，疗效不得而知，说到底是中医西化的毛病在作怪，背离了阴阳辨诀这两把尺子。"钦安用药金针"中的八字箴言"一切诸症，一概不究"，就包括这些西医诊断和指标，只有这样理解，才能懂得八字箴言之真谛。

# 第七节　带状疱疹

## 一、麻黄附子细辛汤加味治案

1. 刘某，女，48 岁。患带状疱疹 2 天，发布于左胁三五片，色红成簇，灼热疼痛。无汗，余无异常。舌淡胖润，苔薄白，脉滑数而软、右关沉。按阳虚夹风议治，以麻辛附子汤加味试治：麻黄10g，细辛 10g，附子 25g，瓜蒌 30g，红花 10g，连翘 20g，甘草10g。7 剂。

后其邻居来看湿疹，言及刘某服药 5 天即愈，尚剩煎好药汁 8 袋。欲给该邻居服用，被拒而来求诊诉知。（编者张存悌治案）

**原按：**带状疱疹色红成簇，灼热疼痛，确属"肿痛火形"，习惯上认为热毒，一般按肝火论处，用药无非龙胆泻肝汤之类。此案舌脉显示阳虚之象，病在表，因用麻辛附子汤试治，另合验方瓜蒌红花散（瓜蒌、红花、甘草），再加连翘治标。不意竟收捷效，后用本法治疗 3 例，皆药到病除。曾治辽宁中医药大学西医某老师，女，72 岁。患带状疱疹 1 个月。施以神经节截断术后痛减，右额角连目皆肿，仍疱疹成串，灼痛连及发际，麻木，无汗，便艰，脉沉滑数软、左关旺。投以上方，随即收效。开方前对她说："你不要看我的方，怕你看了不敢吃。"答曰："我不看。"难得老师如此信任学生。

　　　　　　　　　　　　　　　　火神派示范案例点评

2.邓某，女，52岁。2018年11月28日初诊：3天前左下腹出现巴掌大红疹，局部皮肤疼痛，自服消炎止痛药无缓解。3天后来我处就诊，症见：左下腹连腰部皮肤红疹，成串珠样，疼痛，灼热。咳嗽喉痒，恶风寒，素体畏寒肢冷。舌淡胖润苔白微腻，脉浮滑。考虑阳虚外感，湿毒蕴结，予以麻附细汤合瓜蒌红花散化裁，处方：麻黄15g，附片30g，细辛15g，苍术20g，瓜蒌皮30g，红花15g，乌梢蛇20g，蝉蜕15g，荆芥15g，连翘15g，赤芍15g，生姜30g。3剂，1剂服2天。

服药中因为局部疼痛难忍，一度想去医院输液。告之疼痛是正常的，不用去输液，坚持吃中药会好。

二诊：疱疹开始消退，颜色变浅，灼热疼痛有所缓解，少许咳嗽，仍恶风寒，舌脉和初诊无明显变化，继续以上方加薏苡仁30g，3剂。

三诊：疱疹开始结痂，疼痛明显减轻，局部微痒，无灼热感，舌淡胖润苔白微腻，继续以前方去蝉蜕、生姜，加炙甘草。3剂。
（编者张同强治案）

**原按**：带状疱疹，西医以抗病毒为主，打针输液也要1个月左右。好多中医被西医牵着鼻子走，用清热解毒法治疗，用龙胆泻肝汤、五味消毒饮等，结果越扯越远。学习经典火神派思路以后，"切勿为西医病名所惑，辨证论治四字足矣"，认定该患属阳虚外感，湿毒蕴结，投药果收良效。

**【点评】** 此案挺好，跳出热毒窠臼，认识到本病乃太少两感，采用麻附细辛汤应之，另合验方瓜蒌红花散，也算标本兼顾。瓜蒌红花散方中有甘草，初诊即宜加入。

3.贾某，女，50岁。2012年12月7日初诊：左臂带状疱疹成簇如巴掌大，灼热而痛4天。形胖，无汗。舌暗赤胖润，脉右弦滑寸弱、左沉滑。以麻黄附子细辛汤加味投之：麻黄10g，细辛10g，附子30g，瓜蒌30g，红花10g，炙甘草15g，土茯苓30g。5剂。

服药后汗出，疱疹明显好转，一天比一天好，痊愈。（编者张存悌治案）

## 二、真武汤加味治案

王某，男，81岁。患带状疱疹1周，发布于右胁五六处，疹如粟米，成片成簇，色红，灼热疼痛，连及右腋。汗多，尿频，宿有前列腺增生。舌略紫胖润苔薄白，脉左浮弦而软、右弦寸弱。拟真武汤加味：附子30g，白术30g，茯苓30g，白芍25g，瓜蒌30g，红花10g，白芷15g，苡仁30g，甘草15g，生姜10片，大枣10枚。7剂。

后以他病就医，告以服药后即愈。（编者张存悌治案）

**原按：**上述像疖疮、痤疮、带状疱疹等习俗认为热证者现在辨为阴证，看起来像离经叛道，其实不是，而是拨乱反正、返璞归真，甚至也不是创新，它是传统理论之回归，如李可所说："近2个世纪，火神派的诞生为先圣继绝学，冲破迷雾，拨乱反正，引导古中医学回归经典正路。"

# 第八节 牛皮癣

## 一、麻黄附子细辛汤加味治案

1. 王某，女，32 岁。2015 年 6 月 14 日初诊：患牛皮癣多年，10 年前吃海鲜过敏后出现皮肤红痒，后逐渐发展，用药治疗后消失。3 个月前全身皮损增厚粗糙，连成大片，简直"体无完肤"，色红起屑。无汗，纳寐尚可，腹凉，二便正常。舌胖润滑，脉沉弱。素体阳虚，风寒久伏，麻黄附子细辛汤加味治之：麻黄 15g，细辛 10g，附子 45g，黑芥穗 15g，防风 10g，乌蛇 30g，徐长卿 30g，蝉衣 10g，土茯苓 30g，砂仁 15g，炮姜 30g，炙甘草 30g，川牛膝 25g，姜、枣引。15 剂，水煎服，日 1 剂。

6 月 29 日二诊：皮损略见缩减，余无改善。调方：麻黄 20g，细辛 10g，附子 60g，芥穗炭 15g，防风 10g，乌蛇 30g，徐长卿 30g，蝉衣 10g，土茯苓 30g，砂仁 15g，炮姜 30g，炙甘草 30g，川牛膝 25g，白芷 10g，狼毒 5g，白鲜皮 30g，生姜 20g，大枣 10 枚。15 剂。

7 月 15 日三诊：前胸后背皮损明显缩减，变薄，已可见到斑驳的正常皮肤，四肢仍无明显改善。调方：麻黄增至 30g，土茯苓增至 45g，白鲜皮增至 40g，生姜增至 30g，加桂枝 30g。15 剂。

7月30日四诊：全身皮损明显好转，已能见正常皮肤。去掉狼毒，附子增至75g，白鲜皮增至60g，加当归15g，30剂。

8月30日五诊：皮损大部分消失，仍无汗。处方：麻黄40g，细辛10g，附子90g，黑芥穗15g，防风10g，乌蛇30g，徐长卿30g，蝉衣10g，土茯苓30g，砂仁15g，炮姜30g，炙甘草30g，川牛膝25g，白鲜皮25g，桃仁15g，红花10g，生姜30g，大枣10枚。

随症调方至2016年6月，将汤药做成蜜丸口服，至今未发。（编者任素玉、张存悌治案）

**原按：** 牛皮癣属顽固性皮肤病，"外科不治癣，治癣丢了脸"。习惯上多从风燥、湿热、血虚等治疗，疗效不确。今从全身着眼，认定素体阳虚，风寒久伏，以麻黄附子细辛汤加味治之，麻黄、附子逐渐加量，终于愈此痼疾。

2.曹某，男，34岁。全身大面积皮肤泛红，粗糙增厚，脱屑，瘙痒。汗少，怕凉。舌淡胖润，脉沉。处方：麻黄10g，细辛10g，附子30g，乌蛇40g，荆芥炭15g，防风10g，徐长卿30g，皂刺15g，茯苓30g，炙甘草30g，姜、枣为引。7剂，水煎服。

服上方7剂后无明显改善，加狼毒3g，7剂。皮损减轻，瘙痒减轻，仍无汗，上方去狼毒续服半个月后，复诊时皮损明显好转活动后略有汗出，已无脱屑，上方又续服半月，诸症消失。（编者任素玉、张存悌治案）

**原按：** 患者皮损伴见畏寒、少汗，故投麻辛附子汤解太阳表邪，温少阴之阳，调整全身状态；另加皮肤病专药如乌蛇、徐长卿、荆芥炭等治标，合为标本兼顾，顽疾得愈。

## 二、麻黄真武汤治案

张某，女，48岁。2014年1月11日初诊：牛皮癣全身泛发年余，头皮处尤多，红斑片片，皮损厚燥，瘙痒，影响睡眠。下肢凉，无汗，手足心热，纳可。舌胖润有痕，脉左沉滑、右浮滑寸弱。按此证肢凉、舌脉俱属阳虚，皮损当按虚阳外浮议治，仿真武汤加麻黄法投之：麻黄15g，附子30g，苍术30g，茯神30g，白芍25g，黑芥穗15g，乌蛇肉30g，皂刺20g，徐长卿30g，桃仁10g，红花10g，龙骨30g，牡蛎30g，炙甘草25g，生姜30片。7剂。

复诊：疗效出人意料，皮损减轻大半，余症亦减，原方稍加调整，再服7剂，竟获痊愈。（编者张存悌治案）

- 原按：以前曾用乌蛇荣皮汤治愈几例牛皮癣，今则换个思路用真武汤加麻黄法，竟收捷报，实赖扶阳大法之效力。

# 第九节　水　疱

## 四逆汤治案

王某，男，21 岁。素来神倦畏寒，晨起双膝内外两侧出现长条形水疱约 5cm×1.5cm，色白，偶有尿热。舌淡，脉沉细。此虚阳外越之候，处方：附片 30g，干姜 15g，炙甘草 20g，白芷 20g。2 剂。药后病灶消失，精神好转。（曾辅民治案）

**原按：** 此证属阳虚外越之候，为《伤寒论》所不载。本例参合病史，据脉及病灶局部色泽，判定为虚阳外越，实由阴盛逼阳，虚阳外越带出津液所致。可见论中所描述之虚阳外越症状只是虚阳外越证之沧海一粟而已，临证之时不应拘泥。

# 第十节　硬皮症

## 麻黄附子细辛汤合封髓丹治案

患者女性，35 岁，2018 年 5 月 15 日初诊：面部红肿发硬，触之犹如铁皮，敲之作响，瘙痒，微痛，畏寒，喜用冷水敷面，病程 5 年。舌质淡苔白水润，脉沉。期间服药，皆按血热治之。此系阳虚夹有伏邪，面红乃头面假火，拟麻黄附子细辛汤合封髓丹投治，处方：制附片 30g，麻黄 15g，细辛 10g，桂枝 30g，白芍 20g，云苓 30g，白芷 30g，皂刺 30g，黄柏 10g，砂仁 15g（后下），肉桂 10g（后下），炙甘草 30g，生姜 30g。7 剂。

服后愈十之八九，仍以上方附子加至 60g，5 剂后痊愈。治疗前患者心情抑郁，在家不愿出门，治愈后穿上工装上班。（编者任玉金治案）

【点评】本案主治者任玉金 2018 年 5 月初刚从"经典火神派培训班"学习回来，即遇此疑难皮肤病症，按照培训学到的理论治疗，竟收如此捷效，令人欣喜。他体会，这个病辗转求医多处，都按血热治疗，据说某著名教授诊断过，竟无一人看出阳虚病机。通过学习按阳虚夹邪论处，想不到效果如此之好，开心之情高过病人，也坚定了学习经典火神派之路。

这个病其实挺难治的，且已 5 年之久。参加学习后能有提高，取得良效，老师也开心。本案白芷、皂刺用重剂 30g，是为独特之处。方选麻黄附子细辛汤合封髓丹，也很切当。

火神派示范案例点评

# 第十一节　手足爆皮

## 潜阳封髓丹治案

李某，男，系同事家属。2018年6月10日诊。手足爆皮七八月，口唇干，不渴，尿黄，手热，大便成型，睡眠佳，鼻炎，晨起喷嚏。舌胖大苔白，寸浮尺沉，曾服市立七院清热类药物后便溏下利，自行服生地煎汁后苔白腻。按虚阳外浮论治，处潜阳封髓丹：附子20g，黄柏15g，砂仁15g，龟板15g，炙甘草10g。5剂。

服药2剂告知效果明显，手足爆皮大减，服药5剂告知已基本痊愈，嘱继服7剂善后。（编者王松治案）

【点评】选方精当，用药简练，经典火神派风格，点赞。

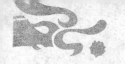

# 主要参考书目

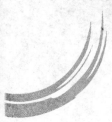

［1］郑钦安. 医理真传. 北京：中国中医药出版社，1993.

［2］郑钦安. 医法圆通. 北京：中国中医药出版社，1993.

［3］吴楚. 吴天士医话医案集. 沈阳：辽宁科学技术出版社，2012.

［4］郑重光. 素圃医案. 北京：人民军医出版社，2012.

［5］曹颖甫. 经方实验录. 福州：福建科学技术出版社，2004.

［6］王雨三. 治病法轨. 北京：学苑出版社，2009.

［7］王蓉塘. 醉花窗医案. 太原：山西科学技术出版社，2011.

［8］唐步祺. 郑钦安医书阐释. 成都：巴蜀书社，1996.

［9］唐步祺. 咳嗽之辨证论治. 西安：陕西科学技术出版社，1982.

［10］吴佩衡. 吴佩衡医案. 昆明：云南人民出版社，1979.

［11］吴佩衡. 麻疹发微. 昆明：云南人民出版社，1963.

［12］范中林. 范中林六经辨证医案选. 沈阳：辽宁科学技术出版社，1984.

［13］祝味菊. 伤寒质难. 福州：福建科学技术出版社，2005.

［14］卢崇汉. 扶阳讲记. 北京：中国中医药出版社，2006.

［15］萧琢如. 遯园医案. 长沙：湖南科学技术出版社，1960.

［16］黎庇留. 黎庇留经方医案. 北京：人民军医出版社，2008.

［17］范文甫．范文甫专辑．北京：人民卫生出版社，1986.

［18］戴丽三．戴丽三医疗经验选．昆明：云南人民出版社，1979.

［19］姚贞白．姚贞白医案．昆明：云南人民出版社，1980.

［20］李继昌．李继昌医案．昆明：云南人民出版社，1978.

［21］赵守真．治验回忆录．北京：人民卫生出版社，1962.

［22］李可．李可老中医急危重症疑难病经验专辑．太原：山西科学技术出版社，2004.

［23］傅文录．火神派学习与临证实践．北京：学苑出版社，2008.

［24］庄严．姜附剂临证经验谈．北京：学苑出版社，2007.

［25］巨邦科．擅用乌附：曾辅民．北京：中国中医药出版社，2013.

［26］中国中医研究院．岳美中医案集．北京：人民卫生出版社，1978.

［27］方药中．医学承启集．北京：中医古籍出版社，1993.

［28］郭博信．中医是无形的科学：我对中医的实践与思考．太原：山西科学技术出版社，2013.

［29］仝小林．重剂起沉疴．北京：人民卫生出版社，2010.

［30］谭述渠，何允中．名医心得丛辑．台北：台湾医药研究所，1961.

［31］张存悌．火神：郑钦安．北京：中国中医药出版社，2013.

［32］张存悌．中医火神派探讨．北京：人民卫生出版社，2010.

［33］张存悌．吴附子：吴佩衡．北京：中国中医药出版社，2016.

［34］张存悌．霹雳大医：李可．北京：中国中医药出版社，2016.

［35］张存悌．火神派温阳九法．北京：人民军医出版社，2010.

［36］张存悌，聂晨旭，吴红丽．近代名医医话精华．沈阳：辽宁科学技术出版社，2013.

［37］张存悌，白龙，赵文文.新编清代名医医话精华.沈阳：辽宁科学技术出版社，2013.

［38］任岩东，张存悌.火神派诊治十大慢性病.沈阳：辽宁科学技术出版社，2018.

［39］张存悌.奇方妙法治病录.北京：中国中医药出版社，2018.

火神派示范案例点评

# 后 记

　　本书初版就立意编成一本可供火神派同道随时翻检的案头书，并期待着增订再版的机会，以求进一步改进。因此上市 5 年来，我仍在努力收集好的医案，病种尽量多一些，治法尽量丰富一些，古人所谓"搜尽奇峰打草稿"；同时对火神派学术也在深入钻研，不断有新的收获，以期再版时能够展示；此外在编排上也做了许多改进，体现精益求精之旨。今天终于如愿以偿，上述构想在新书中得以体现，理所当然较之原著更丰富，更厚重，也算了却一桩心愿。

　　与以往不同，本书是我和门人共同合作的成果。去年办了两次"经典火神派培训班"，先后收了几十位弟子，我有责任带领他们共同提高，本书就是一次实践。他们晒出各自的验案，大多数很漂亮，显出经典火神派风格，值得点赞。从中精选了佳案 130 余则，可以说是一次学习成果的检阅，这让我十分欣慰。因此它不仅是一本学术专著，也是我们师生共同学习，共同发展，共同提高的见证，称得上是传承经典火神派的一个里程碑。

　　借此机会向弟子们提点儿希望。你们悟性高，接受快，只要继续努力，坚定火神派之路，不断提高，一定会成为一方名医。你们要注意文字能力的提高，平日出诊，病历怎么写都可以，但要公之于世，则必须掌握熟练的表达能力，否则过不了发表出版这一关。归纳常犯的毛病：文字啰唆，标点随意，忽略辨证推理，专业术语不规范。为此我不得不做很多"打杂"工作，删去冗文，校正标点，修正专业术语等，坦率说这占用了我不少时间。如果你们能把自己的医案初稿与书中发表的正文逐字逐句，一个标点一个标点核对，就会发现自己的不足，明白为什么这样改，而不是那样写。这么做对各位肯定是一次大踏步的提高，因为这本身就是一次学习实践的好机会。当然提高办法还有多读多练——多读好案，多练习整理自己的医案。久而久之自然长进，把成功的案例积攒起来，著成一本自己的医案集，也不枉为医一世。像王天罡、张泽梁、王松、任素玉、黄建华、李俭、傅勇、蒋博文、张同强等已经具备了较好的基础。

关于示范案例，总得有个示范的"范儿"，如同练习书法的字帖，可以供人仿照练习，进而登堂入室。市面上关于火神派的医案集鱼龙混杂，有的难觅经方的影子，甚至凑药成方，看不出个章法，却在那里摆出教材的"范儿"，真不知要把读者引往何处。

这里要向张钢钢编辑表示衷心感谢，是他的眼光促成了本书的增订再版。众多弟子参与本书编著，谨此一并致谢。

年来体力衰退，但是精力未减，还有很多书要写，"苍龙日暮还行雨，老树春深更著花。"老有所为，愿以自勉。

沈阳天德中医门诊部　张存悌

2019 年 6 月 9 日